LES VACCINS À L'ÈRE DE LA COVID-19

Vigilance, confiance ou compromis ?

Éditions Kiwi
5, rue de Charonne, 75011 Paris

Directeur éditorial : Édouard Frison-Roche
Responsable éditoriale : Katia Kaloun
Création graphique et mise en pages : Charlotte Thomas

ISBN : 978-2-37883-135-6

LANCEURS D'ALERTE

Dr Michel de Lorgeril
Préface du Professeur Luc Montagnier

LES VACCINS À L'ÈRE DE LA COVID-19

Vigilance, confiance ou compromis ?

kiwi

DU MÊME AUTEUR

Aux éditions Alpen

Le Pouvoir des oméga-3, 2010.

Alcool, vin et santé, 2007.

Aux éditions Thierry Souccar

Dites à votre médecin que le cholestérol est innocent, il vous soignera sans médicament, 2007.

Cholestérol, mensonges et propagande, 2013.

Prévenir l'infarctus et l'accident vasculaire cérébral, 2012.

L'Horrible Vérité sur les médicaments anticholestérol, 2015.

Aux éditions Terre vivante

Le Nouveau Régime méditerranéen pour protéger sa santé et celle de la planète, 2018.

Aux éditions Chariot d'Or
Collection « Vaccins & Société »

Livre 1 : Introduction générale à la médecine des vaccins, 2018.

Livre 2 : Analyse scientifique de la toxicité des vaccins, 2019.

Livre 3 : Les Vaccins du nourrisson – Diphtérie, tétanos, poliomyélite, 2019.

Livre 4 : Les Vaccins du nourrisson – Coqueluche, hépatite B et les vaccins hexavalents, 2019.

Livre 5 : Les Vaccins du nourrisson – Méningites bactériennes (pneumocoques, méningocoques et haemophilus influenzae), 2019.

Livre 6 : Les Vaccins du nourrisson – Rougeole, oreillons, rubéole. Réalité scientifique contre désinformation, 2021.

Livre 7 : Les Vaccins contre la grippe – Illusions et désinformations, 2020.

Livre 8 : Les Vaccins contre les cancers – Rôle des papillomavirus dans les cancers du col de l'utérus, de l'œsophage et ORL, 2021.

SOMMAIRE

PRÉFACE

Voici un livre que je suis heureux et honoré de préfacer à la demande de son auteur, le docteur Michel de Lorgeril, qui a consacré son érudition et son esprit d'analyse à l'un des sujets les plus discutés de l'histoire de la médecine : le rôle des vaccins dans le sauvetage de l'humanité, exposée par sa propre croissance aux attaques renouvelées des virus et bactéries.

Depuis plus d'un demi-siècle, le grand livre de la connaissance de notre moi biologique s'est enrichi de nouvelles pages : le support de notre hérédité dans la double hélice d'ADN ainsi que son utilisation fonctionnelle dans un système complexe de transcription et de traduction, où la petite sœur de l'ADN, l'ARN, joue un rôle primordial.

La Nature, au cours de notre évolution, nous a donné des armes puissantes de lutte contre nos parasites : un système immunitaire à la fois inné et adaptatif, grâce à l'interféron, une protéine active contre tous les virus. Et voilà qu'un virus de chauve-souris, probablement manipulé et modifié par l'homme, envahit le monde du fait de sa haute transmissibilité. Le docteur de Lorgeril consacre la première partie de son livre aux vaccinations antérieures à celles contre le coronavirus ; il résume l'histoire des vaccins en la débarrassant de sa mythologie, diffusée partout dans le monde. À commencer par la variole : éradiquée pour certains par la vaccination, mais contre laquelle nous avons surtout bénéficié d'énormes progrès dans l'hygiène et la connaissance des microbes et dont la transmission interhumaine n'est pas amplifiée par la présence d'un réservoir animal du virus. Les grandes épidémies de peste et de choléra du passé ont, elles, disparu de notre civilisation sans l'aide d'aucun vaccin. Plus récemment, le sida a pu être contrôlé par des thérapeutiques combinées contre le virus, les projets de vaccin ayant jusqu'à maintenant échoué. Et maintenant, que faire devant ce nouveau virus assez bien toléré par des organismes en bon état immunitaire, mais très contagieux, au point de bouleverser nos habitudes de vie de tous les jours ? Une réponse unifiée a été préparée au niveau mondial par des firmes pharmaceutiques désireuses d'appliquer leurs nouvelles technologies dans une vaccination de masse. Cette stratégie de fuite en avant s'appuie malheureusement sur une élite intellectuelle qui a des connaissances insuffisantes ou surannées en biologie humaine et virale. Elle peut mettre en péril l'avenir de notre civilisation. En effet, elle fait face à une intelligence différente de la nôtre mais très efficace : la capacité quasi infinie de variation du virus.

Je vais vous raconter une anecdote personnelle. J'ai consacré une grande partie de ma carrière scientifique à la recherche sur les virus et en particulier les virus à ARN, après une première découverte en Angleterre dont je suis fier : la réplication de l'ARN viral en formant une double hélice très stable, similaire mais non identique à celle de l'ADN.

Jacques Monod, alors nouveau directeur de l'Institut Pasteur, m'offrit en 1970 de créer une nouvelle unité de recherche à l'Institut sur les virus impliqués dans les cancers. Il me fit part de son grand projet : faire un vaccin universel contre le virus de la grippe, qui est une maladie saisonnière. Tous les ans, le virus profite du froid pour coloniser les muqueuses de son hôte, nez et bouche, déclenchant une forte réponse immunitaire sous la forme, notamment, d'anticorps neutralisant le virus ; mais le virus peut s'échapper en créant des mutants résistants à ces anticorps. Le processus se répète chaque année, réglé par les vagues de froid. Les conseillers de Jacques Monod lui avaient proposé de sélectionner de nouveaux mutants au laboratoire en faisant multiplier le virus en présence des anticorps des patients de l'année précédente. Cela n'a pas marché comme prévu : les mutants qui apparurent au laboratoire étaient différents de ceux qui allaient apparaître chez les patients au début de la nouvelle épidémie.

Le virus avait une palette de variabilité bien plus grande pour se maintenir. Il se passe le même phénomène chez les patients vaccinés contre le coronavirus ; ce dernier va générer des variants résistants aux anticorps induits par le prototype vaccinal. En fait, cela est déjà arrivé. Mais il y a encore plus grave : dans les pays qui ont accepté une vaccination de masse avec les prototypes fournis par l'industrie (Israël, Royaume-Uni, Émirats), on observe un pic de décès suivant la vaccination. En attendant de trouver une explication satisfaisante à ce phénomène catastrophique, il me paraît évident qu'il faille suspendre de telles vaccinations au nom du principe de précaution et dans le respect de l'éthique médicale.

Le livre du docteur de Lorgeril est un outil précieux et indispensable pour comprendre les phénomènes scientifiques, politiques et sociétaux qui entourent l'histoire de la vaccination. Sa lecture éclaire le débat qui fait aujourd'hui rage dans notre société de manière convaincante et documentée. Je vous en souhaite une heureuse découverte.

Professeur Luc Montagnier
Prix Nobel de médecine 2008

INTRODUCTION
GÉNÉRALE

MYTHES ET RÉALITÉS

La vaccination est originellement une approche des maladies infectieuses visant à protéger par anticipation les individus – et les communautés auxquelles ils appartiennent –, en leur infligeant une **maladie bénigne**, dans l'objectif de prévenir une **maladie maligne**.

Vue par les médecins qui vaccinent, la vaccination ne peut être que bénéfique pour les communautés, et bienveillante pour les individus.

Qui pourrait rationnellement s'opposer à une médecine préventive aussi intelligente ? Ainsi, le corps médical et les soignants de façon générale y sont favorables, dans tous les pays. Une fraction d'entre eux émet des doutes, mais une autre fraction (relayée par des médias et des intellectuels qui ne connaissent pas la médecine pratique) s'insurge violemment que l'on puisse être sceptique, sans comprendre que le scepticisme est la première qualité des scientifiques sérieux. On peut qualifier cette fraction naïve et peu tolérante de *provax* sans connotation insultante.

Bien que cette stratégie médicale soit aussi ancienne que la plus primitive des médecines – mais portant d'autres dénominations (par exemple, « variolisation » en Europe) –, la vaccination a toujours provoqué des réactions des populations, parfois violentes quand elle n'était pas proposée mais imposée, et des contre-réactions non moins violentes des autorités sanitaires. Les récalcitrants ne sont pas entendus par les gouvernants et sont parfois traités de brigands qui menacent la paix sociale. Outre le classique et injurieux *antivax*, on leur attribue des intentions conspirationnistes, complotistes, et ils seraient les champions de la célèbre *fake news*, c'est-à-dire l'information (vraie ou fausse) qui déplaît aux personnes conventionnelles.

Il y a des *phases calmes*, où peu de contestations se font entendre, et des *phases hyperactives*, où des pans entiers de la société s'opposent en formant deux camps généralement irréconciliables, avec comme point terminal la victoire d'un camp contre l'autre empêchant tout compromis. En démocratie, on commence par se disputer, mais on doit finir par s'entendre sur un compromis.

Nous sommes, en ces temps de COVID-19, à l'aube d'une confrontation frontale sur la question vaccinale alors que l'urgence serait de rassembler nos forces et de trouver un compromis.

Pourquoi cette véritable **guerre de religion** entre *provax* et *antivax* ? Quelle en est la raison profonde, une fois écartées les questions de conflit d'intérêts ? Je pense qu'il existe des gens de bonne foi dans les deux camps. Pourquoi ne s'écoutent-ils pas ? Mon impression est qu'ils ne parlent pas de la même chose. Les uns défendent le **principe vaccinal**, c'est-à-dire l'idée que l'on peut empêcher des maladies sévères en immunisant (et en rendant un peu malades) des bien portants. Sur le principe, très théorique, tout le monde peut être d'accord. Pour les autres, c'est le passage aux travaux pratiques qui pose problème. Selon eux, **tous les vaccins ne sont pas équivalents.** Certains vaccins (par exemple, celui contre la rage) sont indubitablement utiles et même salvateurs. Qui peut dire le contraire ? Mais certains autres vaccins sont d'une faible utilité en matière d'efficacité et parfois toxiques. D'autres ne confèrent aucune immunité collective, et leur utilité communautaire est surfaite, voire trompeuse. On ne peut donc pas reprocher aux sceptiques leur scepticisme vis-à-vis de certains vaccins.

La seule façon de réconcilier les deux partis serait de produire un travail d'analyse collective et de révision de chaque vaccin, et de cesser de discuter des principes théoriques. Il faudrait aussi que ce travail d'analyse collective soit conduit par des scientifiques au-dessus de tout soupçon, de vrais experts vraiment indépendants.

Un compromis peut-il être trouvé ? C'est la question posée par ce livre.

Cette confrontation entre *provax* et *antivax* est prédominante dans les pays démocratiques, généralement développés, mais elle peut être présente aussi dans des pays en développement. Quand ils doivent faire face à des **maladies infectieuses, contagieuses et dangereuses**, comme Ebola, des révoltes populaires peuvent conduire jusqu'à des assassinats de personnels sanitaires chargés d'isoler des villages pour endiguer l'épidémie.

Une stratégie médicale bénéfique, voire salvatrice, devrait pourtant faire l'objet de compromis plutôt qu'engendrer des luttes sociales ou des révoltes.

Pour essayer de comprendre, il faut partir des définitions.

La vaccination concerne les **maladies infectieuses**. Qui dit « infectieux », dit « agent pathogène microbien » (virus, bactéries, parasites...) et « transmissible » : d'homme à homme, d'animal à homme ou encore de la nature inerte vers l'homme. Sont donc en jeu nos relations interhumaines – ce qui induit une question sociétale majeure –, et nos relations à la Nature de façon générale, nature visible et invisible, c'est-à-dire le monde des microbes.

À une époque où des pans entiers de la société se préoccupent de protéger la Nature et les milieux naturels, la vaccination renvoie à la notion de milieux naturels menaçants pour notre santé et dont nous devons nous protéger. C'est un paradoxe que les élites médicales et scientifiques qui s'expriment sur la COVID-19 sont incapables d'assumer intellectuellement.

La vaccination concerne les maladies dites « infectieuses », mais pas toutes les maladies infectieuses, du moins, *a priori*. La vaccination trouve sa légitimité dans son aptitude à nous protéger de **maladies dangereuses**, mettant en danger la santé, voire la survie, des victimes. C'était la principale justification de la mère de toutes les vaccinations, celle contre la variole. C'est encore elle qui, aujourd'hui, sert de référence aux discours *provax*. Pour les mathématiciens (ancêtres des épidémiologistes) qui expliquèrent l'intérêt social de la vaccination antivariolique, c'est le ratio du nombre de décès dus à la variole par rapport au nombre de décès dus au vaccin antivariolique qui légitimait les obligations vaccinales. En bref, l'argument imparable des vaccinalistes était que le vaccin sauvait plus de vies qu'il ne causait de décès.

On voit immédiatement que cet argument devient très relatif avec les programmes de vaccination moderne, notamment ceux qui s'adressent à la petite enfance. Combien de vies d'enfants (ou de bébés) la vaccination contre la rubéole ou les oreillons sauve-t-elle chaque année en France ? Ce sont des maladies bénignes qui ne mettent jamais de vie en danger dans nos pays. Pour justifier les obligations vaccinales contre ces maladies, il faut aujourd'hui d'autres arguments que leur dangerosité.

La vaccination s'adresse surtout aux maladies infectieuses dites « contagieuses », transmissibles d'une personne à l'autre. Ce n'est pas la transmission d'agents microbiens à partir d'animaux qui est en cause. Si l'on peut se prémunir des agents pathogènes transmis par les animaux (quelle que soit la profession qui peut nous exposer) par des mesures d'hygiène, c'est autre chose avec les contagions interhumaines. La socialisation est un aspect incontournable de la vie des humains, et ils ne peuvent en être privés. Nous sommes donc inexorablement exposés aux agents pathogènes menaçants que nos voisins et parents transportent avec eux, parfois à l'insu d'eux-mêmes.

La vaccination est une solution possible pour freiner la diffusion communautaire des maladies contagieuses, selon le principe : « En vaccinant Paul, je protège Pierre. » Mais il y a beaucoup de Paul et beaucoup de Pierre. En espérant avoir un vaccin qui réellement élimine l'agent infectieux chez Paul, il faut vacciner beaucoup de Paul, voire tous les Paul connus pour protéger le plus de Pierre possible.

On admet – c'est le concept d'**immunité collective** – que pour chaque agent pathogène, il faut avoir vacciné un pourcentage donné d'une classe d'âge pour espérer endiguer une maladie contagieuse. Ces pourcentages – c'est le concept de **couverture vaccinale optimale** – varient d'un agent infectieux à l'autre. Si ces couvertures vaccinales optimales ne sont pas atteintes par la persuasion, les gouvernements s'estiment autorisés à imposer la vaccination. C'est l'origine des **lois d'obligation** vaccinale en Italie et en France (décembre 2017), par exemple.

C'est une vision sociétale de la vaccination qui prend des aspects politiques : les États et les gouvernements élus sont en effet constitutionnellement garants de la santé de leurs citoyens. Pour faire simple, c'est le concept de **santé publique**. Ces gouvernements s'estiment autorisés, voire obligés, de forcer les populations (ou une partie de leurs populations) à se faire vacciner pour qu'elles soient protégées malgré elles.

C'est une vision de la santé publique très suspecte puisque certains vaccins ont été rendus obligatoires alors même qu'ils n'induisent pas d'immunité collective : par exemple, ceux contre le tétanos, la diphtérie, l'antipolio injectable, ceux contre les pneumocoques ou les méningocoques, pour citer les principaux.

Les cibles de ces obligations vaccinales sont généralement les bébés et la petite enfance. C'est plus facile dans ces catégories d'âge, car les familles consultent beaucoup les médecins, notamment les pédiatres. En outre, le système immunitaire des bébés étant immature, les effets indésirables sont (possiblement) moins fréquents et surtout moins visibles.

Certains vaccins sont aussi obligatoires chez les adultes, par exemple celui contre la fièvre jaune pour entrer en Guyane française – mais c'est une circonstance assez exceptionnelle.

En fait, les obligations vaccinales sont impraticables sur le terrain : on voit mal des gendarmes se transformer en infirmiers. L'application des lois d'obligation sur le terrain nécessite des moyens détournés. Par exemple, l'accès des bébés aux crèches puis des enfants aux écoles requiert un carnet de vaccination dûment rempli avec un tampon de médecin faisant foi de la réalité de la vaccination. Il est ainsi pratiquement impossible à la grande majorité des familles d'échapper à la vaccination de leurs bébés, quelle que soit leur façon de voir les choses. Pour certaines familles récalcitrantes, ces procédés sont assimilables à du *sadisme institutionnel* dans la mesure où la médecine officielle ne reconnaît pratiquement aucune contrindication, transitoire ou définitive, à la majorité des vaccins. Ces parents sont ainsi obligés de laisser faire, contre leur gré, l'injection à leurs bébés dans un muscle d'un produit qu'ils jugent douteux. Pourtant, à ce jour (mars 2021), l'application sur le terrain de la loi d'obligation vaccinale de 2017-2018 n'a suscité aucun problème sociétal, à la grande satisfaction des autorités sanitaires françaises qui voient là une confirmation du bien-fondé de leur stratégie vaccinale.

Cependant, ces lois d'obligation peuvent être vues autant comme un échec de la politique d'incitation vaccinale qu'une atteinte aux libertés. C'est une façon d'infantiliser les familles qui suscitent des questions, car elle sous-entend que ces populations sont incapables de comprendre quel est leur intérêt. Les gouvernements justifient ces lois d'obligation en clamant qu'elles sont votées par un parlement élu et qu'elles s'appuient sur des **évidences médicales et scientifiques**.

À mon avis, nous sommes, avec ces supposées évidences (médicales et scientifiques), face à un redoutable problème. La science et la médecine des vaccins sont des disciplines d'une grande complexité. Elles nécessitent une culture scientifique et des modes opératoires en recherche médicale d'une grande diversité que j'ai très rarement - voire jamais - rencontrés dans le monde universitaire *provax* ; et évidemment pas plus chez les *antivax*.

Les parlementaires (y compris ceux qui sont médecins) n'ont pas - quelles que soient les qualités pédagogiques des épidémiologistes et des théoriciens de la vaccination appelés à les instruire - une vision objective des vaccins qui les autorisent à imposer des réglementations (ou des lois) coercitives à des populations sceptiques. C'est en fait, comme on l'a vu lors des débats sur cette loi d'obligation à l'Assemblée nationale en 2017, le triomphe d'idéologies dépassées, voire archaïques.

Si, au milieu du siècle passé et au sortir de trente années (1914-1944) de conflit guerrier ouvert ou larvé en Europe, il y avait une sorte de légitimité sociale aux programmes nationaux de vaccination, **les temps ont changé**.

Au cours des dernières décennies, des progrès considérables ont été réalisés en médecine et dans les sciences du vivant en général. Ce qui était acceptable en 1950 ou en 1980 ne l'est plus en 2021. Les illusions concernant l'efficacité des vaccins sont devenues ridicules.

La naïveté des argumentaires favorables (*provax*) aux vaccins, souvent défendus par des universitaires de renom, devrait faire sourire les moins instruits des étudiants en thèse.

L'heure est au bilan. Plutôt que répéter des discours formatés, il faut enfin faire la place à des analyses objectives de chaque vaccin : leurs histoires, les techniques qui les ont fait naître, les recherches cliniques qui ont permis leur mise sur le marché et la qualité des études surveillant leur innocuité ou leur relative toxicité.

Avec l'irruption de la COVID-19, il est temps de mettre *cartes sur table*... de préférence en éloignant de cette table tous les porteurs de conflits d'intérêts, les commerciaux, les financiers, et encore plus ceux dont la remise en question pourrait ternir des réputations bien établies ou l'honneur (si ce concept a encore quelque valeur) des experts et politiciens qui ont participé à l'invraisemblable histoire récente des vaccins et de leurs réglementations.

Dans ce contexte, et pour que cette mise à plat des problématiques vaccinales soit sincère et transparente – condition nécessaire au rétablissement de la confiance –, il faut que cesse la censure imposée aux scientifiques indépendants par les autorités et médias complaisants. Et inversement, il est indispensable que les industriels (dont les avis sont évidemment cruciaux au moment de la mise en production de vaccins considérés comme utiles) et leurs porte-parole soient exclus de toutes les discussions préliminaires visant à sélectionner les vaccins potentiellement utiles. Il faut également exclure de ces discussions préliminaires toute organisation ou association dédiée à la défense des victimes (supposées ou réelles) des vaccins ; ce qui n'interdit pas d'assister aux débats. Loin de moi l'idée de nier une probable toxicité de certains vaccins, je veux dire qu'il faut éviter toute forme d'émotivité lors des débats et privilégier les faits acquis et les données scientifiques solides susceptibles d'aider à la sélection des vaccins utiles pour les temps présents.

Les participants doivent être de **vrais** scientifiques **vraiment** indépendants.

Ils seront obligatoirement issus de spécialités variées, car peu d'experts peuvent se prévaloir d'une vision générale et totalisante de la médecine et de la science des vaccins.

Je constate, à ce stade, que l'état des lieux - en termes médical et scientifique - est d'une **extraordinaire confusion**. C'est certainement cette confusion qui explique les controverses interminables à propos de la médecine des vaccins. Ces **controverses** ne sont pas seulement sur les réseaux sociaux et sur les plateaux de télévision, elles concernent aussi les milieux académiques.

Que les scientifiques s'affrontent à propos de théories explicatives en construction (puis se réconcilient s'ils ont quelque valeur humaniste) n'a rien d'étonnant. Tel est le monde de la science : la controverse est permanente et nous ne cessons pas (les meilleurs d'entre nous) de modifier nos théories pour les adapter aux apports des uns et des autres. Le monde change, nos théories aussi !

Les problèmes surviennent quand des acteurs extérieurs au monde de la science - ici les sciences de la vie - interviennent dans les débats. La médecine scientifique fait partie des sciences de la vie, mais elle se caractérise par son implication immédiate dans les secteurs de la technologie, du commerce, des médias ainsi que dans la sphère politique.

Les maladies font peur à tout le monde et chaque question médicale exige une réponse immédiate d'où l'implication des autres secteurs énumérés ci-dessus.

Le commercial, le médiatique et le politique sont en fait de calamiteuses pollutions des sciences médicales ; mais ces pollutions sont inéluctables. Qu'une crise sanitaire survienne, et c'est la panique et l'exigence de remèdes immédiats.

Ces crises sanitaires se sont répétées ces dernières décennies, certaines sont discrètes et font rarement la une des médias grand public, mais d'autres (telle la COVID-19) sont bruyantes et provoquent des perturbations sociales et économiques que les gouvernants (aussi agiles soient-ils) peinent à contrôler.

Nous voyons alors se mettre en place un véritable cauchemar pour les scientifiques. Les gouvernants cherchent désespérément des voies de sortie de crise et se raccrochent à n'importe quelle solution proposée par de supposés experts flattés d'être vus comme des sauveurs. C'est humain, mais c'est catastrophique. En effet, pour justifier des décisions politiques difficiles, on se réfère à ces experts plus communicants que compétents et qui, de jour en jour et de semaine en semaine, ne cessent de se contredire, mettant en évidence une propension à la **désinformation** qui cache mal la **défaillance académique**.

De plus, lors des crises sanitaires, des **médias omniprésents** font caisse de résonance, mettant en exergue la désinformation propagée par les uns (généralement de façon non intentionnelle) et la défaillance académique révélée par les autres.

Quand ces experts médiatiques entretiennent des relations avec le monde industriel et commercial - ce qui n'a rien d'anormal à l'époque contemporaine –, les controverses redoublent et les accusations pleuvent, surtout si l'on a cherché à dissimuler les **conflits d'intérêts**.

La surenchère médiatique, notamment la recherche du *scoop*, fait le reste, ajoutant à la confusion générale.

Ainsi vont, d'année en année, les sociétés contemporaines. Pour les citoyens *normaux*, il devient impossible de reconnaître les **mythes** et d'identifier les **faits réels** et vérifiables.

Il n'est pas absurde de dire qu'en cette année 2021 et de COVID-19, la question des vaccins fait l'objet d'une distorsion des informations, y compris parmi les médecins et les universitaires, comme je le montre dans la troisième partie à propos des vaccins anti-COVID.

L'erreur à ne pas commettre serait de rester dans les généralités. Au-delà des principes généraux et de l'historique de la vaccination – que je reprends dans ce volume –, c'est chaque vaccin qu'il faut prendre le temps d'analyser, car chaque vaccin pose des questions spécifiques. C'est un dur labeur qui nécessite une expertise dans plusieurs domaines des sciences de la vie et de la médecine. Depuis quatre années, je me suis attelé à ce travail de bénédictin et avec l'aide de mon éditeur Piktos, j'ai publié **huit livres** sur le sujet dans la collection « Vaccins & Société ».

Je fais un résumé de l'ensemble de cette problématique dans ce volume, mais je recommande à chaque lecteur qui veut aller plus loin – et qui veut surtout vérifier mes affirmations – de se rapporter à cette belle collection. Il y trouvera tous les graphiques, tableaux et références indispensables à une pleine intelligence sur la question des vaccins.

PREMIÈRE PARTIE

HISTORIQUE & SOCIOLOGIE

CHAPITRE PREMIER

LA PRÉHISTOIRE DES VACCINS

La médecine des vaccins est une discipline relativement neuve en médecine. Elle ne commence vraiment qu'à partir de la moitié du XXe siècle.

Comme toutes les technologies d'après-guerre, elle bénéficie de l'élan prodigieux engendré par les efforts des belligérants. Les vaccins d'avant-guerre sont parfois encore utilisés malgré le peu de science qu'ils représentent au sens moderne du terme. J'y reviendrai dans la deuxième partie.

Si l'on remonte dans le temps, d'autres vaccins avaient déjà fait l'objet *d'expérimentation humaine*.

On pourrait s'offusquer de ce terme d'« expérimentation humaine » quand elle s'applique à des savants que nous sommes dans l'obligation de vénérer de génération en génération.

Mais la brutale évolution de l'éthique médicale telle que symbolisée par le **Code de Nuremberg** – texte fondateur de la bioéthique, établi en 1947 au sortir de la Seconde Guerre mondiale – nous oblige à reconsidérer les pratiques de la médecine expérimentale bien avant les dérives du docteur Joseph Mengele. Beaucoup des vaccins primitifs, dont le développement commença avant la Seconde

Guerre mondiale, furent expérimentés selon des procédés aujourd'hui inacceptables. On aura quelques beaux exemples dans le **livre 3**[1] de la collection « Vaccins & Société » décrivant les prémices des vaccins contre le tétanos et la diphtérie.

Des vaccins d'après-guerre furent expérimentés dans des orphelinats, des unités hospitalières recevant des enfants handicapés, des hôpitaux psychiatriques ou chez des recrues des armées sans obtenir évidemment de *consentement éclairé* des vaccinés et avec parfois de graves accidents plus ou moins dissimulés. Ces essais cliniques primitifs en hôpital psychiatrique ont aussi été conduits chez des adultes pour tester des régimes alimentaires. C'est, par exemple, l'étude du Minnesota pour la prévention des maladies cardiovasculaires. Ce n'est donc pas une spécificité de la médecine des vaccins. Autres temps, autres mœurs.

Pour illustrer cette préhistoire de la médecine des vaccins, je vais prendre quelques exemples sans respecter un ordre chronologique. À chaque vaccin préhistorique correspond une maladie infectieuse que je ne vais décrire que de façon schématique. Je vais me concentrer sur les vaccins eux-mêmes, ceux contre la tuberculose, la variole et la rage, car ils représentent des étapes bien identifiées de la préhistoire des vaccins.

---

1. De Lorgeril Michel, *Les Vaccins du nourrisson. Diphtérie, tétanos, poliomyélite - Une analyse scientifique à l'intention des familles et de leurs médecins*, collection « Vaccins & Société », Chariot d'or, 2019. Il sera ensuite fait référence à ce titre par la mention simple : « Livre 3 ».

BCG et tuberculose

J'ai décrit les problèmes posés par le vaccin antituberculeux BCG dans le **livre 2**[2] de la collection « Vaccins & Société ». Je n'y reviens ici que pour illustrer cette question de l'expérimentation humaine pour la mise au point des vaccins.

Après de graves accidents provoqués par le BCG en Allemagne - mémorisés sous la forme des *vaccinations mortelles de Lübeck* autour de 1920 -, les médecins français craignirent de réaliser de nouvelles *expérimentations* en France et allèrent les pratiquer dans l'Algérie coloniale où ils espéraient un meilleur accueil des médecins et de la population.

Pour bien comprendre cette question de l'expérimentation du BCG en Algérie (et non en France), il faut lire le remarquable ouvrage (en anglais) de l'historien américain Clifford Rosenberg[3], accessible en ligne.

Je ne conteste pas les résultats de l'expérimentation elle-même, faute de données solides. Selon Rosenberg, un des problèmes rencontrés par Calmette (un des inventeurs du BCG) en métropole, par rapport aux territoires coloniaux, était l'attitude très conservatrice des médecins français. À la suite de la tragédie de Lübeck, Calmette avait échoué à

---

2. De Lorgeril Michel, *Analyse scientifique de la toxicité des vaccins - À l'intention des familles et de leurs médecins*, collection « Vaccins & Société », Chariot d'or, 2019. Il sera ensuite fait référence à ce titre par la mention simple : « Livre 2 ». Voir les pages 67 et suivantes.
3. Rosenberg Clifford, « The International Politics of Vaccine Testing in Interwar Algiers », *The American Historical Review*, parution en juin 2012, volume 117, numéro 3, pages 671-697.

faire valider son BCG par l'ancêtre de l'OMS à Genève, *The League of Nations Health Organisation*. On lui réclamait – déjà – un groupe témoin pour évaluer les bienfaits de son BCG. Or, le corps médical français de l'époque était totalement opposé à l'idée de faire des essais cliniques avec groupe témoin. Selon Rosenberg, confier le sort de leurs patients à un tirage au sort (pour constituer un groupe expérimental et un groupe témoin) était un sacrilège. La méthode statistique leur était totalement étrangère – témoignage d'un archaïsme intellectuel qui contaminait la société française de l'époque. Ces médecins considéraient qu'ils avaient seuls le pouvoir (et le devoir) de décider quel était le meilleur traitement pour chacun de leurs patients.

Nous avons vu avec la crise de la COVID-19 que la méthode scientifique se heurte encore en France à de semblables difficultés. Beaucoup de médecins ont pensé qu'il était de leur devoir et de leur responsabilité de prescrire certains médicaments en l'absence d'évidence scientifique qu'ils étaient bénéfiques. Ils s'appuyaient sur leur intuition ou sur des données fragiles pour se justifier, sans comprendre que ces données étaient fragiles. Des phénomènes comparables ont été observés aux États-Unis et dans d'autres pays d'Europe. Cette sympathique naïveté, une forme d'inculture scientifique, explique en partie que de nombreux médecins (et leurs patientèles) se plient sans rechigner aux programmes de vaccination officiels, ceux organisés par les autorités sanitaires nationales et internationales ; et ce, malgré l'absence de données scientifiques solides.

Le BCG est l'unique vaccin jamais utilisé contre la tuberculose. Il le fut dans certains pays, mais pas dans d'autres ; ce qui reflète les attitudes divergentes des autorités sanitaires nationales vis-à-vis de ce vaccin très controversé. Par exemple, le BCG n'est pas utilisé aux États-Unis, mais il est célébré en France où pourtant il n'est plus obligatoire. Les courbes épidémiques (un déclin lent, mais constant) de la tuberculose sont parallèles en France et aux États-Unis ; faisant dire aux *antivax* que le BCG n'a pas joué un rôle significatif contre la tuberculose en France. Autant dire qu'il est inutile ; ce qui est sacrilège au pays de Calmette. Ça ne veut pas dire que le BCG est inefficace – nous n'en savons rien en l'absence d'études solides –, ni que les États-Unis sont l'exemple à suivre.

Ces pratiques douteuses – l'utilisation de populations captives en recherche médicale – persistent aux États-Unis où les *GI's* sont régulièrement utilisés pour tester de nouveaux vaccins. Une année, un vaccin contre l'anthrax[4], une autre année, un nouveau vaccin contre la variole, et encore récemment l'on a proposé que les premiers vaccinés contre la COVID-19 soient de jeunes militaires américains. C'est aisément vérifiable et ne semble inquiéter personne.

4. COHEN Jon, « La peur de l'anthrax », article paru sur Slate.fr le 3 septembre 2010.

Vaccins antivarioliques

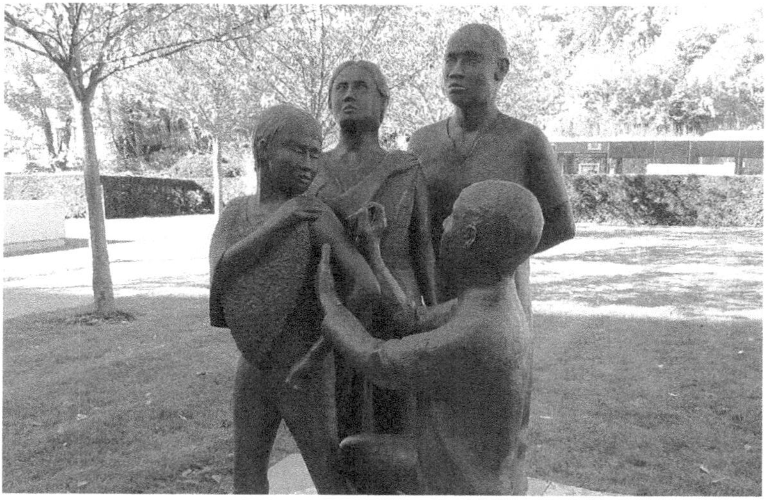

Statue du parvis de l'OMS, commémorant le trentième anniversaire de l'éradication de la variole.

Dans l'histoire des vaccins, ceux contre la variole sont fondateurs. Les prémices sont anciennes et non vérifiables. Comme toute aventure humaine, très émotionnelle et extraordinaire, elle donne lieu à des interprétations très différentes et parfois totalement opposées. J'ai analysé la question du vaccin antivariolique dans le **livre 1**[5] de la collection « Vaccins & Société », mais j'y reviens rapidement, car elle témoigne de la difficulté à trouver un compromis.

Deux positions irréconciliables s'opposent : la position officielle et *provax*(qui prétend que la variole a été éradiquée de

5. De Lorgeril Michel, *Introduction générale à la médecine des vaccins - À l'intention des familles et de leurs médecins*, collection « Vaccins & Société », Chariot d'or, 2018. Il sera ensuite fait référence à ce titre par la mention simple : « Livre 1 ».

la planète grâce au vaccin), et la position *antivax* qui défend que le vaccin est inefficace et que ce sont les mesures d'isolement et d'endiguement qui ont vaincu la variole. Outre mes propres écrits (cités ci-dessus), je recommande à un lecteur sceptique la lecture de quelques documents importants qui illustrent l'interminable controverse à propos de ce vaccin.

Commençons par la version officielle, celle qui est enseignée aux jeunes médecins français, par exemple à la faculté de médecine de Montpellier. Je laisse de côté l'histoire de la maladie et la description clinique pour aller à la section sur le vaccin où les auteurs rappellent que l'idée de la *variolisation* est venue de Chine et date sans doute du Moyen Âge. Il s'agissait de transmettre des substances contaminées de sujets atteints d'une **variole bénigne** – on disait « mineure », dont la létalité ne dépassait pas 1 % contre 15 % pour ceux atteints d'une variole dite « majeure » – à des sujets sains en espérant que ces derniers feraient une variole bénigne qui les protégerait d'une **variole fatale**. C'est le médecin britannique Edward Jenner qui, le premier, proposa de remplacer les substances varioliques prélevées chez des patients par des substances extraites de pustules de fermières atteintes d'une maladie de la vache appelée « vaccine » qui, selon lui, étaient protégées de la variole grâce à cette vaccine. Ne connaissant pas l'existence des virus et du système immunitaire, on ne peut qu'admirer l'intuition de Jenner. Cette méthode de transmission de substances vaccinales (extraites des pustules de sujets atteints de vaccine) d'un sujet vacciné à un autre trouva rapidement ses limites, car on constata que si l'on transmettait une certaine protection contre la variole majeure, on transmettait aussi d'autres maladies contagieuses, notamment la syphilis et l'hépatite. Au XIXe siècle, on a mis au point des techniques de culture de la substance transmissible de la vaccine qui permettaient de n'administrer que des substances virales – ce n'est qu'à la fin du XIXe siècle que l'on a pressenti l'existence des virus – relativement purifiées plutôt que du matériel humain multi-contaminé. Les auteurs de Montpellier écrivirent ensuite trois lignes pour décrire les progrès et succès ultérieurs de la vaccination antivariolique avec l'aboutissement ultime déclaré triomphalement par l'OMS en 1980 : l'éradication de la variole. Ce qui entraîna, *ipso facto*, l'arrêt de la vaccination antivariolique partout sur la planète. Cette décision n'était pas absurde, car les vaccins de l'époque avaient de nombreux effets indésirables. De plus, depuis 1940, la variole n'avait pas réapparu en France. Le dernier cas de variole aux États-Unis fut enregistré en 1949.

Une autre version peut être consultée dans un article de 2006 de deux experts américains[6] insistant plus sur le danger bioterroriste représenté par la persistance de stocks de virus de la variole dans quelques laboratoires, certes hypersécurisés, notamment dans l'ex-Union soviétique et aux États-Unis. Ce danger, réel ou pas, a conduit l'armée américaine à revacciner massivement ses soldats au XXIe siècle. On a utilisé

---

6. PARRINO J., GRAHAM B. S., « Smallpox vaccines : Past, present, and future », *J Allergy Clin Immunol*, 2006 ; 116 :1320. Consultable à l'adresse suivante : https://www.jacionline.org/article/S0091-6749(06)02013-6/fulltext

de nouveaux vaccins produits avec de nouvelles technologies et on les a injectés à ces malheureux sans la moindre évidence que cela serait efficace. C'est raconté par Parrino et Graham et confirme qu'encore au XXIe siècle, le soldat américain est un parfait objet d'expérimentation. Pour se faire pardonner, ils ajoutent que l'on peut espérer que ces nouveaux vaccins soient efficaces contre de nouveaux virus (récemment apparus) de la famille des poxvirus, notamment le *monkeypox virus*. Ce dernier (et ses petits cousins) inquiète beaucoup, car, outre qu'il provoque la *variole du singe*, il semble capable de contaminer les humains. Les premiers cas humains ont été décrits en Afrique dans les années 1980.

Je confesse que, plutôt qu'à une COVID-19, je m'attendais à une arrivée imminente et impromptue du *monkeypox* virus sous nos latitudes, du fait du réchauffement climatique, des migrations du sud vers le nord et du commerce de singes. J'espère que mon erreur va persister, car une pandémie de *variole du singe* serait une tout autre catastrophe que la COVID-19.

Deux aspects importants de la variole humaine, apparemment inconnus des auteurs montpelliérains, sont l'absence de **réservoir animal** et l'absence de **porteurs sains**. J'ai expliqué ces deux aspects cruciaux dans le **livre 1**[7] de la collection « Vaccins & Société ». C'est très probablement ce qui

7. Pages 82 et suivantes.

a permis l'éradication de la variole quand l'OMS a appliqué le principe de l'endiguement/isolement.

En effet, **dès qu'il n'y a plus de malades, il n'y a plus de virus !** Il suffisait d'attendre que les cas contacts des malades (tous isolés) guérissent en tuant le virus ou décèdent (ce qui tue le virus) pour que le virus disparaisse. C'est le principe de l'endiguement qui fut d'une exceptionnelle efficacité avec la variole. Aucune autre maladie contagieuse ne lui est comparable. En effet, s'il n'y a pas de porteur sain, il n'y a pas de transmission silencieuse de l'agent pathogène, et la maladie disparaît.

On comprend ainsi que tous les **réservoirs animaux de virus** constituent un danger pour les humains au moment des profonds changements des écosystèmes et des massives migrations d'un hémisphère à l'autre, que rien ne peut empêcher. C'est sans doute ce qui explique les récentes émergences d'agents pathogènes comme le HIV-sida et Ebola.

Ayant donné la parole aux fervents admirateurs du vaccin antivariolique, il est temps de la donner aux sceptiques.

Ce ne sont pas obligatoirement de forcenés antivaccinalistes dénués de toute culture médicale et scientifique. Ils ont droit à la parole et ils devraient être écoutés plutôt qu'être systématiquement censurés sous l'accusation de *complotisme*. Certains sites - le blog américain *Healthsentinel* – proposent des informations médicales bien documentées, à mon avis, sans rapport avec un quelconque délire complotiste.

À propos de la variole et de son vaccin, ce site a publié une analyse historique[8] qui n'a rien à envier aux plus conventionnels des sites universitaires avec des références et des graphiques extraits des registres officiels des gouvernements.

J'en ai extrait un graphique mettant en parallèle – en Angleterre, entre 1872 et 1922 – la mortalité due à la variole et la couverture vaccinale exprimée en pourcentage des naissances.

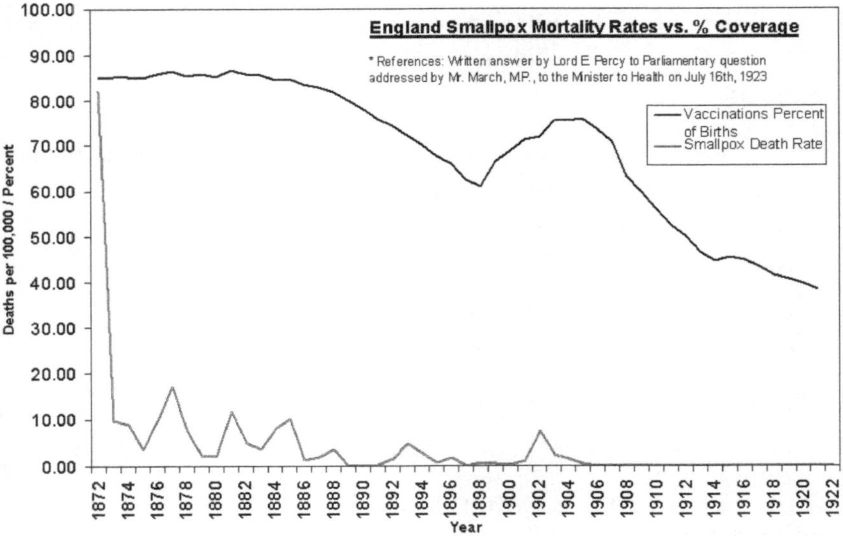

Étude du nombre de décès liés à l'épidémie de petite variole en Angleterre par rapport à la couverture vaccinale.

Selon les auteurs – qui s'inspirent de données produites par des parlementaires britanniques en 1923 –, cette figure montre qu'il n'y a aucun rapport entre la couverture vaccinale et la mortalité due à la variole. On voit que la mortalité

8. Voir : http://www.vaclib.org/sites/debate/Vaccines.html

(partie gauche du graphique) ne s'est effondrée qu'au début des années 1870, soit près de vingt ans après que la vaccination est devenue obligatoire en Angleterre. Lorsque la vaccination diminue - passant de 86 % dans les années 1870 à 60 % en 1898, puis moins de 50 % en 1920 -, la variole ne tue pas à nouveau. La vaccination était-elle la cause réelle de cette victoire différée contre la variole ?

Pour certains auteurs, non suspects d'antivaccinalisme primaire, la régression ou la disparition de la majorité des maladies infectieuses contagieuses dans le monde occidental développé seraient dues essentiellement aux extraordinaires progrès des hygiènes publiques et individuelles qui ont marqué ces mêmes périodes de régression/disparition entre 1850 et 1970 environ[9]. Pour ces auteurs, les *vaccins arrivent après la bataille*, lorsque ces maladies infectieuses sont déjà en voie de disparition. La variole pourrait faire exception, car les campagnes de vaccination ont démarré au XVIIIe siècle. Mais la vaccination ne fut obligatoire et systématiquement pratiquée en Angleterre qu'après 1850. On ne peut pas exclure que cette vaccination ait contribué (au moins un peu) à la rapide régression observée dans les années 1870 (voir la figure reproduite ci-contre).

9. GREENE Velvl, « Personal hygiene and life expectancy improvements since 1850: Historic and epidemiologic associations », *Am J Infect Control*, 2001 ; 29:203-6.

On peut penser que d'autres facteurs ont joué un rôle. Paradoxalement, quand on recommence à vacciner de façon plus intensive (jusqu'à obtenir une couverture de plus de 70 % en 1904), on observe une petite remontée de la mortalité due à la variole. Il est difficile dans ces conditions d'attribuer à la vaccination un rôle prépondérant dans le recul de la variole. Aucune donnée venant des experts *vaccinalistes* n'a contredit ces graphiques, une confirmation que ces données sont crédibles. Certes, ces statistiques ne sont certainement pas aussi solides que celles produites aujourd'hui, et plus on remonte dans le temps et moins elles sont solides, ce qui fragilise quelque peu cette démonstration.

Plus crédibles sont les données de la même source concernant la mortalité due au vaccin antivariolique par rapport à la mortalité due à la variole elle-même. En effet, au-delà de 1872 environ (moment de la dernière épidémie), la mortalité due au vaccin est proche de celle due à la variole et, à partir de 1900 environ, les courbes sont parallèles comme le montre le graphique ci-contre.

À nouveau, il faut prendre ces données (bien qu'officielles) avec prudence. Elles expliquent toutefois pourquoi il était devenu urgent dans la deuxième moitié du XXe siècle de stopper la vaccination antivariolique dans les pays où elle avait disparu depuis longtemps comme l'Europe et les États-Unis. Les populations et leurs médecins connaissaient les complications de la vaccination antivariolique et le rapport bénéfice/risque devenait médiocre.

Ces données sont évidemment dérangeantes quand on veut célébrer les bienfaits de la vaccination antivariolique.

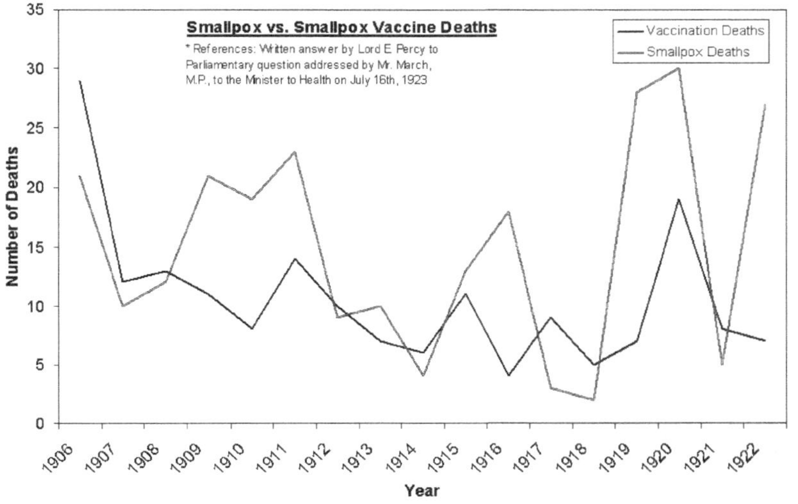

Étude du nombre de décès liés à la petite variole par rapport au nombre de décès liés à la vaccination contre la petite variole.

D'autres associations de citoyens, sceptiques quant aux bienfaits de la vaccination antivariolique, ont publié des analyses et des articles intéressants. Par exemple, les rédacteurs de l'AIMSIB (Association internationale pour une médecine scientifique, indépendante et bienveillante) ont publié sur leurs sites des analyses bien documentées. Dans un article du 22 décembre 2019[10] reproduisant des articles de l'OMS, les auteurs expliquent les errements de la stratégie antivariolique de l'institution au XXe siècle. Les experts de l'OMS eux-mêmes expliquent les échecs

10. Voir : https://www.aimsib.org/en/2019/12/22/eradication-de-la-variole-les-grandes-manoeuvres-ont-commence/comment-page-1/

de la vaccination de masse dans les pays en développement, notamment en Inde. Un autre article, publié en mai 2020[11], documente les complications inattendues provoquées par les campagnes de vaccination de masse. L'auteur explique que chez des sujets déjà immunisés ou en cours d'incubation silencieuse après une exposition au virus, la vaccination pouvait provoquer une variole gravissime que les victimes auraient pu éviter en l'absence de vaccination. Ces données sont bien établies et reprises par la Fédération des scientifiques américains (Federation of American Scientists, FAS) dans leurs textes sur le bioterrorisme[12]. Pour ces scientifiques, les deux facteurs susceptibles de favoriser de nouvelles épidémies de variole majeure sont le bioterrorisme et la vaccination antivariolique.

Je conclus cette section sur la variole et son vaccin par plusieurs messages.

En premier lieu, je reviens sur les causes réelles de l'éradication de la variole. Comme je l'ai exposé dans le **livre 1** de la collection « Vaccins & Société », le succès est dû – les experts de l'OMS eux-mêmes le reconnaissent – à la stratégie d'isolement/endiguement que j'ai expliquée plus haut.

Est-ce à dire que le vaccin fut inutile ? Pas sûr !

11. Voir : https://www.aimsib.org/2020/05/10/eradication-de-la-variole-la-desastreuse-vaccination-des-sujets-contacts/
12. Voir : https://fas.org/programs/bio/factsheets/smallpoxfs.html

Est-ce à dire que le vaccin n'est pas efficace ? Pas sûr ! Faute d'essais cliniques certifiant et quantifiant cette efficacité, nous restons dans le doute.

C'est une leçon qu'il faut retenir pour toute la médecine des vaccins : pour lever le doute concernant un quelconque vaccin, il faut des essais cliniques.

Une certitude toutefois : **proclamer que le vaccin a éradiqué la variole est inexact**. Répéter cette désinformation est devenu un pénible leitmotiv dans les médias conventionnels *provax*. On peut dire qu'un expert qui prétendrait encore que le vaccin a éradiqué la variole fait ainsi la démonstration de son incompétence.

Une autre certitude : cette politique d'isolement/endiguement fut conduite avec efficacité par les fonctionnaires de l'OMS, et il n'est pas injuste de leur attribuer ce succès. Bravo l'OMS ! Bravo également d'avoir permis l'arrêt de ces campagnes de vaccination antivariolique hautement toxique.

Un dernier point : une discussion ouverte sur ces sujets entre les défenseurs de ce vaccin et les sceptiques est possible, et un **compromis pourrait être trouvé**. Pourtant les deux camps restent obstinément sur leurs positions. Je pense honnête de dire que la faute en revient essentiellement aux experts académiques défenseurs du vaccin antivariolique qui n'ont nul désir d'admettre que leur enseignement devrait être revisité afin d'intégrer la vision des sceptiques. Ce serait certes remettre en question un discours monolithique non scientifique... et peut-être aussi leur réputation. Pas facile !

Pasteur et le premier vaccin contre la rage

Un autre évènement fondateur de la médecine des vaccins fut la mise au point d'un vaccin contre la rage par Pasteur.

Louis Pasteur et l'Institut qui porte son nom font partie des mythes nationaux que nul ne saurait remettre en question. Certains se prennent à ce jeu (par exemple, le Dr Éric Ancelet, auteur de *Pour en finir avec Pasteur - Un siècle de mystification scientifique*, aux éditions Résurgence, qui ne manque pas d'intérêt). Ce n'est pas mon cas : j'ai beaucoup de respect pour Pasteur.

Pour une approche conventionnelle, on ira sur le site[13] de l'Institut Pasteur (IP) lui-même où l'on découvre la présentation de la personne (ci-dessous).

Ne pas oublier que chaque année l'IP fait la quête auprès du public pour renflouer ses caisses. Pas question dès lors d'oser la moindre critique du grand homme.

> « Louis Pasteur, chimiste de formation, sera à l'origine des plus formidables révolutions scientifiques du XIXe siècle, dans les domaines de la biologie, l'agriculture, la médecine ou encore l'hygiène. En commençant ses recherches sur la cristallographie, Pasteur s'engagera sur un chemin jalonné de découvertes qui le conduiront à la mise au point du vaccin contre la rage.

13. Voir : https://www.pasteur.fr/fr/institut-pasteur/notre-histoire

> Émaillée de découvertes révolutionnaires, la vie de Louis Pasteur est aussi marquée par plusieurs drames qui ont sans doute contribué à motiver sa soif de comprendre les maladies de son époque. Infatigable et passionné, il n'a pas hésité à traverser la France pour aller au bout de ses théories ou pour résoudre les problèmes agricoles et industriels posés par les maladies infectieuses[14]. »

Ceux qui critiquent Pasteur – ce n'est pas interdit – montrent une vision naïve du personnage, et qu'ils n'ont pas une connaissance pratique de la recherche dans les sciences de la vie. Il n'y a pas de miracle en recherche médicale, c'est une œuvre collective où certains, discrets, font avancer le collectif, quand d'autres, quoique plus bruyants, ne sont que des *suiveurs*.

C'est un peu une foire d'empoigne avec des gentils et des méchants. C'est ainsi, c'est notre humanité. Pasteur fut à la fois un innovateur génial et aussi un *suiveur* exploitant les découvertes des autres. C'est le métier : tous les chercheurs s'inspirent du travail des autres, et font des emprunts. Aux autres de défendre leurs innovations s'ils les ont comprises. Parfois, les inventeurs doivent se faire expliquer par d'autres tout l'intérêt de leur invention. **C'est une œuvre collective.** Pasteur sut aussi de façon exceptionnelle créer un mythe autour de sa personne et, dans son sillage, un institut dont

14. *Ibid.*

on ne peut dénigrer l'extraordinaire créativité dans la lutte contre les maladies infectieuses. Ce que les anti-Pasteur critiquent, en fait, c'est le mythe Pasteur. Mais une société moderne peut-elle se passer de figures mythiques ? Je laisse à d'autres le soin de répondre.

Je ne vais pas commenter la vie de Pasteur. Avant de décrire le vaccin contre la rage, on peut rappeler quelques innovations de Pasteur dans les sciences de la vie, selon le site de l'Institut Pasteur (IP). Je reprends quelques phrases extraites des textes de l'IP.

- « En étudiant le mécanisme des fermentations qui l'a conduit à affirmer le rôle et la spécificité d'action des micro-organismes, Louis Pasteur commence à se tourner vers la biologie. Il n'est plus seulement chimiste, il devient également biologiste. »
- « Par les expériences les plus variées, Louis Pasteur démontrera que les microbes sont partout, dans l'eau, dans l'air, sur les objets, sur la peau [...] et que certains d'entre eux sont responsables de maladies. Après des luttes mémorables contre ses contradicteurs, défenseurs de la génération spontanée, Louis Pasteur affirme que les poussières de l'atmosphère renferment des micro-organismes qui se développent et se multiplient [...]. »
- « Dès lors, il définit les bases de l'hygiène personnelle et sociale, préconise l'usage de l'asepsie (l'ensemble des mesures propres à empêcher tout apport exogène de micro-organismes sur des tissus vivants [...]). »

- « En étudiant la fermentation, Louis Pasteur découvre une nouvelle classe d'êtres vivants, capables de vivre à l'abri de l'air. Il propose le terme "anaérobie" pour le ferment qui a la propriété de vivre sans air, et le terme "aérobie" pour les micro-organismes qui exigent la présence de l'oxygène libre pour se développer. »
- « Pour lutter contre le développement des maladies du vin, il chauffe le vin à 60 °C, température à laquelle il ne s'altère pas et conserve son bouquet. Cette méthode est aujourd'hui connue dans le monde entier : c'est la pasteurisation. »
- « En 1865, Louis Pasteur découvre que les vers à soie sont touchés par deux maladies : la pébrine et la flacherie. Par des procédés très simples, il sauve la sériciculture. Ces travaux sont un prélude à l'étude des maladies contagieuses : pour la première fois, les problèmes de l'hérédité et de la contagion sont élucidés scientifiquement, et des règles de prophylaxie sont établies. »
- « En 1877, il découvre successivement le staphylocoque, le streptocoque et le pneumocoque. »
- « Il met au point la méthode de l'atténuation de la virulence des microbes (les premiers vaccins après Jenner et celui contre la variole) pour trois pathologies animales : le choléra des poules, le charbon des moutons et le rouget du porc. »
- « Par l'application de sa méthode à l'étude des maladies infectieuses (agents microbiens), à leur prévention

(asepsie) et à leur prophylaxie par immunisation (vaccination), Louis Pasteur a fondé l'immunologie. »

- « En 1880, Louis Pasteur décide d'appliquer ses méthodes à l'étude d'une maladie humaine. Il choisit la rage parce qu'elle affecte non seulement l'homme, mais aussi l'animal sur lequel il peut expérimenter. »

Je ne reprends pas à mon compte toutes ces belles phrases ; mais je ne les conteste pas non plus. Je constate que cette vision idyllique de l'œuvre de Pasteur fut sans cesse critiquée, de son vivant comme après sa mort.

L'article de *Wikipédia*, par exemple, avec de nombreuses références vérifiables, montre combien ses travaux furent attaqués. L'homme et son œuvre ne sont donc pas exempts de critiques ; mais, à travers ses propres initiatives comme par la reprise des travaux de précurseurs (sans toujours les citer ou les remercier...), il a été sans doute un grand innovateur ou, comme le disent certains, un grand savant capable de synthétiser les progrès de son époque.

Revenons au **vaccin antirabique** de Pasteur.

Dans cette affaire de rage, Pasteur eut également des précurseurs dont il fit peu de cas, mais dont on peut trouver aisément des traces dans les archives, par exemple, un certain Pierre-Victor Galtier[15].

Incapable d'isoler le microbe de la rage (qui est un virus invisible au microscope optique), Pasteur eut l'idée d'inoculer

15. Voir : http://documents.irevues.inist.fr/bitstream/handle/2042/63681/AVF_1998_4_451.pdf?sequence=1

directement dans le cerveau d'un chien une parcelle de cerveau d'un chien enragé. Le chien ainsi inoculé mourut. Pasteur décida de *bricoler* des moelles de lapins enragés dans des flacons. La virulence s'atténua peu à peu jusqu'à s'éteindre. Pasteur émit l'hypothèse que les injections successives de souches de plus en plus agressives permettraient au corps de se protéger. Il injecta ainsi ces moelles de lapin de plus en plus virulentes à des chiens probablement enragés. La rage ne se déclara pas. Un nouveau vaccin contre la rage était né. Après de nombreuses expériences sur l'animal, Pasteur fut plus ou moins contraint par des médecins de son entourage de tester sa méthode antirabique chez des humains. Plusieurs cas - certains furent des échecs - guéris sont restés célèbres, notamment ceux de l'enfant Joseph Meister et du berger Jean-Baptiste Jupille. Mais ces guérisons furent contestées avec l'argument simpliste que les chiens mordeurs n'étaient peut-être pas enragés.

Le cas Meister est particulièrement intéressant, dans le contexte de l'expérimentation humaine vue plus haut, puisque Pasteur lui-même peu convaincu de l'efficacité de son vaccin décida d'injecter à l'enfant une souche virulente non atténuée (qui aurait pu le tuer). L'enfant survécut, ce qui fit dire à Pasteur : « Joseph Meister a donc échappé, non seulement à la rage que ses morsures auraient pu développer, mais à celle que je lui ai inoculée pour contrôle de l'immunité due au traitement, rage plus virulente que celle des rues. »

Je suis stupéfait d'un tel manque d'*humanité* de la part d'une légende d'humanisme et j'aurais du mal à le croire si elle n'avait été rapportée par un fervent admirateur de Pasteur[16].

Où en est-on aujourd'hui avec le vaccin antirabique ?

Le vaccin de Pasteur (fondé sur sa méthode de l'atténuation) a été rapidement remis en cause du fait de sa toxicité[17] surtout et remplacé par des vaccins utilisant des technologies plus modernes[18]. En 2018, selon la Haute Autorité de santé (HAS), deux vaccins étaient disponibles en France : VACCIN RABIQUE PASTEUR et RABIPUR de GSK Vaccines. On injecte un virus de la rage produit sur des cellules purifiées (d'embryon de poulet ou de rat) après inactivation (destruction). Ces vaccins sont-ils efficaces, notamment en post-exposition ? La rage étant toujours mortelle, des essais cliniques avec groupe témoin recevant un placebo sont infaisables. Cela dit, nous avons un argument suggérant que les vaccins modernes sont efficaces. Je recopie un extrait du rapport de la HAS de 2018 concernant l'Institut Pasteur du Cambodge (ci-contre).

16. PASTEUR Louis, « Méthode pour prévenir la rage après morsure », *Comptes rendus de l'Académie des Sciences*, t. 101 (1885), séance du 26 octobre 1885, p. 765-774 ; reproduit dans PASTEUR Louis, *Écrits scientifiques et médicaux, choix, présentation et notes par André Pichot*, Paris, Flammarion, 1994, p. 302-311. Note 237 de Pichot, p. 308 et 336.

17. LÉPINE P. et SAUTTER V., « Essais expérimentaux sur la valeur pratique des vaccins antirabiques phéniqués », *Ann Instit Pasteur*, 1937 ; 59:39-56.

18. Voir : https://www.has-sante.fr/upload/docs/application/pdf/2018-10/recommandations_vaccination_contre_la_rage_en_prophylaxie_post-exposition.pdf

Selon les autorités sanitaires françaises (ANSES), « depuis 1970, 22 décès humains dus à la rage sont survenus en France, le dernier remontant à 2017. Tous faisaient suite à une contamination hors du territoire français ». En fait, la rage des renards (pour faire simple) aurait atteint le territoire français en 1968. Mais, depuis 1989, date de la mise en œuvre de la vaccination orale des renards, ce front a reculé, puis disparu.

« L'évaluation de l'efficacité clinique, dans le cadre d'une étude de suivi active sur au moins 6 mois, a révélé deux cas de rage probable (99,87 %) chez 1593 personnes mordues par des chiens enragés confirmés, ayant bénéficié de 4 séances avec administration de deux doses intradermiques de vaccin avec ou sans immunoglobulines antirabiques et un décès parmi les 127 personnes (99,21 % de survie) ayant bénéficié de trois séances avec ou sans immunoglobulines antirabiques. Les trois décès ont été discutés avec des experts internationaux et attribués à l'inoculation directe du nerf et/ou aux déviations du protocole. Un autre volet de l'étude, mené chez des personnes suspectées d'avoir contracté la rage, mais sans confirmation diagnostique, n'a décelé aucun décès chez les 155 patients ayant reçu seulement trois séances de vaccin, comparativement

> aux 904 patients ayant reçu au moins quatre séances de vaccination (100 % de survie dans les deux groupes). Il n'y a eu aucun autre cas suspect de décès dû à la rage chez plus de 250 000 patients ayant consulté ce centre au cours de la période étudiée (2003-2014)[19]. »

Pour conclure sur Pasteur et sur son vaccin antirabique, je retiendrais qu'il s'agit d'un personnage exceptionnel dans l'histoire des sciences de la vie et de la recherche médicale, avec certes des ombres et des lumières. Une des questions soulevées par les travaux de Pasteur – et par toute la médecine des maladies infectieuses – est plus générale et peut s'exprimer par la formule : qu'apporte la *médecine pasteurienne* ?

Cette question a pris un nouvel aspect avec la crise de la COVID-19, mais elle est souterraine à l'évolution de la médecine moderne depuis plusieurs décennies. Je vais essayer de résumer.

Qu'entend-on par « médecine pasteurienne » ? C'est un néologisme, presque oublié aujourd'hui, qui traduit l'idée d'une médecine uniciste : *une* maladie, *un* microbe, *un* traitement !

Depuis Pasteur et ses disciples, certains ont voulu expliquer toute la médecine humaine *via* des

19. *Ibid.*

pathologies infectieuses. Dans presque toutes les disciplines de la médecine moderne, on a cherché l'agent pathogène microbien (transmissible ou pas) qui pouvait être responsable de la maladie. À des époques où les diarrhées infectieuses – pour la mortalité infantile –, les infections respiratoires (notamment la tuberculose) et les maladies vénériennes (syphilis et gonococcie, notamment) occupaient beaucoup les médecins, on peut comprendre que toute autre maladie de cause inconnue soit potentiellement explicable par un microbe. D'autant plus que les microbiologistes ne cessaient (entre 1850 et 1950) de découvrir de nouveaux microbes, transmissibles ou pas, dans les zones géographiques tempérées comme en zone tropicale.

Presque toutes les grandes maladies chroniques ou dégénératives ont ainsi fait l'objet d'intenses investigations pour trouver enfin l'agent microbien qui en était responsable. Ce fut vrai pour les cancers, mais aussi pour les maladies cardiovasculaires, mon domaine de prédilection. À titre d'exemple, des médecins et des biologistes ont désespérément cherché des traces de bactéries ou de virus dans les plaques d'athérosclérose ou dans le déclenchement des complications thrombotiques de l'infarctus du myocarde. En vain, à mon avis.

Mais, régulièrement, la théorie infectieuse des maladies cardiovasculaires refait surface. Dans le même ordre d'idée, on a encore récemment proposé des vaccins anticholestérol pour se protéger de l'infarctus du myocarde ou de l'accident vasculaire cérébral.

Ces théories unicistes sont évidemment fantaisistes, mais découlent de la vision uniciste de la médecine initiée, en partie, par les découvertes de Pasteur. Mais Pasteur lui-même – qui n'était pas médecin et n'a jamais prétendu pratiquer une quelconque forme de médecine – n'est en rien responsable de ces dérives burlesques. C'est l'époque qui voulait cela, et il est bien injuste d'avoir attribué à Pasteur (en lui empruntant son nom) l'invention de la *médecine pasteurienne*.

Entre les idolâtres (qui en font un génie voire un apôtre) et les iconoclastes (qui en font un monstre), il me semble qu'il y a un compromis possible et que perpétuer la dispute à propos de Pasteur serait puéril.

Prémices de la vaccination et *vaccination antiallergique*

Si l'idée d'une anticipation des maladies par l'injection de substances toxiques extraites de malades guéris (la *variolisation*) date du Moyen Âge et nous est venue d'Asie, il y a d'autres approches, parfois très anciennes, qui suggèrent que cette idée de prévention par le mal fût dans l'esprit humain de longue date.

Que veut dire *mithridatisation* sinon une façon d'*atténuer* – très pasteurienne – la toxicité d'une substance nocive.

Je reprends une définition classique : « C'est l'ingestion de dose croissante d'un toxique afin d'acquérir une résistance vis-à-vis de celui-ci. »

L'expression vient du nom d'un roi de l'époque romaine, Mithridate, qui espérait échapper à l'empoisonnement qu'il craignait de la part de son entourage. Il anticipait la célèbre formule médicale de Paracelse (médecin de la Renaissance et premier toxicologue connu) : « Tout est poison, rien n'est poison : c'est la dose qui fait le poison. »

Certains feront valoir que les façons de Mithridate et Paracelse ont peu à voir avec la vaccination et la réaction du système immunitaire. Ce n'est pas sûr, car notre époque est aussi celle d'une remise en question des théories décrivant le système immunitaire.

Par exemple, il devient difficile – comme le pense la majorité des professionnels de santé – de résumer la réaction du système immunitaire lors de l'exposition à un antigène naturel ou vaccinal à la seule production d'anticorps et à la mémorisation de cet antigène.

Autre question : qu'est-ce qu'un antigène ? Selon la définition conventionnelle, ce serait une **substance étrangère** à l'organisme susceptible de déclencher une réponse immunitaire spécifique visant à l'éliminer.

Qu'est-ce que la réponse immunitaire ? Ce serait (vision académique) « l'activation des mécanismes de défense de l'organisme en réponse à la reconnaissance du non-soi, ou face à une agression ou à une dysfonction de l'organisme ».

Nous sommes quotidiennement, et dès la naissance, exposés à une multitude de **substances étrangères** qui devraient, selon les théories rapidement évoquées ci-dessus, provoquer une réponse immunitaire. Souvent, elle ne survient pas ou n'est pas décelable par nos techniques modernes. Les progrès dans la technologie des vaccins et dans l'immunothérapie – notamment anticancéreuse, voir quelques exemples dans le **livre 8**[20] de la collection « Vaccins & Société » – comme nos errements dans le diagnostic biologique de la COVID-19 tout au long de l'année 2020, montrent nos difficultés à comprendre le système immunitaire, et la nécessité de renouveler les théories. Les progrès dans la médecine des allergies nous incitent également à revoir notre vison du système immunitaire. Qu'est-ce qu'une allergie ?

Selon la définition conventionnelle[21], ce serait un dérèglement du système immunitaire correspondant à une perte de la tolérance vis-à-vis de substances *a priori* inoffensives : les allergènes.

La majorité des allergies seraient causées par des anticorps (des immunoglobulines) de type E (IgE). Ces IgE ont pour fonction normale (vision conventionnelle)

---

20. De Lorgeril Michel, *Les Vaccins contre les cancers – Rôle des papilliomavirus dans les cancers du col de l'utérus, de l'œsophage et ORL*, collection « Vaccins & Société », Chariot d'or, 2021. Il sera ensuite fait référence à ce titre par la mention simple : « Livre 8 ».
21. À trouver sur : https://www.inserm.fr/information-en-sante/dossiers-information/allergies

de lutter contre les parasites. Pourquoi nos armes pour se protéger des parasites se retournent-elles contre nous ? Ces curiosités témoignent de notre faible compréhension du système immunitaire. Les manifestations allergiques peuvent être brutales et mettre la vie en danger, c'est le *choc anaphylactique*. Dans ce cas, le système immunitaire – qui, en principe, nous protège des agressions extérieures – réagit de façon disproportionnée après avoir reconnu une substance toxique, par exemple celles présentes dans le venin des hyménoptères (abeille, guêpes). Le choc anaphylactique est la principale complication immédiate (mais très rare) de la vaccination et nécessite un recours urgent à un médecin. L'acte de vaccination fut pour cette raison longtemps réservé aux médecins. Je ne suis pas sûr que cela soit une bonne idée de confier l'injection vaccinale à des non-médecins, quoique les extraordinaires progrès de la médecine d'urgence permettent des interventions médicalisées très rapides de nos jours.

Certains d'entre nous héritent d'une propension à l'allergie, c'est *l'atopie*. La définition (conventionnelle) dit qu'il s'agit « d'un phénomène héréditaire correspondant à la fabrication par le système immunitaire d'anticorps IgE spécifiquement dirigés contre une substance allergène. Les principales manifestations de l'atopie sont l'asthme, la rhinite et conjonctivite allergique et la dermatite atopique[22] ». Le concept d'atopie suggère non seulement que le système immunitaire mémorise des antigènes qu'il croise dès la naissance de l'individu lorsque celui-ci est exposé à son environnement naturel, mais aussi qu'il peut transmettre cette mémorisation à sa descendance. Faut-il souligner que la dermatite atopique est, selon certains investigateurs, une complication fréquente de la vaccination et qu'elle peut empoisonner l'existence des vaccinés qui en sont atteints ? À ma connaissance, on ignore comment la vaccination révèle l'existence d'une atopie cachée. Certains médecins proposent des *traitements des allergies* : c'est la désensibilisation, l'hyposensibilisation, l'immunothérapie allergénique ou encore la vaccination antiallergique. Selon leurs promoteurs, ces traitements visent « à rééduquer le système immunitaire en administrant des doses croissantes d'allergènes afin d'induire une tolérance spécifique à long terme[23] ». Les théories biologiques expliquant ces traitements restent un peu vagues à mon avis, et l'ensemble témoigne encore de notre faible compréhension du système immunitaire.

En résumé, la vaccination s'appuie, des origines à aujourd'hui, sur une manipulation du système immunitaire. Force est de constater – et j'y reviendrai – que notre compréhension du

22. Définition de l'Inserm.

23. Voir l'article « Hyposensibilisation » sur *Wikipédia*.

système immunitaire est limitée, et chaque étape de l'histoire des maladies infectieuses témoigne de ces limites.

Je vais analyser quelques maladies infectieuses dont le traitement et la prévention reposent sur notre système immunitaire. La prévention de ces maladies contagieuses ne se limite pas à la vaccination – l'hygiène individuelle et publique est certainement prépondérante –, mais l'époque a fait de la vaccination un argumentaire politicien et électoraliste qu'il importe d'analyser.

Que nous dit l'histoire des maladies infectieuses ?

Que nous disent les maladies infectieuses émergentes ?

CHAPITRE 2

LES MALADIES INFECTIEUSES *HISTORIQUES* ET LES *ÉMERGENTES*

Je ne vais pas analyser toutes les maladies infectieuses *historiques* dans ce chapitre. Ce serait une encyclopédie. Je vais utiliser quelques exemples pour illustrer le message principal que ce livre veut transmettre : notre compréhension de la vaccination est limitée et il est impératif, pour la paix sociale, d'en rediscuter les fondements.

Question subsidiaire : un compromis est-il possible entre les partisans des vaccins *provax* et les *antivax* ?

Je vais faire la différence entre les *anciennes* maladies infectieuses, plus ou moins disparues, et les nouvelles, les *émergentes*, qui ne cessent d'inquiéter les experts. Parmi ces dernières, il y a la COVID-19 que j'analyserai dans la troisième partie. Elle mérite un examen spécifique non seulement parce qu'elle est une préoccupation quotidienne en 2021, mais aussi parce qu'elle est révélatrice de l'époque et de l'état de nos connaissances.

Que nous apprennent les maladies infectieuses *anciennes* ? Elles sont anciennes parce qu'elles existaient avant le XXe siècle, c'est-à-dire avant les progrès majeurs qu'ont été la mise au point des vaccins et la découverte des antibiotiques. Certes, tous les vaccins n'ont pas été cruciaux dans la lutte contre les maladies infectieuses – j'y reviendrai –, mais certains l'ont été, par exemple ceux contre la rage, décrits dans le premier chapitre à propos de Pasteur.

J'ai aussi évoqué le BCG et je n'y reviens pas, sinon pour affirmer qu'il est un peu le contre-exemple des vaccins contre la rage : son utilité dans la lutte contre la tuberculose n'a pas été franchement démontrée. De même, le rôle exact de la vaccination antivariolique dans l'éradication de la variole reste mal défini.

Outre la variole, la tuberculose et la rage, d'autres maladies infectieuses ont terriblement impacté l'humanité au cours des siècles, puis se sont *éteintes*, et n'ont pas réapparu.

Au XXe siècle, aucune maladie éteinte ou disparue dans une zone géographique n'a refait surface de façon épidémique. Il y a toutefois au moins une exception que j'ai beaucoup analysée dans le **livre 3** de la collection « Vaccins & Société », c'est celui de la diphtérie dans les pays de l'ex-Union soviétique. Nous n'avons pas d'explication précise sauf que cette résurgence n'était pas due à l'arrêt de la vaccination antidiphtérique.

Certaines maladies infectieuses anciennes méritent quelques lignes d'analyse. Une chose à ne jamais faire, c'est s'abandonner à ses préjugés ou rester sur *des idées toutes faites*. C'est ce que beaucoup font, faute d'avoir le temps, la disponibilité d'esprit ou un esprit critique suffisamment développé – ce qui n'est pas rare chez les médecins qui ont subi une instruction très dogmatique.

La peste et le choléra

Ces maladies n'ont pas totalement disparu de la planète, mais elles ne constituent plus une menace pour les populations occidentales.

La peste (*plague* en anglais) est sans doute l'une des pires maladies que l'humanité a eu à subir. Au XIVe siècle, la peste aurait tué au moins cinquante millions de personnes en Europe et aurait réduit d'environ 50 % la population européenne.

Il y eut d'autres épisodes historiques comme celui survenu au VIe siècle – appelé « peste de Justinien » du nom de l'empereur régnant à Constantinople à l'époque –, qui présentait tous les symptômes de la peste dite « bubonique ». Le bubon est une hypertrophie monstrueuse des ganglions lymphatiques, notamment au niveau de l'aine, du cou ou des aisselles. Selon les historiens, la peste fut à l'origine de l'effondrement de l'Empire byzantin.

La peste, ou « mort noire » (*Black Death*), revient en Europe – l'avait-elle jamais quittée ? – *via* l'Italie, au XIVe ; puis au XVIIe siècle, et elle s'étendit au reste de l'Europe avec des épisodes qui marquèrent les inconscients collectifs. Au XVIIIe siècle, la France fut particulièrement touchée en commençant par Marseille qui vit débarquer du vaisseau le *Grand-Saint-Antoine* les rats qui disséminèrent l'agent pathogène porté par leurs puces. Mais ce n'est qu'au XIXe siècle, lors d'une flambée en Asie, que l'on comprit enfin la peste, notamment le rôle qu'y tenaient les rats. Je recommande la lecture du remarquable article[24] d'Alice Lebreton-Mansuy mis en ligne en mars 2009 où est décrite la démarche du médecin de l'Institut Pasteur, Alexandre Yersin. C'est lui qui découvrit, en 1894 à Hong Kong, l'agent de la peste qui porte depuis son nom : *Yersinia pestis*.

Ce n'est qu'en 2001 qu'a été publié[25] le génome de cette dangereuse bactérie qui a la particularité d'avoir de nombreux gènes acquis à partir d'autres bactéries et d'autres virus. Cette plasticité génique inquiète aujourd'hui car, si la bactérie originelle est sensible aux antibiotiques, on a récemment identifié des souches résistantes (mutées) laissant penser qu'elle pourrait être une arme de guerre biologique. Si la peste a disparu de nos régions – le dernier cas déclaré en France date de 1945 –, elle persiste en Afrique (notamment à Madagascar) et en Asie (Chine). Des cas sporadiques sont régulièrement décrits aux États-Unis. Récemment, la peste est réapparue en Libye, en 2009, après vingt-cinq ans de silence, au Kirghizistan et en Russie, en 2013, après respectivement trente et trente-quatre ans d'absence.

Selon l'Institut Pasteur[26], la prévention par la vaccination a été abandonnée, car les premiers vaccins entraînaient des effets indésirables sévères. Par la suite, d'autres vaccins

---

24. Lebreton-Mansuy Alice, « La mise en évidence du bacille de la peste, Hong-Kong 1894 », disponible sur le lien suivant : https://journals.openedition.org/bibnum/514
25. Parkhill J., *et al.*, « Genome sequence of Yersinia pestis, the causative agent of plague », *Nature*, 2001 ; 413:523-7.
26. Voir : https://www.pasteur.fr/fr/centre-medical/fiches-maladies/peste

ont été développés, mais ils ne sont pas efficaces sur les formes pulmonaires. C'est une information importante. Elle indique que la peste a régressé indépendamment de tout programme de vaccination.

Bien décrite par Yersin lors de son séjour à Hong Kong, la peste épargnait les quartiers riches, mais accablait les quartiers pauvres où les rats et les insectes propagateurs pullulaient. L'hygiène publique et individuelle peut empêcher les épidémies. C'est vrai pour la peste et c'est un point crucial. Est-ce vrai pour le choléra ?

Le choléra est souvent cité par les historiens des maladies infectieuses comme le prototype de maladie infectieuse dont on peut se protéger par des mesures simples d'hygiène publique. Le héros de cette aventure médico-scientifique est le médecin anglais John Snow, peu connu en France, mais qui a un rôle un peu semblable à celui de Pasteur dans le panthéon sanitaire britannique.

En bref, au XIXe siècle, l'Angleterre est frappée par une flambée de choléra. À l'époque, le choléra (comme d'autres maladies) est expliqué par la *théorie des miasmes*. Les miasmes étaient des sortes de toxines environnementales (air vicié, eaux contaminées, mauvaises nourritures...) qui étaient responsables des maladies et de leur transmission dans une communauté. La théorie des miasmes s'opposait à celle de *contagiosité* selon laquelle la transmission de la maladie d'un individu à l'autre nécessitait des contacts physiques entre individus. De nos jours, cette querelle – les médecins, pas seulement chez Molière, adorent se quereller – est de peu d'intérêt puisque les agents pathogènes sont disséminés de façon très variable dans une communauté : par les airs, les eaux, les aliments, les contacts physiques et d'autres voies.

Que fit John Snow ? Tel un détective, il nota sur une carte de Londres le lieu de résidence ou de travail de 578 victimes du choléra. En regardant la carte, il s'aperçut que le nombre de décès augmentait au fur et à mesure que l'on se rapprochait d'une pompe à eau publique. Le forage autour de la pompe montra que le puisard était contaminé par l'eau sale qui avait servi à laver la couche d'un bébé victime du choléra. Snow identifia ainsi la source de la contamination.

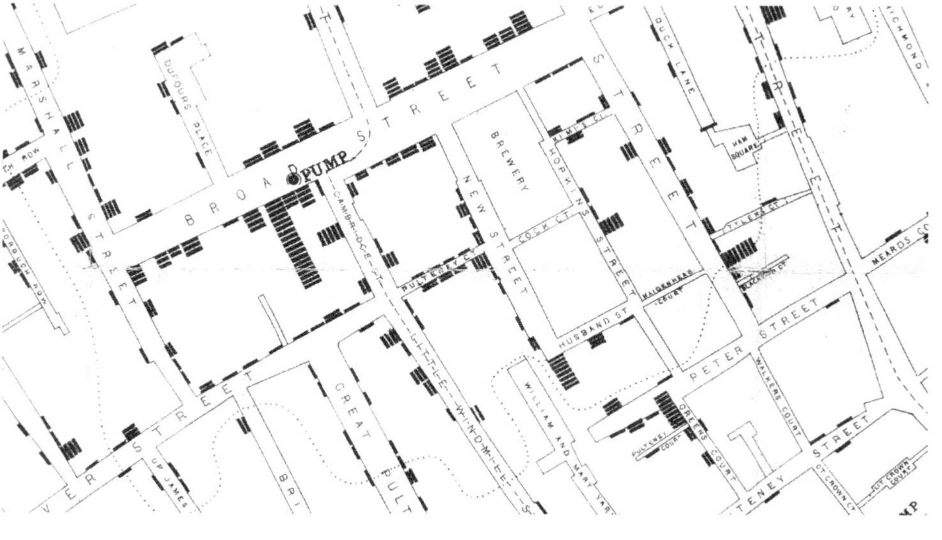

Épidémie de choléra de Broad Street (1854) par John Snow.
Chaque rectangle noir représente un cas de choléra.
Source : CHEFFINS, C. F. (1854). « Lith, Southampton Buildings », Londres (Angleterre). Dans J. Snow (1855), *On the Mode of Communication of Cholera* (2e éd.), Londres, R.-U. : John Churchill, New Burlington Street.

La façon de procéder de John Snow est encore utilisée de nos jours pour identifier le point d'origine des épidémies comme celle d'Ebola en Afrique.

À la suite de la découverte de Snow, les grandes villes européennes ont mis en place des stratégies de drainages et traitement (épuration) des eaux usées – le tout-à-l'égout, les W.-C. – et d'apports d'eau potable dans les quartiers.

C'est la naissance de l'urbanisme moderne qui mit fin aux épouvantables bidonvilles du nouveau monde industriel. Et c'est aussi cette hygiène publique, conséquence de ce nouvel urbanisme, qui mit fin aux épidémies qui accablaient ces villes industrielles.

Selon Santé publique France, entre 2010 et 2018, seize cas de choléra (tous importés) ont été déclarés en France[27]. Si la maladie n'est pas éradiquée (comme on le dit pour la variole), elle est *éteinte* dans nos pays développés. C'est le cas de la peste, et en l'absence de toute vaccination.

Je ne vais pas aller plus loin dans la description des agents pathogènes (vibrions cholériques des sérogroupes O1 et O139) et du mode de transmission dite « oro-fécale » : ce sont les selles diarrhéiques produites par les malades qui propagent les bacilles dans l'environnement. Dans un environnement contrôlé par une hygiène publique adéquate, il n'y a pas d'épidémie.

27. Voir : https://www.santepubliquefrance.fr/maladies-et-traumatismes/maladies-infectieuses-d-origine-alimentaire/cholera

Selon l'OMS, il y a encore chaque année 1,3 à 4 millions de cas de choléra, et 21 000 à 143 000 décès dans le monde[28]. Ces flambées épidémiques surviennent toujours dans des zones où l'hygiène publique n'a pas encore atteint un niveau optimal. L'OMS recommande une vaccination anticholérique orale avec l'espoir que les antigènes vaccinaux (des bactéries tuées et/ou des protéines recombinantes antigéniquement semblables aux toxines cholériques) résistent à l'acidité de l'estomac et induisent la production d'anticorps dans le tractus intestinal des vaccinés. Selon les experts[29], ces vaccins sont peu efficaces, surtout chez les enfants, et ne doivent surtout pas dissuader les autorités de mettre en application des mesures d'hygiène préventive.

La **peste** et le **choléra** ont disparu de nos régions **en l'absence de vaccin**.

Elles sont emblématiques de la façon dont l'épidémiologie des maladies infectieuses et la question vaccinale sont source de mésentente, de controverse inutile et de désinformation dans nos sociétés développées. Il serait pourtant bien facile d'arriver à un compromis.

Pour les fonctionnaires de l'OMS, qui ont désespérément besoin de se montrer utiles (pour justifier leurs budgets et salaires mirobolants), il est crucial de célébrer leur succès contre la variole et leur efficacité contre d'autres maladies encore présentes dans des pays en développement.

---

28. Voir : https://www.who.int/fr/news-room/fact-sheets/detail/cholera
29. SHAHJAHAN Kabir, « Critical analysis of compositions and protective efficacies of oral killed cholera vaccines », *Clin Vaccine Immunol*, 2014 ; 21:1195-205.

Que l'OMS soit utile pour lutter contre certaines maladies dans certaines zones, et notamment contre des maladies émergentes, ne fait pas de doute. Que cela se traduise par des campagnes de vaccination dans les pays développés avec des vaccins qui n'ont pas une efficacité clinique prouvée - contre la grippe, par exemple - n'est pas justifié. Et certaines célébrations - faire croire que la vaccination a permis d'éradiquer la variole - sont de l'ordre de la désinformation.

La **variole**, la **peste** et le **choléra** ont disparu dans nos zones géographiques de façon parallèle, en relation avec les avancées des hygiènes publiques et individuelles. Attribuer un rôle important au vaccin dans l'extinction de la variole en France (bien avant l'éradication) est abusif.

Ces trois maladies se sont donc éteintes et ne sont pas revenues. Certains savants pensent que l'arrêt de la vaccination contre certaines maladies pourrait provoquer des résurgences catastrophiques.

Les exemples de la **variole**, de la **peste** et du **choléra** (parmi d'autres maladies infectieuses) indiquent que ces craintes ne sont pas justifiées. Ce qui ne veut pas dire que nous sommes à l'abri de nouvelles maladies ni que le vaccin antivariolique fut totalement inutile dans certaines zones.

D'autres maladies infectieuses *éteintes*

Je vais décrire trois maladies dont les manifestations cliniques furent moins cataclysmiques que celles générées par la peste ou le choléra : la **syphilis**, la **lèpre** et la **typhoïde**.

La syphilis a empoisonné la vie sexuelle des humains pendant des siècles. Elle existe toujours et, si elle a été mineure parmi les MST (maladies sexuellement transmissibles) au cours des dernières décennies – en partie en relation avec les modifications des comportements sexuels après l'arrivée du HIV-sida –, elle semble en forte progression depuis quelques années, notamment chez les hommes jeunes ayant des relations sexuelles avec d'autres hommes. Le fait qu'elle soit curable par des antibiotiques n'explique pas son destin épidémiologique particulier.

Notre système immunitaire ne mémorise pas la bactérie responsable de la syphilis. Il n'y a donc pas de vaccin contre la syphilis et on peut l'avoir plusieurs fois, comme les autres MST. C'est curieux. L'explication se trouve peut-être dans l'origine américaine du tréponème, la bactérie de la syphilis[30]. Il est admis que cette « maladie de Naples » fut transmise aux soldats français occupant la ville en 1495. Les Napolitaines auraient elles-mêmes été infectées par des marins espagnols de retour d'Amérique. Comme toutes les théories génétiques, celle-ci est contestée. Ce défaut de mémorisation de notre système immunitaire nous indique une fois encore que nous ne le comprenons pas. Un autre aspect est intrigant : après des manifestations cliniques aiguës (le célèbre chancre) et subaiguës (lésions cutanéo-muqueuses), la maladie peut s'endormir pendant des années, voire des décennies, puis réapparaître sous une nouvelle forme clinique, la syphilis tertiaire, souvent neurologique.

30. Harper K. N. *et al.*, « On the origin of the treponematoses: a phylogenetic approach », *PLoS Negl Trop Dis*, 2008 ; 2:e148.

Que se passe-t-il pendant cette phase de latence entre le tréponème et le système immunitaire ? S'agit-il d'une sorte de libéralisme de notre immunité ou bien les tréponèmes ont-ils des propriétés leur permettant d'échapper à notre système immunitaire ? Une équipe américaine a récemment proposé que le tréponème soit capable de modifier certains de ses antigènes et correspondantes protéines de surface pour échapper au système de reconnaissance de notre système immunitaire[31]. Une fois dans la place, il se camouflerait avant de réapparaître des années plus tard sous une forme maquillée et non reconnaissable par notre système immunitaire.

Ces caractéristiques du tréponème expliquent sans doute notre incapacité à mettre au point un vaccin. Surtout, elles suggèrent une *plasticité génomique* du tréponème que de nouvelles techniques ont permis d'identifier sans avoir besoin de cultiver la bactérie *in vitro*. C'est un point essentiel puisque le tréponème est très difficile à cultiver, ce qui prive les biologistes de matériels pour analyser la bactérie.

On a identifié des tréponèmes mutés[32] devenus résistants à certains antibiotiques. Est-ce une explication, parmi d'autres, de la résurgence de la syphilis ? Ces données sont évidemment inquiétantes alors même que la France connaît une forte progression de cas. Pourtant, la syphilis ne fait

31. Addetia A. *et al.*, « Comparative genomics and full-length Tprk profiling of Treponema pallidum subsp. pallidum reinfection », *PLoS Negl Trop Dis*, 2020 ; 14:e0007921.
32. Pinto M. *et al.*, « Genome-scale analysis of the non-cultivable Treponema pallidum reveals extensive within-patient genetic variation », *Nat Microbiol*, 2017 ; 2:16190.

pas partie des MDO (maladies à déclaration obligatoire). C'est curieux.

La lèpre n'est pas non plus une MDO. Apparemment, elle a disparu de France, mais elle reste dans notre imaginaire à cause des déformations, défigurations et handicaps qu'elle peut entraîner. Comme il s'agit d'une maladie contagieuse, les malades étaient autrefois stigmatisés, rejetés (le son de la crécelle au Moyen Âge signalait l'approche des lépreux) de leurs communautés et familles, et parqués dans des léproseries. Depuis que nous avons des médicaments (administrés sous forme de polychimiothérapie), la lèpre est guérissable.

C'est donc désormais une maladie en déclin et guérissable. Mais, selon l'OMS, la lèpre reste un problème majeur de santé publique dans quatorze pays d'Afrique, d'Asie et d'Amérique latine. C'est une maladie peu contagieuse, contrairement aux croyances ancestrales, et les soignants travaillant pendant de nombreuses années avec des sujets qui ont la lèpre ne contractent pas la maladie. Ce point est crucial et, dans le contexte de ce livre, fait tout l'intérêt de cette maladie.

En effet, toutes les personnes infectées par le bacille ne développent pas de lèpre, probablement du fait d'une immunité efficace. Les sujets qui développent la lèpre ont probablement, outre une immunodéficience relative, une prédisposition génétique mal définie[33], mais suggérant quelque chose de commun avec le risque de développer une

33. SAUER M. E. *et al.*, « Genetics of leprosy: expected and unexpected developments and perspectives », *Clin Dermatol*, 2015 ; 33:99-107.

maladie de Crohn ou de Parkinson. Cela nous renvoie à notre grande incompréhension du système immunitaire et du rôle du système HLA dans la réponse aux agents pathogènes.

On a proposé que le *BCG* soit un vaccin utile conte la lèpre. En effet, les agents de la tuberculose et de la lèpre - ce sont des mycobactéries, avec des parois très épaisses - ont des points communs. C'est une question difficile, car le BCG est un vaccin vivant et les victimes de la lèpre sont généralement des individus immunodéficients, quoique, dans l'histoire de la maladie à travers les siècles comme aujourd'hui, nous n'ayons pas de technique solide pour identifier une immunodéficience minime à modérée. Nous savons toutefois que le BCG est mal toléré chez les immunodéficients, notamment les patients HIV-sida[34]. Une autre difficulté vient de l'hétérogénéité des BCG utilisés dans les études ; en bref, ce ne sont pas les mêmes bactéries vivantes (et atténuées) dans les différentes seringues vaccinales.

Une synthèse des études évaluant le BCG dans la prévention de la lèpre[35] nous donne une idée des difficultés rencontrées pour élaborer une recommandation. Pour s'aider, les auteurs (des Californiens) ont inclus

34. GRANGE J. M., « Complications of bacille Calmette-Guerin (BCG) vaccination and immunotherapy and their management », *Commun Dis Public Health*, 1998 ;1:84-8.
35. SETIA M. S. *et al.*, « The role of BCG in prevention of leprosy: a meta-analysis », *The Lancet Infect Dis*, 2006 ;6:162-70.

aussi bien des essais cliniques (qu'ils appellent des études expérimentales) que des études d'observation. Si l'on ne retient que les essais cliniques, le BCG diminuerait le risque de lèpre d'environ 26 % en moyenne pour des suivis allant de quelques mois à quinze ans. Si l'on tient compte des faiblesses méthodologiques (notamment l'absence de double aveugle et d'enregistrement des effets indésirables) dans la majorité de ces études, ces résultats laissent sceptiques. Sur le site de l'Institut Pasteur, aucun vaccin n'est mentionné dans la section consacrée à la lèpre[36].

De ce qui précède, je retiens que la lèpre a disparu des pays européens, dont la France. Elle a disparu sans l'aide d'un vaccin. Et elle n'a pas réapparu. D'autres facteurs que la vaccination, probablement l'amélioration du système immunitaire des populations, ont été prépondérants.

La typhoïde est une autre maladie infectieuse dont on eut très peur au cours des siècles et qui s'est presque éteinte chez nous. Sa transmission est oro-fécale : elle est provoquée par la bactérie *Salmonella enterica*, sérotype Typhi (S. Typhi). Les fièvres paratyphoïdes sont des infections proches de la typhoïde ; elles sont provoquées par d'autres salmonelles que S. Typhi.

Typhoïde et paratyphoïdes sont des salmonelloses qui frappent essentiellement les populations dont les conditions

36. Voir : https://www.pasteur.fr/fr/centre-medical/fiches-maladies/lepre

d'hygiène individuelle et communautaire sont précaires. Ce sont des maladies des pays pauvres, et les quelques dizaines de cas diagnostiqués en France chaque année sont *importés* de pays où les salmonelloses sont encore fréquentes.

Selon les statistiques de l'INSERM synthétisées par Jarry[37], la mortalité due à ces salmonelloses était nulle en France dès la fin des années 1950. Cette observation suscite deux questions.

1. Quel fut le rôle de la vaccination dans ce succès ?
2. La vaccination ayant été stoppée progressivement, pourquoi les salmonelloses ne sont-elles pas revenues ?

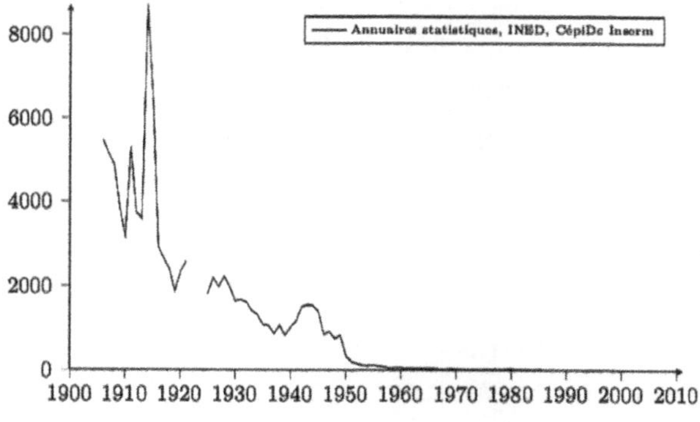

Nombre de décès par fièvre typhoïde et paratyphoïde
en France de 1906 à 2011.

Pendant longtemps, surtout au moment de la Première Guerre mondiale (voir le pic de mortalité sur le graphique ci-dessus), on vaccina les militaires avec un vaccin attribué

37. Voir : http://cjarry.org/articles/statistiques-vaccinales.pdf

à l'Institut Pasteur. Par la suite, et jusqu'à la fin du service militaire obligatoire (en 1996), les conscrits étaient vaccinés avec le fameux (pour ma génération) DT-TAB (diphtérie + tétanos + typhoïde + paratyphoïde A et B). S'il est difficile d'exclure un rôle possible de ce vaccin dans le succès contre les salmonelloses, le simple fait que ces infections digestives n'aient pas réapparu à l'arrêt de la vaccination suggère que son rôle fut mineur.

La typhoïde est ainsi un nouvel exemple de maladies infectieuses qui, contrairement aux alarmes de certains experts, ne sont pas revenues à l'arrêt de la vaccination. D'autres facteurs (notamment les conditions d'existence) sont prépondérants.

Des maladies infectieuses *émergentes*

Alors que des maladies anciennes s'éteignent et ne réapparaissent pas, des maladies infectieuses nouvelles émergent. Elles devraient être prioritaires pour les scientifiques et les autorités sanitaires, plutôt que s'attarder sur des maladies qui n'existent plus.

Parmi ces *émergentes*, trois au moins font l'actualité des médecins et des responsables sanitaires dans différents points du globe : **Ebola**, **Zika** et **chikungunya**.

Pour beaucoup de bons citoyens, ces noms barbares n'évoquent pas grand-chose sinon des contrées lointaines, dont les climats sont différents des nôtres. Sommes-nous à l'abri ? Pas sûr ! En effet, certaines d'entre elles sont propagées par des insectes peu courants dans nos contrées tempérées ; mais le changement climatique pourrait entraîner une extension des terres où prospèrent ces vecteurs et finalement atteindre certaines zones des pays tempérés.

Le but de ce chapitre n'est pas de produire un traité médical et scientifique pour chacune de ces maladies infectieuses, mais de donner quelques éléments de réflexion dans le contexte de ce livre sur les vaccins.

La maladie à virus **Ebola** est une maladie hémorragique hyperfébrile et grave, dont le taux de létalité peut atteindre 90 %. Selon l'OMS, elle est apparue pour la première fois en 1976, lors de deux flambées simultanées, l'une près de la rivière Ebola en République démocratique du Congo, et l'autre dans une zone isolée du Soudan. On ignore l'origine du virus, mais certaines chauves-souris seraient des hôtes possibles qui auraient transmis le virus à d'autres animaux (singes) puis aux humains *via* la manipulation des viandes de singe. La transmission interhumaine se produit surtout lorsque du sang, des liquides biologiques ou des sécrétions (selles, urine, salive, sperme) de sujets infectés pénètrent dans l'organisme d'une personne saine par l'intermédiaire d'une lésion cutanée ou des muqueuses.

Les symptômes évocateurs d'Ebola (fièvre, céphalées, douleurs musculaires, vomissements, diarrhée) sont peu spécifiques, et c'est la notion d'un contact avec un cas d'Ebola, avéré ou suspect, vivant ou décédé, qui oriente le diagnostic. La confirmation biologique repose sur le principe de la RT-PCR rendue célèbre avec la COVID-19. Pour les zones reculées, il existe des tests rapides, mais moins fiables. Il n'y a pas de traitement spécifique, la survie dépend des soins de soutien : traitement de la diarrhée, éventuellement remplacement du plasma et dialyse rénale. Un aspect important de cette infection est que la charge virale reste élevée après le décès : les corps des victimes doivent être manipulés par des personnes portant un équipement de protection individuel suffisant, et être enterrés immédiatement. Pour stopper l'épidémie et la contagion interhumaine, certaines précautions doivent être prises : se laver régulièrement les mains, isoler les malades, éviter tout contact de la peau et des muqueuses avec les liquides infectés. Des barrières physiques sont indispensables : gants, masque, lunettes, combinaison, bottes.

Bien que le virus ait été identifié dès les années 1970, ce n'est qu'avec la flambée de 2014 que nous avons compris qu'il fallait accélérer les travaux sur ce dangereux virus. Dès lors, la communauté scientifique et les autorités sanitaires internationales se sont mobilisées. La flambée de 2014 s'est éteinte en 2016 grâce à des mesures sanitaires maintenant bien connues depuis qu'elles sont appliquées un peu partout dans le monde avec la COVID-19. Elles sont essentiellement basées sur l'identification et **l'isolement des cas et des contacts**. Dès le début du XXIe siècle, des investigateurs de plusieurs pays et de compagnies pharmaceutiques ont essayé de mettre au point un vaccin anti-Ebola. Les équipes mobilisées travaillaient aussi sur le virus dit de Marburg, proche du virus Ebola, mais qui fut isolé dans la ville allemande du même nom chez des virologues travaillant sur des singes importés d'Afrique et porteurs du virus.

Il est intéressant, en 2021, au moment où des campagnes de vaccination anti-COVID sont lancées un peu partout dans le monde, de réexaminer l'historique des vaccins anti-Ebola. Je ne vais pas décrire toutes les péripéties autour de ces vaccins, mais une vision générale permet peut-être de comprendre un peu l'actualité vaccinale anti-COVID et prévoir peut-être le futur proche. Je note que le COVI-19 et les virus Ebola (et de Marburg) sont tous des virus à ARN, par opposition aux virus à ADN, comme les virus herpès (bien connus pour donner les boutons de fièvre) ou les adénovirus, qui sont utilisés comme vecteurs dans certains vaccins (voir plus bas à propos des vaccins contre le Zika) et aussi certains vaccins anti-COVID (discutés dans la troisième partie).

C'est en 2017 que la première étude chez des humains est publiée[38]. Les investigateurs ont bricolé un virus bénin, celui de la stomatite vésiculaire, pour lui faire synthétiser une glycoprotéine inspirée de la panoplie du virus Ebola, celui isolé au Zaïre et que l'on appelle ZEBOV (pour *Zaire strain of Ebola virus*). C'est, en anglais, un *recombinant vesicular stomatitis virus* (ou rVSV). Une fois injecté, il provoque la formation d'anticorps dirigés contre la glycoprotéine du virus Ebola et donc contre Ebola, en principe. Il faut se

---

38. Regules J. A. *et al.*, « A recombinant vesicular stomatitis virus Ebola vaccine », *N Engl J Med*, 2017 ; 76:330-41.

souvenir du nom du vaccin : rVSV-ZEBOV. Je ne rentre pas dans le détail des études préliminaires. Selon l'OMS, le brevet du vaccin rVSV-ZEBOV a été cédé à l'industriel Merck. Cette première étude ne décrivait que la capacité du vaccin à générer des anticorps anti-Ebola. La même année, sont publiées les premières données cliniques[39] décrivant une efficacité préventive de 100 %. On note que désormais le vaccin porte un nom compréhensible : *Ebola ça suffit !* Je ne rentre pas dans le détail du protocole. Je constate que les résultats furent immédiatement, quoique très courtoisement, contestés[40]. D'autres vaccins ont été proposés et analysés dans différentes revues et synthèses[41], plusieurs industriels, instituts (l'INSERM en France) et fondations (Bill et Melinda Gates) sont impliqués.

Ce n'est qu'à la fin de l'année 2019 que le vaccin rVSV-ZEBOV fut commercialisé par MSD (Merck) sous le nom d'**Ervebo**.

Ce vaccin est important, étant donné la létalité de la maladie Ebola. Nous devons donc l'examiner avec indulgence concernant les recherches cliniques peu conventionnelles qui ont conduit à sa commercialisation et les conditions d'application sur le terrain, en Afrique essentiellement.

---

39. Henao-Restrepo A. M. *et al.*, « Efficacy and effectiveness of an rVSV-vectored vaccine in preventing Ebola virus disease: final results from the Guinea ring vaccination, open-label, cluster-randomised trial (Ebola Ça Suffit !) », *The Lancet*, 2017 ; 389:505-18.

40. Metzger W. G. et Vivas-Martínez S. « Questionable efficacy of the rVSV-ZEBOV Ebola vaccine », *The Lancet* , 2018; 391:1021.

41. Levy Y. *et al.*, « Prevention of Ebola virus disease through vaccination: where we are in 2018 », *The Lancet*, 2018 ; 392:787-90.

Commençons par les conditions d'application. Elles sont dissuasives puisque le vaccin doit être conservé et transporté congelé entre -80 °C et -60 °C. Cela nous rappelle la problématique des vaccins anti-COVID dits « à ARN messager ». Comment faire si la flambée d'Ebola survient dans des villages de brousse ?

De plus, ce vaccin est un virus vivant génétiquement modifié. Cette caractéristique a donné lieu à une évaluation du risque environnemental qui est assez bien décrite en français sur le site MesVaccins.net[42]. Le risque de susciter la naissance de virus mutés par croisement avec le virus vaccinal n'est pas négligeable puisqu'il est précisé par l'industriel que « les personnes vaccinées doivent essayer d'éviter l'exposition du bétail au sang et aux fluides corporels pendant au moins six semaines après la vaccination… et celles qui développent une éruption cutanée vésiculeuse après avoir reçu le vaccin doivent couvrir les vésicules jusqu'à leur guérison[43] ». Le bétail étant sensible à la famille des virus de la stomatite vésiculaire, on craint l'apparition de mutants vaccinaux qui pourraient provoquer des épidémies dans les élevages. Nous verrons que pour les vaccins OGM anti-COVID, on a curieusement décidé de négliger ces précautions.

On peut aussi se demander si le vaccin Ervebo assure une protection réelle et durable. Selon l'industriel, « l'efficacité du vaccin a été établie sur la période ≥ 10 jours et ≤ 31 jours après la vaccination, cependant la durée de protection n'est

---

42. Voir : https://www.mesvaccins.net/web/vaccines/586-ervebo#vaccin_indications
43. Voir : https://www.mesvaccins.net/web/vaccines/586-ervebo

pas connue. L'utilisation d'autres mesures de protection contre Ebola ne doit donc pas être interrompue ».

On retrouve dans ce vaccin que je considère comme expérimental – sans nier son utilité pour essayer de protéger des populations exposées – beaucoup des caractéristiques des vaccins anti-COVID. Mais la maladie COVID-19 est bénigne comparée à Ebola. Pour le moment, ce vaccin n'est pas utilisé en France.

D'autres vaccins anti-Ebola sont proposés et pourraient être utilisés seuls ou en association[44] : l'un est appelé **Zabdeno**, et un autre **Mvabea**, je n'entre pas dans les détails. Je note que ces vaccins contiennent encore des virus génétiquement modifiés pour exprimer une glycoprotéine d'un variant du virus Ebola, les variants *Mayinga* ou *Côte d'Ivoire*, par exemple.

Cette section sur les vaccins anti-Ebola montre les progrès considérables des technologies vaccinales au cours de la dernière décennie. Affranchies des précautions exigées dans la modification génétique sous prétexte de l'urgence humanitaire que constitue la maladie Ebola, les équipes de chercheurs ont enfin pu s'installer dans une politique du *tout est bon, rien n'est interdit pour sauver des vies*. C'est dangereux, mais sans doute justifié pour lutter contre Ebola.

D'autant plus que des recherches récentes ont suggéré que le virus pouvait rester latent (jusqu'à 5 années) chez certains porteurs, sans qu'ils aient des symptômes évocateurs

44. Voir : https://www.precisionvaccinations.com/vaccines/zabdeno-mvabea-ebola-vaccine

d'infection, et tout d'un coup réapparaître sous forme d'une flambée fatale chez beaucoup d'infectés[45]. C'est une très mauvaise nouvelle, car elle suggère que le virus Ebola pourrait se comporter différemment de ce qui avait été compris initialement. Cela pourrait justifier des vaccinations préventives plus systématiques, malgré le caractère encore expérimental des vaccins actuels.

La maladie à virus **Zika** est généralement transmise par les moustiques, mais aussi probablement par voie sexuelle. Elle est connue de longue date dans diverses contrées tropicales, mais c'est son apparition de façon épidémique au Brésil en 2015 (environ 1,5 million de cas) – avec des pathologies neurologiques aiguës (type Guillain-Barré) et aussi des atteintes des fœtus (microcéphalie) chez les femmes enceintes – qui a attiré l'attention des autorités sanitaires internationales. L'OMS l'a déclarée « urgence de santé publique de portée internationale ». En dehors des cas de grossesse, c'est pourtant une maladie généralement bénigne. Le diagnostic se fait encore par RT-PCR. Après des alertes répétées, plusieurs équipes ont essayé de développer des vaccins anti-Zika.

Sans entrer dans les détails, je note que les principaux projets consistent à injecter des fractions d'ADN modifié[46]. C'est le principe du **vaccin à ADN**. N'étant pas expert

---

45. Voir : https://virological.org/t/guinea-2021-ebov-outbreak/643
46. GAUDINSKI M. R. *et al.*, « Safety, tolerability, and immunogenicity of two Zika virus DNA vaccine candidates in healthy adults: randomised open-label, phase 1 clinical trials », *The Lancet*, 2017, mis en ligne : S0140-6736(17)33105-7.

de cette technique, je serai bref, mais je ne cacherai pas mon inquiétude.

Si j'en reprends la description par l'Institut Pasteur, qui utilise cette technique nouvelle pour la mise au point d'un nouveau vaccin contre la COVID-19, le principe est « d'injecter un fragment d'ADN dans des cellules humaines[47] ». Ces cellules reconnaissent ce fragment d'ADN et le transcrivent en un fragment d'ARN capable d'induire la fabrication de la protéine Spike du virus SARS-CoV-2. Cette protéine de surface du virus, qui forme des spicules tout autour de son enveloppe, est la clé d'entrée du virus dans la cellule. Avec ce vaccin à ADN, « nos cellules deviennent transitoirement des usines qui produisent la protéine Spike ». Cette protéine Spike sera ensuite reconnue par le système immunitaire, qui fabriquera des anticorps pour la neutraliser et ainsi empêcher l'infection quand elle se présentera.

Je résume : on modifie un fragment d'ADN, généralement sous forme de plasmide (un ADN circulaire), et on espère modifier le génome des cellules humaines réceptrices (de chaque vacciné) qui ainsi fabriqueront elles-mêmes les antigènes que l'on fabrique péniblement dans des usines pour fabriquer les vaccins traditionnels.

C'est du génie génétique, disent fièrement les orfèvres en la matière. D'autres diront que l'on fabrique *in vivo* chez chaque vacciné ses propres OGM que l'on redoute par ailleurs dans le monde agricole au point d'en interdire l'utilisation. Modifier

47. Voir : https://www.pasteur.fr/fr/sars-cov-2-covid-19-institut-pasteur/projets-recherche/covid-19-vaccin-adn

le génome des cellules humaines sous couvert de vaccination (contre le virus Zika ou contre le COVI-19) est dangereux, à mon avis. Que vont devenir ces cellules génétiquement modifiées ? Fabriquer des antigènes puis disparaître ? Se *transformer* ensuite ? Sachant que la *transformation cellulaire* est une étape de la naissance de cellules cancéreuses, que peuvent induire ces cellules *transformées* ?

Pour conclure, je reprends en partie ma conclusion de l'analyse des nouveaux vaccins anti-Ebola rédigée ci-dessus. Les vaccins anti-Zika montrent les progrès considérables des technologies vaccinales au cours de la dernière décennie. Affranchies des précautions exigées dans la modification génétique, les équipes de chercheurs ont enfin pu s'installer dans une politique du *tout est bon, rien n'est interdit*. C'est dangereux, mais sans doute justifié pour lutter contre Ebola. Est-ce également justifié pour lutter contre des maladies relativement bénignes comme la maladie à virus Zika et la COVID-19 ?

La maladie à virus **chikungunya** est elle aussi transmise par les moustiques mais, contrairement au virus Zika, il n'y a pas de transmission interhumaine, sauf de la mère au fœtus pendant la grossesse et lors de l'accouchement. C'est une maladie très invalidante (douleurs et raideurs articulaires et musculaires) avec une forte fièvre initiale et une longue asthénie postcritique. Le diagnostic repose sur la RT-PCR et sur le dosage d'immunoglobuline spécifique à partir du quinzième jour de la maladie. Selon les experts, l'immunité acquise protège des récidives.

Quoique le virus soit connu de longue date, ce n'est qu'autour de 2004-2005 que des foyers épidémiques importants furent identifiés en Asie, en Afrique et dans les territoires français d'outre-mer, comme à La Réunion. De nouvelles flambées survinrent en 2013-2014 sur le continent américain et, concernant la France, aux Antilles et en Polynésie. Des cas importés furent identifiés en Europe à la même époque ; et l'on peut craindre, vu la présence des moustiques vecteurs, le développement d'une maladie à virus chikungunya autochtone européenne de façon imminente. D'où l'intérêt d'un potentiel vaccin anti-chikungunya.

Le premier vaccin proposé est dérivé du vaccin contre la rougeole. Ce vaccin vivant (c'est-à-dire contenant un agent infectieux encore actif, mais atténué) a été modifié génétiquement pour exprimer à sa surface un antigène correspondant au virus du chikungunya. C'est donc encore un **virus génétiquement modifié**. Selon certains experts, le vaccin contre le chikungunya augmenterait l'efficacité du vaccin contre la rougeole, en accélérant la production d'anticorps associés à cette maladie[48]. Cela reste à confirmer sur des études plus importantes. Depuis 2015, les initiateurs de ce projet sont restés silencieux, sinon pour annoncer à l'été 2020 le rachat de la société autrichienne Themis Biosciences – chargée de développer le vaccin chikungunya de l'Institut Pasteur – par l'américain Merck pour dévelop-

48. Ramsauer K. *et al.*, « Immunogenicity, safety, and tolerability of a recombinant measles-virus-based chikungunya vaccine: a randomised, double-blind, placebo-controlled, active-comparator, first-in-man trial », *The Lancet Infectious Diseases*, 2015 ; 15:519-27.

per un vaccin anti-COVID basé sur la technologie du vaccin anti-chikungunya.

Un autre vaccin basé sur une technologie très différente[49] a fait son apparition en 2020. Cette technologie consiste à créer ex nihilo des particules virales artificielles que l'on appelle VLP (pour *virus-like particle*). En bref, on synthétise un similivirus qui ne contient pas d'information génétique. Ce similivirus exprime des antigènes sélectionnés à partir de l'agent pathogène d'intérêt - dans cet exemple, le chikungunya - et susceptibles de stimuler le système immunitaire qui produit ainsi des anticorps dirigés contre le chikungunya. Cette technologie est séduisante, car il n'y a pas de manipulation de matériel génétique et notamment pas d'injection d'information génétique susceptible de transformer des cellules humaines. Je note que cette technologie est désormais utilisée pour construire un vaccin anti-COVID. À ce jour (mars 2021), nous n'avons que des données préliminaires. Je crains que la nécessité (sanitaire et commerciale) de développer un vaccin anti-COVID ne ralentisse la maturation de ce virus anti-chikungunya prometteur.

Finalement, une technique plus classique de vaccin a été proposée pour lutter contre le chikungunya, basée sur l'atténuation et l'injection d'un virus vaccinal vivant[50]. Dans ce projet, l'atténuation – la minimisation de la dangerosité du

---

49. CHEN G. L. *et al.*, « Effect of a Chikungunya virus-like particle vaccine on safety and tolerability outcomes. A randomized clinical trial », *JAM*, 2020 ; 323:1369-77.
50. WRESSNIGG N. *et al.*, « Single-shot live-attenuated chikungunya vaccine in healthy adults: a phase 1, randomised controlled trial », *The Lancet Infect Dis*, mis en ligne en juin 2020 : S1473-3099(20)30238-3.

virus – n'a pas été obtenue par des techniques anciennes de modifications du virus, mais par une modification raisonnée du génome du virus chikungunya. Diverses tentatives antérieures de mutation dirigée avaient fait craindre que ces virus mutés et atténués puissent être instables – donner naissance à de nouveaux virus potentiellement dangereux – ou revenir (processus de réversion) à leur état antérieur. C'est un autre exemple de dangereuses manipulations génétiques.

Avec le virus étudié par Wressnigg, il semble que ce virus vaccinal soit non seulement immunogénique (suscite la production d'anticorps par les vaccinés), mais soit aussi stable. C'est certes rassurant en théorie, mais nécessiterait des confirmations. La société détentrice du brevet annonçait le lancement imminent d'un essai de phase 3 en mars 2020[51]. Il est probable que de nombreux laboratoires dans le monde essaient, en toute discrétion, de modifier (d'atténuer) le virus de la COVID-19 pour en faire un vaccin sur le modèle décrit ci-dessus avec le vaccin anti-chikungunya.

Comme il est fort possible que la COVID-19 soit née d'une manipulation génétique destinée à fabriquer un vaccin anti-COVID, les biologistes travaillant sur cette piste ne vont pas s'en vanter.

---

51. Voir : https://valneva.com/press-release/valneva-reports-positive-end-of-phase-2-chikungunya-meeting-with-the-u-s-fda-sets-stage-for-phase-3-study/?lang=fr

Conclusion

Cette rapide description de quelques maladies infectieuses *historiques* et *émergentes* nous a appris beaucoup de choses.

Pour les historiques, on peut se documenter sur leurs épidémiologies et les relations avec les vaccins correspondants dans la collection « Vaccins & Société ». J'y ai revu de façon détaillée les onze vaccins obligatoires du nourrisson et les concordances entre ces vaccins et l'extinction (ou la raréfaction) des maladies correspondantes. Contrairement aux idées reçues, il n'y a généralement pas de concordance ; ce qui suggère que d'autres facteurs que les vaccins ont contribué de façon prépondérante à l'extinction (ou la raréfaction) de ces maladies.

L'analyse d'autres historiques (lèpre, typhoïde, peste, choléra) dans les sections précédentes confirme que de nombreuses maladies se sont éteintes en l'absence de toute vaccination.

À propos des émergentes – dont l'épidémiologie est encore balbutiante –, je note qu'elles sont une extraordinaire occasion de développer de **nouvelles technologies vaccinales**, dont je reparlerai dans la deuxième partie.

Pour le moment, il faut surtout souligner que les industriels et les laboratoires de virologie n'ont pas attendu la crise de la COVID-19 pour entreprendre des manipulations génétiques des virus et fabriquer des OGM viraux. Le prétexte est l'urgence sanitaire, et cela peut se comprendre face à Ebola. C'est moins légitime pour des maladies beaucoup moins dangereuses. Je reviendrai à cette question avec les vaccins anti-COVID dans la troisième partie.

CHAPITRE 3

MÉDECINE DES VACCINS ET GUERRE DE RELIGION

La *médecine des vaccins* est presque devenue une discipline à part en médecine, car elle imprègne de nombreuses spécialités médicales, pas seulement la pédiatrie. On veut vacciner les séniors contre la grippe, les jeunes femmes contre les papillomavirus, les professionnels de santé contre l'hépatite B, les voyageurs contre la fièvre jaune, pour citer quelques exemples. Vacciner est devenu une activité importante pour les médecins praticiens.

Dans la collection « Vaccins & Société », j'ai consacré le **livre 1** à une *Introduction générale à la médecine des vaccins*. C'est un sujet complexe et je me permets de renvoyer les lecteurs à cette introduction pour en mesurer les multiples aspects.

La médecine des vaccins n'est pourtant pas enseignée. La majorité des médecins, y compris les pédiatres, se contente d'appliquer les recommandations officielles sans bien réfléchir à leurs origines et à leurs conséquences. Il n'est pas exagéré de dire que la majorité des soignants dans tous les pays sont victimes d'une forme d'*idéologie vaccinale* qui ne repose pas sur des connaissances scientifiques solides.

Quand une famille ou un patient s'avise de poser des questions, c'est un discours formaté qui est servi par le médecin : « C'est comme ça » ; et, comme le disait une ministre de la Santé peu inspirée : « Les vaccins, ça ne se discute pas[52] ! »

Mais ni les médecins ni les familles ne sont dupes : les **pratiques médicales** de la vaccination ne sont pas basées sur des connaissances solides car, comme déjà écrit plus haut, la médecine des vaccins n'est pas enseignée.

Dans ce contexte, l'irruption de nouvelles technologies vaccinales – telles que celles rapidement décrites à propos des maladies émergentes – pose question. Peu de citoyens contestent que ces nouvelles technologies soient importantes en recherche médicale ; et c'est aussi important pour l'industrie des produits et santé et les économies modernes.

Mais les nouvelles technologies vaccinales inquiètent. En effet, depuis la seconde partie du XXe siècle – l'irruption du nucléaire en fut la cause principale –, les avancées technologiques suscitent de l'appréhension dans nos sociétés.

Ce n'est pas nouveau. Au Moyen Âge et à la Renaissance déjà, des fractions importantes du corps social (« Science sans conscience n'est que ruine de l'âme », écrivait Rabelais) se méfiaient des nouvelles technologies.

Pendant longtemps, la médecine a échappé à cette suspicion. Les médecins pouvaient faire rire – le Diafoirus de Molière ou le Knock de Jules Romain – mais ils ne faisaient

52. Déclaration de la ministre de la santé Marisol Touraine le vendredi 29 mai 2015, en réponse à la pétition mise en ligne en mai de la même année par le professeur Henri Joyeux.

pas peur. Tout changea après 1950, et ce changement se fit en deux étapes. La première étape fut celle de la découverte stupéfiante des menées des médecins nazis (Dr Mengele et collègues) pendant la Seconde Guerre mondiale. Mais ils furent considérés comme des exceptions.

Moins sacrilège, mais bien pire du fait de sa dissémination et de sa répétition, fut la seconde étape, avec les multiples scandales sanitaires révélés ou amplifiés par les médias et les réseaux sociaux : sang contaminé, hormone de croissance, Coxibs, Médiator, Avandia, Dépakine – en faisant bref. Ce n'était plus exceptionnel, ça donnait l'impression d'être assez systématique.

Mais ce qui est apparu évident pour le citoyen dans cette seconde étape, c'est que les intérêts commerciaux étaient omniprésents dans ces dévoiements de la médecine. Non moins évident fut le fait que les élites médicales ne se rangeaient pas du côté des victimes, mais de façon systématique du côté des industriels. De même, les autorités sanitaires (et les politiques) ne contribuaient pas à l'émergence des vérités, mais au contraire donnaient l'impression de vouloir les dissimuler. Bien que ces faiblesses ne soient jamais avouées, des **réformes répétées des autorités sanitaires** ont confirmé que les craintes et le scepticisme des citoyens étaient justifiés.

Alors que la vaccination continue d'apparaître pour beaucoup comme un progrès immense de la médecine moderne, les sceptiques semblent de plus en plus nombreux. Paradoxalement, plus les académiciens, les universitaires et les autorités sanitaires veulent convaincre les médecins et les familles du caractère miraculeux de la médecine des vaccins et plus les foules de sceptiques grossissent. Les autorités sanitaires et les politiciens, prisonniers de leurs idéologies, ne comprennent pas ce scepticisme ; jusqu'à user de moyens antidémocratiques pour imposer leur loi d'obligation vaccinale aux sceptiques. C'est un aveu d'impuissance qui confirme l'incapacité troublante des tenants d'une médecine des vaccins impérative à convaincre.

Ainsi s'installe une controverse interminable sur la question des vaccins, notamment, mais pas seulement, dans les pays développés. Avec la crise sanitaire de la COVID-19, cette controverse souterraine et silencieuse prend l'aspect d'un conflit ouvert entre deux camps apparemment irréconciliables.

Et ainsi surgit cette question : comment en est-on arrivé à se disputer de façon aussi vulgaire à propos d'une médecine des vaccins dont l'objectif évident est d'améliorer le sort de l'humanité ? Comment, dans des pays démocratiques où le principe du consensus minimal est la règle de fonctionnement magique, peut-on ainsi échouer à s'entendre ?

Autre question : un compromis est-il possible entre les deux camps qui s'affrontent ?

Pour répondre à ces questions, il est impératif d'identifier les points spécifiques sur lesquels un compromis semble difficile ou impossible.

Et immédiatement, face à ce compromis difficile apparaît une évidence : **les deux camps ne se parlent pas !** Ils s'affrontent par médias interposés !

Les médias modernes – et pas seulement les réseaux sociaux – devraient ici jouer un rôle essentiel : offrir à chacun des deux camps la possibilité d'exprimer ses positions.

Et ainsi surgit encore une question cruciale : de quoi sont faits les deux camps qui s'opposent ? Qui en sont les porte-parole importants ?

De façon schématique, on pourrait dire qu'il y a les *provax* – les vaccins, c'est bien et ça ne se discute pas – et les *antivax* – les vaccins, ce n'est pas bien ! C'est évidemment simpliste. Dans toute société démocratique, outre les deux pôles extrêmes, on distingue un champ médian majoritaire où se rencontrent les convaincus, les incrédules, les naïfs, les sceptiques, les hésitants qui vacillent d'un pôle vers l'autre en fonction des circonstances.

Certains sociologues – que je ne citerai pas tant leur approche initiale m'a paru désuète – ont commencé à décrire ces deux camps. Le résultat est déconcertant. En schématisant, ces sociologues identifient un camp de professionnels, scientifiques et universitaires, supposés solides et sérieux qui défendent une politique vaccinale maximale. L'autre camp est peuplé d'ignorants et d'amateurs *complotistes*, incapables de voir les bienfaits historiques et contemporains des vaccins. Pour ces sociologues et politiciens eux-mêmes fort peu connaisseurs de la médecine des vaccins, le conflit oppose des « savants sachants » à des ignorants naïfs et paranoïaques.

C'est inexact. Il y a aussi beaucoup de « savants sachants » dans le camp des sceptiques. Pourquoi ne les entend-on pas ?

Pour une raison simple : les *vrais* scientifiques - c'est une autre façon de désigner les « savants sachants » non inféodés à une quelconque clique d'amis - sont sceptiques par définition et ne peuvent pas exprimer des idées complexes dans des arènes où débattent de façon grotesque des ignorants des deux camps. J'introduis ainsi une autre idée critique : les ignorants sont en fait dans les deux camps et ce sont les plus bruyants. En effet, ce qui caractérise les supposés « savants sachants » du camp des *provax*, c'est avant tout leur faiblesse scientifique. J'ai énuméré à maintes reprises, dans les différents livres de la collection « Vaccins & Société », les faiblesses des dossiers légitimant les obligations vaccinales de 2017-2018. À la lumière des méthodes scientifiques modernes, la majorité de ces dossiers souffrent de graves lacunes. Beaucoup des « savants sachants » du camp des *provax* sont des scientifiques sérieux qui ont conscience des faiblesses des dossiers des vaccins obligatoires que pourtant ils défendent, alors qu'ils sont indéfendables.

Comment défendre un dossier indéfendable dans une discussion sereine et documentée, sans se ridiculiser ? Comment admettre qu'un dossier est indéfendable après l'avoir défendu naïvement pendant une ou plusieurs décennies, sans se ridiculiser ?

La seule solution pour ces scientifiques sérieux, c'est d'éviter les discussions scientifiques ; sous prétexte qu'il n'y a pas matière à discussion et qu'il n'y a pas de scientifiques solides dans le camp adverse. En procédant ainsi, ils laissent la place à des polémistes bien peu sachants et généralement télécommandés par l'industrie des vaccins, elle-même très liée aux autorités sanitaires nationales et internationales. Ainsi se déversent dans les médias professionnels (et parfois grand public) des tombereaux de publications hasardeuses qui ressemblent plus à de la propagande publicitaire qu'à des analyses scientifiques sérieuses. Par exemple, après avoir consulté des milliers de publications sur les vaccins, je me permets d'affirmer que la majorité des articles publiés dans la revue *Vaccine* sont tellement médiocres qu'ils s'apparentent à de la publicité. Bien que toute question médicale ou scientifique requière inéluctablement l'expression de points de vue divergents, la revue *Vaccine* ne fait que célébrer les bienfaits de la vaccination, traduction d'un parti pris bien peu scientifique.

Autre exemple, pour illustrer le type de désinformation propagée sur les réseaux sociaux, on consultera les cartes publiées via un site américain[53] où il paraîtra évident à un lecteur pressé que les vaccins ont permis d'éteindre des maladies infectieuses très répandues aux États-Unis.

53. Voir : http://graphics.wsj.com/infectious-diseases-and-vaccines/?mc_cid=711ddeb86e&mc_eid=bd07ad546a

Ces façons ridicules ne résistent pas à la critique par un professionnel. Je recommande, pour chacune des maladies infectieuses montrées sur les graphiques, de consulter mes propres analyses (basées sur des documents officiels) dans la collection « Vaccins et Société ». On comprendra les biais et surtout la façon dont il faut aborder ces questions complexes.

Ce qui nous amène à deux conclusions, que j'expose ci-dessous.

1. La science des vaccins est complexe et bien peu de scientifiques indépendants de l'industrie et des autorités sanitaires ont envie de s'exprimer sur ces questions ou sont sollicités pour le faire. La parole est presque exclusivement laissée à des experts dépendants de l'industrie ou des autorités sanitaires et qui ne peuvent émettre des avis objectifs sans s'attirer des ennuis ou se ridiculiser.

2. La désinformation sur les vaccins prolifère dans les médias professionnels. Elle est visible sur les réseaux sociaux et véhiculée par les deux camps qui s'opposent. Ce n'est pas une exclusivité des sceptiques. Le brouhaha entretenu par les deux camps dans les médias grand public (notamment sur les plateaux de télévision à longueur de semaine) contribue à la confusion générale et suscite un scepticisme croissant parmi les citoyens de bonne foi, y compris parmi les personnels soignants à tous les niveaux.

Ainsi est créée la scène où s'ébattent, sans se parler, les protagonistes des deux camps. Les uns ne cessent de célébrer sans nuance une miraculeuse médecine des vaccins sans comprendre qu'un tel absolutisme n'est ni crédible ni réaliste, mais nuisible à leur propre cause. Les autres, les sceptiques, privés d'un accès aux tribunes officielles par les experts *provax* et les autorités sanitaires, se murent dans un négationnisme stérile et revendicatif, sans aucune possibilité d'être écoutés ou entendus sinon par leurs propres troupes en masse croissante.

Nous avons là tous les ingrédients d'une sorte de **guerre de religion** sans perspective de pacification ou de solution. L'histoire des guerres de religion, les anciennes et les nouvelles, nous montre que les adversaires sont sans pitié et incapables de s'écouter. Les guerres de religion font appel à des réflexes et à des actions qui côtoient la barbarie. Dans la guerre des vaccins aussi, les uns comme les autres ne se feront aucun cadeau. Quelle solution ?

Seul un état impartial, libre de tout lien avec l'industrie des vaccins et capable d'admettre ses erreurs passées pourrait faire taire les belligérants et rétablir la paix sociale. Plus il tarde et plus la confrontation risque d'être brutale.

Le premier impératif d'une démarche pacificatrice serait d'accepter de réexaminer en toute sérénité l'état des connaissances scientifiques sur les vaccins. Ce que l'on sait et ce que l'on ne sait pas. Ce travail doit être réalisé par de vrais scientifiques vraiment indépendants de l'industrie, mais aussi libres de toute collusion avec des administrations sanitaires (nationales et internationales) qui ont fait la preuve de leur incapacité à gérer ces difficiles questions.

Dans les chapitres suivants, nous allons essayer de comprendre les points de blocage et leurs origines. Seule une analyse sereine de ces blocages permettra peut-être de lever les obstacles et le retour à des négociations.

CHAPITRE 4
VACCINS ALTRUISTES ET IMMUNITÉ COLLECTIVE

Dans ces jours pénibles de COVID-19, certains arguments en faveur des vaccins reviennent de façon récurrente dans les discours experts et politiques. Il y en a deux principaux, qui relèvent du même concept de *vaccination altruiste* que j'ai évoqué dans plusieurs livres de la collection « Vaccins & Société ».

En le disant de façon abrupte, il faudrait se vacciner contre une maladie infectieuse non pas pour se protéger soi-même (ou seulement soi-même), mais aussi pour protéger les *autres*. Les *autres* étant ceux qui ont des contrindications aux vaccins ou qui répondent mal aux vaccins (quelle qu'en soit la raison) selon le principe qu'aucun vaccin ne protège une population à 100 % ; c'est la notion de *résistance* aux vaccins.

Cette idée soulève de nombreuses questions. Il faut partir d'un autre concept, celui d'*immunité collective*. Il se traduit dans le verbiage professionnel, et en anglais, par *herd immunity* ou immunité de troupeau. On entend par là qu'un troupeau (ou une meute) protège ses individus jeunes ou faibles en les plaçant au centre du groupe avec les plus forts en périphérie du groupe pour arrêter l'ennemi ou le prédateur.

Il faut distinguer une *immunité collective naturelle* – acquise en étant exposé à l'agent pathogène sauvage –, avec ou sans symptômes, et une *immunité collective vaccinale* qui porte bien son nom.

L'immunité collective se distingue des immunités individuelles observées dans une collectivité. L'immunité collective s'exprime en pourcentage des individus de cette collectivité qui détiendrait une immunité individuelle.

Elle peut avoir été acquise grâce à un vaccin. C'est le concept de *couverture vaccinale*. Plus cette couverture est élevée et plus est faible le risque de flambée ou d'épidémie dans cette collectivité.

L'immunité individuelle est généralement évaluée en mesurant des concentrations plasmatiques d'anticorps dirigés contre l'agent pathogène menaçant. Il n'est pas toujours certain que les anticorps mesurés soient protecteurs contre cet agent pathogène. On peut voir survenir des flambées de maladies infectieuses variées (rougeole, oreillons) dans des collectivités où 100 % des individus avaient des concentrations d'anticorps élevées et considérées (à tort) comme protectrices. Je donne quelques exemples dans le **livre 6**[54] de la collection « Vaccins & Société ».

---

54. De Lorgeril Michel, *Les Vaccins du nourrisson. Rougeole, oreillons, rubéole : réalité scientifique contre désinformation - Une analyse scientifique à l'intention des familles et de leurs médecins*, collection « Vaccins & Société », Chariot d'or, 2021. Il sera ensuite fait référence à ce titre par la mention simple : « Livre 6 ».

L'immunité collective vaccinale est obtenue en vaccinant les individus d'une collectivité. Plus l'on vaccine, plus la couverture vaccinale est haute et plus l'immunité collective est efficace pour protéger cette collectivité. C'est un peu théorique.

En effet, il existe un consensus selon lequel pour chaque maladie infectieuse visée, l'immunité vaccinale est moins efficace et moins durable que l'immunité naturelle. Cela tombe sous le sens puisque le vaccin provoque une maladie bénigne par rapport à la maladie réelle naturelle : la vaccine, par exemple, est une maladie bénigne par rapport à la variole. Moins stimulé, le système immunitaire est moins réactif.

De même, la notion de *couverture vaccinale optimale* – pour protéger une collectivité donnée – est problématique. Toutes les tranches d'âge d'une collectivité ne sont pas vaccinées. En admettant que pendant plusieurs années on parvienne à vacciner tous les bébés nés dans l'année, la proportion de non-vaccinés, malades ou porteurs sains, reste élevée. De même, parmi les vaccinés, certains sont résistants au vaccin (ne sont jamais immunisés) et d'autres perdent rapidement leur immunité vaccinale. Inversement, une certaine proportion de cette collectivité a pu rencontrer l'agent pathogène sauvage et s'être immunisée naturellement. Autrement dit, les chiffres donnés par les autorités sanitaires et supposés évaluer la couverture vaccinale dans une collectivité sont artificiels et d'un faible intérêt pour un scientifique sérieux.

Lorsque les autorités sanitaires nationales et l'OMS déclinent les couvertures vaccinales par pays, nous avons en fait (je simplifie) le pourcentage de bébés vaccinés pour une année donnée par rapport au nombre total de naissances dans la même année. C'est une indication de l'efficacité d'un système de santé national pour protéger sa population, et cela peut donner une vague idée du niveau d'immunité collective, mais c'est un paramètre faible. Il ne faut pas s'étonner que des flambées surviennent dans des collectivités apparemment bien immunisées.

Heureusement, bien d'autres facteurs protecteurs viennent se substituer à l'immunité collective (vue comme une concentration d'anticorps) pour protéger ces communautés. Ce qui n'empêche pas les autorités sanitaires et les politiciens d'attribuer à l'immunité collective acquise grâce à la vaccination de masse la faible incidence d'une maladie infectieuse observée dans cette communauté. Je le répète, c'est une donnée scientifique faible. Nous avons vu dans les sections précédentes que des mesures d'hygiène individuelle et publique intelligentes ont permis d'éteindre de redoutables maladies en l'absence de toute vaccination.

Revenons au concept de vaccination altruiste. L'idée de base est qu'en vaccinant Pierre, je protège Paul. En fait, Pierre peut aussi être immunisé en contractant la maladie, mais dans ce cas avant d'avoir neutralisé l'agent pathogène (et y avoir survécu), il a pu transmettre le pathogène à Paul. La chronologie des évènements est donc cruciale. C'est pourquoi une immunité collective est généralement espérée grâce à la vaccination avant que l'agent pathogène ne vienne visiter cette collectivité. C'est une des motivations de la vaccination obligatoire des nourrissons.

La notion d'*altruisme* vient du fait que la maladie n'est pas forcément dangereuse pour Pierre qui peut très bien se passer du vaccin et acquérir une immunité naturelle plus efficace et plus durable que l'immunité vaccinale. Mais la maladie étant potentiellement dangereuse pour Paul, ou bien Paul ayant des contrindications à la vaccination, il peut être humainement et économiquement important de vacciner Pierre afin que le groupe auquel Pierre et Paul appartiennent acquière une immunité collective et ainsi protège Paul.

C'est la **vaccination altruiste**, qui dépend d'une immunité collective vaccinale optimale, selon les experts *vaccinalistes*. Et c'est un des arguments prépondérants des obligations vaccinales. Si Pierre n'est pas spontanément assez généreux vis-à-vis de Paul, l'État estime légitime de forcer Pierre à se faire vacciner !

C'est toutefois un argument douteux basé sur une compréhension limitée des maladies infectieuses. Nous pouvons en effet estimer que l'immunité collective est inutile (si la maladie n'est pas ou peu contagieuse) ou que le vaccin ne confère pas une réelle immunité contre l'agent pathogène lui-même. Il faut, pour clarifier ces points, prendre des exemples concrets.

Prenons les trois premiers vaccins obligatoires : ceux contre la diphtérie, le tétanos et la poliomyélite. On retrouvera une présentation détaillée et référencée de ces trois maladies dans le **livre 3** de la collection « Vaccins & Société ».

Pouvons-nous évoquer une immunité collective vaccinale utile pour ces trois maladies ? Vacciner Pierre protège-t-il Paul ?

Pour que l'immunité collective vaccinale contre ces trois maladies soit effective, il faut au moins deux conditions : que la maladie soit contagieuse et que le vaccin soit efficace contre l'agent pathogène.

Le **tétanos** n'étant pas une maladie contagieuse, l'immunité vaccinale de Pierre est sans intérêt pour Paul. Que l'immunité individuelle acquise par Pierre grâce au vaccin lui soit utile est une autre question.

Le vaccin contre la **diphtérie** n'est pas dirigé contre l'agent pathogène (*Corynebacterium diphtheriae*), mais contre la toxine produite par la bactérie. Les anticorps antitoxine neutralisent la toxine, mais n'ont pas d'effet sur la bactérie et sa circulation dans la collectivité. Ce vaccin n'est pas efficace contre l'agent pathogène. L'immunité vaccinale de Pierre est sans intérêt pour Paul. Que l'immunité individuelle acquise par Pierre grâce au vaccin lui soit utile est une autre question.

Le vaccin contre la **poliomyélite** utilisé pour protéger Pierre est un vaccin **injectable**. C'est un point crucial. Contrairement au vaccin **oral** antipolio qui stimule le système immunitaire digestif et permet de neutraliser les virus de la polio, le vaccin injectable court-circuite le tube digestif par où transitent les virus. Faute d'une stimulation du système immunitaire intestinal de Pierre, le virus continue de circuler. Pierre est peut-être protégé, mais l'immunité vaccinale de Pierre est sans intérêt pour Paul.

Ces trois exemples sont emblématiques. Ces **trois vaccins** – je ne parle pas du vaccin antipolio oral qui n'est pas utilisé en France – ne produisent pas une immunité collective utile. **Ils ne sont pas altruistes**. Pourtant, les autorités sanitaires et la grande majorité des experts légitiment les obligations concernant ces trois vaccins sous le prétexte altruiste.

C'est très ennuyeux, car ils perdent ainsi toute crédibilité et entretiennent la défiance vis-à-vis de la parole scientifique. On ne peut pas se plaindre de la perte de confiance des citoyens vis-à-vis de la science et rester sans réaction quand une désinformation aussi évidente est psalmodiée sans retenue par des polémistes (parfois des médecins) qui se font passer pour des experts. Ils entretiennent ainsi eux-mêmes un climat nauséabond – qu'ils qualifient de « complotiste » – dans une société qui a besoin de sérénité et de confiance vis-à-vis des scientifiques. Ces derniers sont pris au piège, ce qui est délétère pour la paix sociale. En qui avoir confiance, demandera le sceptique ?

Certains pourraient affirmer que, quel que soit le niveau d'immunité collective, si ces trois maladies sont éteintes, c'est grâce à la vaccination. C'est inexact, comme je l'ai montré de façon claire dans le **livre 3**. On peut rentrer dans les détails pour chacune d'elles, mais ces trois maladies ont au moins un point commun : elles étaient en voie de disparition avant les programmes de vaccination. Pour le dire en langage scientifique, il n'y a pas de concordance épidémiologique entre leurs extinctions et les programmes de vaccination. On note que d'autres maladies infectieuses se sont aussi éteintes dans la même période – comme évoqué au chapitre 2 –, en l'absence de toute vaccination.

Ces questions des vaccins altruistes et d'immunité collective illustrent le besoin de rouvrir ces dossiers afin d'arriver à des compromis. Il y a urgence pour rétablir la confiance et envisager de nouvelles perspectives de médecine préventive au moment de la COVID-19.

CHAPITRE 5

LES AUTORITÉS SANITAIRES, ENTRE PÉDAGOGIE ET AUTORITARISME

S'il n'est pas facile d'être un expert, médecin ou scientifique, il l'est encore moins d'être membre d'une autorité sanitaire.

Qu'est-ce qu'une autorité sanitaire ? Quel est son rôle dans nos sociétés complexes ? Comment est-elle organisée ? Est-elle du niveau national ou du niveau international ? Qui sont ses membres ? Tient-elle de la bureaucratie ou de l'expertise médicale ? Quelle est son expertise scientifique ? Détient-elle un pouvoir décisionnel ? Quel rôle exact joue-t-elle auprès des instances politiques ? Quelles sont ses responsabilités ?

Je pourrais ajouter beaucoup d'autres questions. On pourra avoir une idée de l'organigramme de ces structures en consultant un site qui en fait une présentation simplifiée[55]. Je ne vais pas m'y attarder, car ce n'est pas mon domaine de compétence. Je note toutefois que certaines autorités sanitaires sont internationales et bien connues : par exemple,

55. Voir : https://www.e-cancer.fr/Patients-et-proches/Des-ressources-utiles-pour-vous-accompagner-durant-la-maladie/Ou-s-informer-et-trouver-une-aide-specifique/Agences-de-sante-et-ministeres

le Centre international de recherche sur le cancer (CIRC) et l'Organisation mondiale de la santé (OMS). D'autres sont nationales, comme Santé publique France, l'Institut national de la santé et de la recherche médicale (INSERM), l'Agence nationale de sécurité du médicament et des produits de santé (ANSM) ou la Haute Autorité de santé (HAS), pour citer celles qui, de près ou de loin, sont concernées par la problématique vaccinale.

Il est difficile de savoir, dans cet empilement de structures, qui fait quoi et qui est responsable de quoi. Mais, à mon avis, dans le domaine de la vaccination, la HAS devrait être l'autorité la plus compétente et finalement, en cas de controverses ou discordances entre structures, c'est elle qui devrait avoir le dernier mot. On pourra trouver une information simplifiée sur la HAS en consultant *Wikipédia*.

Ce n'est pas ma bible, mais pour une description simple, cela me paraît correct :

> « C'est une autorité publique indépendante à caractère scientifique dotée de la personnalité morale. Sa vocation est scientifique. Sa gouvernance est notamment organisée autour d'un collège. Son statut juridique d'autorité publique indépendante (API) – forme la plus aboutie en matière d'indépendance dont peut disposer une autorité administrative indépendante en France (AAI) – lui confère la personnalité juridique, distincte de celle de l'État. »

Il semble que les paramètres indispensables pour établir une situation de confiance entre les citoyens et la gouvernance sanitaire soient réunis. Je résume en deux mots : **qualité scientifique** et **indépendance** de l'État, donc du pouvoir politique. N'étant ni juriste ni politologue, je suis prudent. Par exemple, je m'inquiète du processus de nomination des membres du collège qui dirige la HAS. Je lis : « Il est composé de sept membres. Le président du collège est nommé par le président de la République. Les autres membres sont nommés par décret du président de la République. » Ce collège dépend donc du *bon vouloir* du président de la République, et il ne peut prétendre être indépendant du pouvoir politique. Cette présentation de la HAS par elle-même est donc pour le moins curieuse.

Le *pouvoir politique est lui-même dépendant du pouvoir économique*. Le conflit d'intérêts est patent. On pourrait me reprocher le procès d'intention, voire de vagues idées complotistes. Il se trouve que j'ai été impliqué dans quelques controverses médicales – faciles à documenter *via* ma bibliographie scientifique et mes livres en français – et qu'au moins l'une d'entre elles (celle concernant les médicaments anti-cholestérol) m'a mis face à la HAS. J'étais en total désaccord avec les recommandations de la HAS publiées en 2017 mais, bien que je sois un des scientifiques (au niveau international) le plus au fait de ces questions et totalement indépendant, mes avis n'étaient pas entendus par les experts de la HAS.

Cependant, en 2018, la HAS a dû retirer ses recommandations après la mise en cause des experts désignés[56]. En effet, des citoyens (notamment l'association Anticor) avaient porté plainte contre eux du fait de leurs liens avec l'industrie des médicaments anticholestérol[57]. Aujourd'hui, en 2021, la HAS n'a toujours pas publié de nouvelles recommandations. J'attends, sans impatience, que l'on m'invite à participer à cette nouvelle évaluation des médicaments anticholestérol, tout en ayant conscience que la HAS ne pourra se déjuger concernant les recommandations de 2017. C'est à la fois comique et triste. Où la HAS va-t-elle trouver de vrais experts vraiment indépendants ?

Ainsi, sur les deux critères d'indépendance et de qualité scientifique, la HAS se révèle peu crédible. Difficile d'espérer rétablir la confiance dans ces conditions.

On pourrait admettre que la question des médicaments anticholestérol fait exception et qu'il serait inopportun, pour la paix sociale, de remettre en question l'institution elle-même. Ce qui nous ramène à la question des vaccins. La HAS est-elle au-dessus de tout soupçon concernant les recommandations vaccinales ?

---

56. CATALIFAUD Charlène, « La HAS retire ses recommandations sur les dyslipidémies après la mise en cause de certains experts », *Le Quotidien des médecins*, article du 23 novembre 2018.
57. KOCH François, « Plainte d'Anticor contre des experts su cholestérol », *L'Express*, article du 18 octobre 2018.

Pour répondre à toute question concernant les vaccins, la HAS a créé une commission chargée de la conseiller, c'est la Commission technique des vaccinations (CTV).

On peut consulter la composition de la CTV et le mode de nomination des experts[58]. Je crains que, sur au moins un critère, celui de la qualité scientifique, cette CTV ait de la peine à convaincre les sceptiques de la vaccination. Mais, au-delà de la compétence scientifique, c'est la crédibilité de la CTV qui est mise à mal. Si, lors d'une controverse entre deux clans, l'autorité morale et scientifique chargée d'arbitrer la dispute n'est pas équilibrée – avec des membres des deux clans opposés –, il n'y a aucun espoir d'arriver, sinon à un consensus, au moins à un compromis.

Ce flagrant déséquilibre traverse toutes les sociétés contemporaines. Les deux camps ne sont pas représentés de façon égale au niveau de diverses instances nationales et internationales, comme s'il était honteux d'être sceptique. Alors même que le doute raisonné, autre façon d'être sceptique, est la base naturelle du raisonnement scientifique. Il est proclamé par le camp *vaccinaliste* que, comme le disait une ministre bien naïve : « La vaccination ne se discute pas ! » Selon cette ministre et ses amis, le camp des sceptiques serait pétri de préjugés ou, pis encore, *conspirationniste* – insulte suprême. Cet état d'esprit n'est pas seulement antidémocratique, il est d'une arrogance surprenante venant de gens *a priori* modérés et éduqués.

58. Voir : https://www.has-sante.fr/jcms/c_2755844/fr/commission-technique-des-vaccinations

C'est le paradoxe de la controverse vaccinale : chaque camp est figé dans ses certitudes et n'écoute plus les arguments de l'autre camp. Si cette situation persiste, aucun compromis ne sera possible et, la crise de la COVID-19 persistant, le camp des sceptiques grossira et la probabilité de troubles de l'ordre publique grandira de façon parallèle.

La HAS et la CTV font pourtant de louables efforts pédagogiques pour expliquer la vaccination, les enjeux, les bienfaits et les rares effets indésirables. Si les intentions explicatives sont indéniablement sincères, le point de départ de la démarche est non moins indéniablement biaisé. Le préjugé est scellé dans le marbre – la vaccination serait un progrès civilisationnel indubitable – et rien ne semble pouvoir faire fléchir les défenseurs de la vaccination : ils ont raison et les *autres* se trompent. L'argumentaire adverse n'est pas audible et la discussion entre les deux camps doit en fait se résumer à une patiente explication des miracles de la vaccination par le camp *vaccinaliste*. Ceux qui s'obstinent dans une position sceptique sont des imbéciles et des victimes des théories complotistes.

Ici jaillit un problème inattendu : les pédagogues des universités, des partis politiques (tous confondus), des autorités sanitaires et des médias perdent patience assez vite. Leur apparente ouverture au dialogue se résume à un exposé unilatéral et univoque. L'avis, le scepticisme de l'autre camp, n'est pas audible, et la rupture du dialogue – qui est en fait un monologue – survient très vite, empêchant tout rapprochement entre des positions diamétralement opposées. Ainsi, la dispute persiste et chaque camp reste prostré dans son univers fermé. Jusqu'au moment où des circonstances surviennent qui poussent le camp *vaccinaliste* à des décisions catastrophiques sur le plan des libertés. Les meilleurs exemples de ces dérives autoritaristes sont les obligations vaccinales imposées par la loi en 2017-2018.

Faute de convaincre les sceptiques et les réticents, le gouvernement français a fait voter en 2017 une loi obligeant les familles ayant des bébés nés à partir du 1er janvier 2018 à leur faire subir onze vaccins. Aucune dispense, exception ou contrindication n'est recevable. Faute de présenter un carnet de vaccination dûment rempli, les familles se voient privées de droits sociaux indispensables à la vie quotidienne, notamment de l'accès aux garderies, crèches et écoles. On trouvera un extraordinaire dossier sur l'obligation vaccinale dans le numéro 105 (décembre 2018) de l'ADSP (Actualité et dossier en santé publique), la revue trimestrielle du Haut Conseil de la santé publique. Je dis « extraordinaire » tant le contenu du texte, reflet de l'idéologie qui anime les pouvoirs publics et les élites sanitaires et politiques, est d'une médiocrité éprouvante pour un scientifique qui a fait l'effort d'analyser la question des vaccins. Presque chaque paragraphe énonce des préjugés non vérifiés, et surtout non scientifiques, qui ne peuvent que décourager les meilleures bonnes volontés avides d'entamer des discussions ouvertes et objectives. Ces affirmations péremptoires traduisent sans doute la nécessité de ne laisser aucun doute quant à la légitimité de ces obligations. Je reste perplexe. Qui sont ces auteurs ? Par qui sont-ils mandatés ? Au nom de quelle expertise scientifique identifiable se permettent-ils d'aussi grossières approximations ? Sont-ils réellement aussi acculturés que leur texte le laisse entendre ? Comment espérer, face à tant de préjugés, convaincre un sceptique ?

Une des façons de se déconsidérer est de refaire l'histoire en croyant que ceux de l'autre camp n'ont aucune mémoire. La loi d'obligation vaccinale de 2017-2018 n'est pas née d'une nécessité médicale.

Je fais bref et chacun peut vérifier les documents que je fournis dans le **livre 3**[59] de la collection « Vaccins & Société ».

Pour retrouver des documents originaux, il faut parfois s'obstiner, car certains sont apparemment dissimulés, mais les curieux et les habiles les retrouveront *via* des voies détournées, par exemple en consultant les archives d'autres sites. Dans l'encadré ci-dessous, j'ai retrouvé des traces de la polémique autour du DTP entre 2008 et 2017, non pas sur les sites officiels (où tout semble avoir disparu), mais sur le site du Vidal, une base de référence sur les médicaments.

59. Pages 120 et suivantes sous le titre « L'Inextricable Affaire du DTP ».

Tout est parti d'une pétition (initiée par le Pr Joyeux) qui demandait qu'on laisse aux médecins la liberté de vacciner contre la diphtérie, le tétanos et la polio avec un vaccin DTP (commercialisé depuis des lustres et seul vaccin obligatoire à l'époque de la pétition) ne contenant pas d'aluminium. L'industriel avait décidé en 2008 (avec l'accord des autorités) de le retirer du marché sous prétexte de toxicité[60] et de le remplacer par un vaccin hexavalent, c'est-à-dire contenant six vaccins, et aussi de l'aluminium, contrairement au DTP ancien. En plus de les contraindre à accepter l'aluminium vaccinal (soupçonné de toxicité), on obligeait les médecins (le mot n'est pas trop fort) à injecter trois vaccins non obligatoires. Non seulement la pétition fut soutenue par environ un million de signataires, mais plus de deux mille personnes saisirent le Conseil d'État pour imposer le retour d'un vaccin contenant les seules valences obligatoires (DTP) et sans adjuvant. Le 8 février 2017, le Conseil d'État décida que cette demande était légitime et enjoignit au ministère de la Santé de prendre les mesures nécessaires pour rendre à nouveau disponible le DTP dans un délai de six mois[61]. Or l'industriel n'avait aucune intention de remettre sur le marché son ancien vaccin DTP sans aluminium d'autant plus que le prétexte du retrait était

60. Voir : https://ansm.sante.fr/S-informer/Communiques-Communiques-Points-presse/Vaccin-DTPolio-R-Diphterie-Tetanos-Poliomyelite-de-Sanofi-Pasteur-MSD-suspension-temporaire-de-distribution-par-mesure-de-precaution

61. Rivière Jean-Philippe, « Vaccin DTP : le conseil d'État enjoint au ministère de la Santé de le rendre disponible d'ici 6 mois », *Vidal*, article du 8 février 2017.

sa toxicité. Le ministère était donc dans une position inconfortable. Ce n'était qu'une apparence car, en fait, l'avis du Conseil d'État ne prenait pas en compte la question de l'aluminium et offrait une porte de sortie au ministère en ajoutant dans son ordonnance : « [...] Sous réserve d'un éventuel élargissement des obligations vaccinales, comme recommandé par la concertation citoyenne sur la vaccination. » Initiée par le ministère en février 2016 et dirigée par le Pr Alain Fischer, cette concertation citoyenne avait fait le constat d'une défiance empêchant l'optimisation de la couverture vaccinale en France et avait, pour tenter de surmonter les effets de cette défiance persistante, demandé dans son rapport final un élargissement temporaire de l'obligation vaccinale aux onze valences pédiatriques.

Je ne reviens pas sur toutes les péripéties[62] qui avaient précédé l'acte final, c'est-à-dire la loi obligeant les familles à vacciner dès le 1er janvier 2018 tous les bébés avec les onze vaccins jusque-là seulement recommandés par les autorités sanitaires.

Dès lors, cet avis du Conseil d'État de février 2017 apparaissait pour les citoyens possédant un minimum de sens critique (et surtout pour le camp des sceptiques) comme le résultat d'une négociation entre le ministère et les conseillers impliqués afin de sortir le

62. PAITRAUD David, « L'obligation de vaccination par le DTP est légitime, juge le conseil constitutionnel. Mais doit-elle être maintenue ? », *Vidal*, article du 20 mars 2015.

ministère du cul-de-sac dans lequel l'avait entraîné l'industriel. Mais s'il paraissait politiquement habile – quoique scientifiquement et médicalement douteux – de passer de trois à six vaccins obligatoires, il était difficilement compréhensible d'imposer non pas six, mais onze vaccins obligatoires, d'autant plus que de nombreuses voix lors de la consultation citoyenne y étaient défavorables.

Telle est l'histoire, la vraie, de la naissance de la loi d'obligation vaccinale de 2017-2018.

On peut comprendre que certains – en particulier les sceptiques, mais aussi beaucoup d'autres, notamment parmi ceux qui participèrent à la concertation citoyenne, et qui ne s'expriment pas officiellement – aient un certain ressentiment concernant les procédés. Le manque de transparence dès le début de l'affaire – pourquoi l'industriel retira-t-il l'ancien DTP en 2008 ? –, jusqu'à l'épisode final à l'Assemblée nationale, respire l'existence de négociations officieuses. Pour des esprits simples et peu adeptes du jeu démocratique (négociations courtoises privées et compromis final), tout cela est fort suspect : que se trame-t-il dans le secret des alcôves ? Or les peuples ont de la mémoire et, à tout moment, ce qui est enfoui peut ressurgir. Faute de transparence, ces politiciens et ces académiciens récoltent aujourd'hui de la défiance populaire, surtout de la part des milieux les plus éduqués. Qu'ils s'estiment heureux, cela pourrait empirer !

CHAPITRE 6

RÉSEAUX SOCIAUX, *COMPLOTISME* ET ANTIVACCINALISME

Dans tous les pays démocratiques, il y a désormais face aux médias officiels et conventionnels, une force montante que l'on appelle les « réseaux sociaux ». C'est un monde d'une totale liberté avec des excès, des avantages et de graves inconvénients.

Je ne suis pas un expert de ce *Nouveau Monde*, de cette *Nouvelle Amérique* que constitue l'Internet, mais j'en use comme professionnel – par un accès immédiat à des archives scientifiques qu'autrefois nous ne pouvions consulter qu'en nous déplaçant jusqu'aux bibliothèques universitaires – et à titre personnel : billets SNCF, locations de vacances, etc.

N'importe qui aujourd'hui peut, *via* Internet, consulter un site officiel d'information ou un site dit « social » qui diffuse des informations économiques, politiques, sportives ou artistiques. C'est devenu l'outil indispensable du *commerce en ligne* et bien peu aujourd'hui, surtout parmi les jeunes générations, pourraient s'en passer. Chacun et chacune (ou un membre d'une quelconque organisation) peut se retrouver sur des sites de rencontre où règne la plus grande liberté. Qui s'en plaindrait ?

Dans ce fatras, on peut trouver des *perles*, aussi bien que des *énormités* pornographiques, sadiques ou racistes. Il n'y a pas de limites à la liberté d'expression. Ce sont souvent ceux qui profitent le plus des réseaux pour des motifs économiques, éducatifs, politiques ou publicitaires qui voudraient en limiter les débordements sous prétexte que ne devrait être permis que ce qui est, selon eux, conventionnel ou raisonnable.

Ainsi en est-il des controverses vaccinales. Le camp des conventionnels (ou *provax*) diffuse des informations qu'il estime raisonnables et objectives et s'offusque que le camp des sceptiques (ou *antivax*) use des mêmes outils pour dire le contraire de ce que les conventionnels diffusent. Cette concurrence est jugée déloyale par le simple fait que l'on ne diffuse pas, sur certains sites, les informations que les conventionnels jugent indiscutables. De même, les opposants à la vaccination obligatoire, et parfois les sceptiques, s'insurgent d'une information unilatérale et simpliste (assimilable à de la désinformation) sur les sites conventionnels – généralement subventionnés par l'industrie des vaccins – et sur les sites gouvernementaux.

Tel est le monde moderne : chacun accuse l'autre de ce dont il est lui-même coupable !

Si nous prenons un peu de hauteur, nous pouvons nous essayer à une analyse sociologique du spectacle offert avec la controverse vaccinale. En simplifiant, il y a plusieurs forces en présence dont les intérêts peuvent être communs ou concordants. L'industrie des vaccins et les autorités sanitaires, par exemple, défendent – et défendront quoi qu'il en coûte – la politique *vaccinaliste* mise en place depuis des décennies. Leurs stratégies *provax* sont concordantes. Si la légitimité scientifique de cette politique est sujette à caution, elle ne peut tolérer une quelconque remise en cause. Le doute n'est pas permis. On le comprend, admettre des erreurs ou des errances serait catastrophique à divers points de vue mais, surtout, les administrations sanitaires seraient compromises. Une administration étatique ne se trompe jamais. C'est un principe intangible !

Bien que la légitimité scientifique ne pèse rien dans les décisions étatiques, il est impossible de le reconnaître. En conséquence, on plaide quand même pour la rigueur scientifique comme base des décisions arbitraires, mais on applique le contraire. C'est la *société du spectacle* décrite par les situationnistes. Dans l'autre camp, on se prétend expert et scientifique. Un rapide examen du *curriculum vitae* des combattants laisse souvent perplexe, mais pas toujours : il y a aussi parmi les sceptiques de vrais scientifiques.

Le paradoxe, c'est qu'il y a de *vrais scientifiques dans les deux camps*, mais qu'ils ne parlent pas, ou peu, et surtout qu'ils ne se parlent pas. La sortie de crise *via* un compromis passera pourtant par le rétablissement d'un dialogue constructif et serein entre les vrais scientifiques des deux camps.

Pour les processus décisionnels aussi, on plaide une totale transparence mais on applique le contraire.

Comme à propos de la rigueur scientifique, on surjoue la transparence. On s'appuie sur des études scientifiques soigneusement sélectionnées – voir le dossier du Haut Conseil de la santé publique cité plus haut – et, pour l'apparence de transparence, on nomme des commissions supposées indépendantes peuplées d'individus de faible compétence ou manipulateurs des précédents. Les professionnels un peu critiques et les scientifiques ne peuvent se laisser prendre, au contraire de la majorité des bons citoyens qui n'y voient que du feu. Mais ces scientifiques, souvent des fonctionnaires contraints au devoir de réserve ou des médecins éveillés qui craignent les remontrances ou les poursuites du Conseil de l'Ordre, s'abstiennent prudemment de toute critique et même de toute forme d'expression sur le sujet.

Pourquoi ce mutisme des personnes compétentes ? Il faudrait une analyse sociologique de cette question. Je donne un début de réponse en citant une expérience personnelle. Un de mes éditeurs, surpris du contenu d'un de mes livres sur les vaccins, décida de le soumettre à un médecin haut gradé et universitaire de sa connaissance peu impliqué dans la controverse, une personne intelligente dépourvue de tout conflit d'intérêts sur la question des vaccins. Après un minutieux travail de relecture et de vérification des faits et données que je rapportais dans mon manuscrit, la conclusion de ce très conventionnel expert fut nette et définitive : « Michel de Lorgeril a raison, mais il ne faut pas le publier ! » Surpris, mon éditeur posa une question évidente : pourquoi ne pas le publier si ses analyses sont cohérentes et factuelles ? Réponse : « C'est socialement dangereux ! » Ainsi, au XXIe siècle, au pays des libertés, peut s'exercer une censure, revendiquée par de braves gens. Ainsi s'alimentent le scepticisme et la défiance.

Face au bloc compact bruyant et arrogant du camp des conventionnels et au mutisme de nombreux scientifiques, certains enragent. C'est la troisième force, celle qui n'a d'autres moyens de se faire entendre que les réseaux dits « sociaux ». Là, on échange et on communique intensément. Les colères *antivax* s'expriment, parfois dans le délire, voire la folie. Car, contrairement aux médias conventionnels et aux sites entretenus à grands frais par les autorités sanitaires étatiques, règne sur ces réseaux la plus grande liberté : pas de filtre, pas d'arbitrage, pas de censure dans ce monde-là. Et l'on trouve de tout comme interlocuteur possible : des gens très raisonnables et d'autres très déraisonnables. Il faut savoir faire le tri.

Quand on connaît son sujet, le tri est très rapide, et il n'y a aucune raison de mendier une censure impossible aux entreprises qui gèrent les réseaux.

C'est sur ces réseaux sociaux que les défenseurs de la vaccination (industriels, universitaires, académiciens retraités, autorités sanitaires) trouvent de quoi alimenter leur grande frayeur/paranoïa de ceux qu'ils appellent les « *antivax* ».

Les *antivax* seraient les Black Blocs de l'antivaccinalisme : tantôt des extrémistes de droite, tantôt des extrémistes de gauche, des anarchistes, des gilets jaunes ; en bref, tout ce que la société contemporaine produit de plus pervers pour troubler l'ordre public. Mais, l'injure suprême par temps d'intellectualisme désuet, les *antivax* seraient des victimes de la maladie du siècle : le complotisme. Les *antivax* verraient l'invisible, c'est-à-dire les forces puissantes qui essaient discrètement d'organiser le monde.

Certes, on trouve sur les réseaux sociaux quelques délirants qui voient Bill Gates injecter des nanopuces avec les vaccins pour que chacun puisse être tracé dans sa vie quotidienne ; d'autres voient les Russes ou les Chinois (remake du *péril jaune*) investir nos consciences et diriger nos bulletins de vote ; d'autres encore craignent que l'on veuille, avec les vaccins, stériliser les femmes africaines. J'en passe, mais je reste ferme sur une position : nos sociétés sont – ont toujours été (relire Machiavel) – dirigées de façon plus ou moins confidentielle (équivalent du secret). Certains évoquent simplement la diplomatie internationale pour faire cesser les conflits, d'autres le secret industriel dans un monde commercial hyperconcurrentiel. C'est évident, mais la réalité reste que, pour le citoyen lambda, les jeux de pouvoir sont souterrains et lui échappent. Et cette réalité subjective du citoyen lambda se voit chaque semaine renforcée par les déclarations politiciennes vantant la transparence des débats, l'indépendance des débatteurs et des personnalités décisionnaires. Pour le citoyen lambda, à juste raison, plus on proclame la transparence des débats et l'indépendance des experts, et moins il y croit.

Le citoyen a compris que le monde était gouverné par les puissances économiques. C'est la *loi de la marchandise* qui prévaut partout. L'argumentaire peut être plus ou moins cynique – *business first* – ou humanitaire (lutte contre le chômage et la pauvreté) ou encore socio-économique : croissance nécessaire pour créer des richesses et les redistribuer. Au XXIe siècle, les diplomates et les guerriers travaillent plus pour la défense ou la conquête de marchés commerciaux que pour des prétextes nationalistes ou patriotiques. C'est généralement, pour les conflits marchands les plus considérables – Chine contre États-Unis, par exemple –, une forme de guerre commerciale. Les guerres froides – États-Unis contre Union soviétique – sont celles du passé ! Le citoyen lambda l'a compris, et il sait qu'il n'est qu'un pion sur un immense échiquier. Le complotisme se présenterait, selon certains sociologues – par exemple, une prestigieuse sociologue, directrice d'études à l'École des hautes études en sciences sociales (Éva Illouz), qui s'exprimait doctement le 11 décembre 2020 dans un article du journal *Le Monde* (un média très conventionnel) : « *Tantôt comme une forme de pensée magique, tantôt comme une hallucination collective, ou encore comme un savoir privilégié, une chimère cohérente et argumentée.* » Ce mépris pour le citoyen lambda – le sans-culotte du XVIIIe siècle ou encore le gilet jaune d'aujourd'hui – est lourd de conséquences. Car le citoyen lambda, contrairement à l'universitaire imbu de lui-même, nage dans sa petite sphère économique et en a une compréhension immédiate. Il a compris qu'il était à la fois acteur et victime du monde de la marchandise. Dans ce contexte, le supposé complotiste est bien plus dans la réalité que notre obséquieuse sociologue.

Et avec la question des vaccins – notamment, en France, la loi d'obligation de 2017-2018 – et l'irruption de la crise sanitaire de la COVID-19, les faits sont devenus caricaturaux et irréversibles.

Des sociologues et des philosophes de haute volée viennent exposer leurs théories douteuses sur les origines de cette peste que serait le complotisme. À l'évidence, ces respectables personnalités n'ont pas compris en quoi la question des vaccins et la crise de la COVID-19 sont révélatrices de l'époque. Ce qu'ils ne comprennent pas, c'est que l'on puisse douter de façon raisonnable et critiquer les pouvoirs politiques et supposés scientifiques sans être un complotiste ou un paranoïaque délirant. Ce qu'ils ne comprennent pas c'est que déjà certains voient pour demain autre chose que ces pénibles politiciens des assemblées élues votant des textes dont ils comprennent bien peu le fond et ces médiocres scientifiques qui étalent leur non-savoir dans les médias conventionnels et officiels. Une sympathique sociologue (Éva Illouz) écrivait dans son article cité plus haut que : « *Le complotisme contemporain prend la forme du doute critique remettant en question le pouvoir politique et l'autorité des experts.* » Si le complotisme est un vice intellectuel, selon elle, le doute critique (base intangible de toute démarche scientifique) et la remise en question des pouvoirs (base intangible de toute démocratie vivante) et de l'autorité des experts (comme si l'expertise scientifique devait s'exprimer sous une forme autoritaire) seraient des expressions viciées de la liberté de l'activité intellectuelle. Eva Illouz conclut son article par ces mots définitifs et touchants : « *Croire à la science ou pas, est la question qui pourrait décider de l'avenir du monde.* » C'est peut-être vrai, mais à une nuance près : de quelle science parle-t-elle ? De quels scientifiques parle-t-elle ?

En fait, les controverses autour de la médecine des vaccins trouvent leur origine dans le défaut de science. Faute de science solide légitimant les programmes de vaccination et les obligations vaccinales, les autorités sanitaires ne peuvent arbitrer intelligemment. Faute de science solide, les déclamations incongrues surgissent de toutes parts – et elles viennent des deux camps qui s'opposent. Faute de science solide, les recommandations médicales et académiques sont aisément critiquables – et les décisions étatiques sont prises pour des arbitraires et des atteintes aux libertés. Il n'y a là rien de *complotiste* (au sens mauvais du terme), il y a la récolte de ce que l'on a semé.

On ne pourra rétablir la paix sociale autour de la question vaccinale qu'en admettant cette évidence : la médecine des vaccins s'est construite sur une base scientifique faible que les responsables des politiques vaccinales – qu'ils aient ou non compris la faiblesse scientifique de leur dossier – ont voulu compenser par de la dissimulation et de la désinformation.

CHAPITRE 7

L'INDUSTRIE DES VACCINS ET LA DURE LOI DE LA CONCURRENCE

Les vaccins, les anciens et les nouveaux, sont des produits de santé complexes qui requièrent des modes de production spécifiques. Pour développer un vaccin, il faut à la fois de la **recherche fondamentale** – c'est le travail des biologistes et des microbiologistes, pour comprendre comment se comportent les agents pathogènes – et de la **recherche clinique**, pour comprendre les maladies favorisées par ces agents pathogènes et, enfin, comprendre quelle est la responsabilité de notre système immunitaire (plus ou moins défaillant) dans ces maladies.

Il faut aussi que des ingénieurs conçoivent les vaccins eux-mêmes et que d'autres ingénieurs organisent la production industrielle de ces vaccins dans des usines. L'ensemble fait appel, pour être concurrentiel sur le marché international, à des technologies spécifiques et toujours plus innovantes. C'est bien plus complexe que de mettre une molécule dans une capsule ou un comprimé, comme l'industrie du médicament en a l'habitude.

Il faut enfin que ces produits aient passé les tests d'évaluation et de validation clinique : ils doivent être efficaces et peu toxiques de façon à ce que le rapport bénéfice/risque soit satisfaisant.

C'est peu de dire que la majorité des vaccins actuellement utilisés, notamment chez les nourrissons, sont des produits archaïques qui n'ont jamais bénéficié de résultats probants – au sens où on l'entend en 2021 – en recherche fondamentale et clinique. Ils sont également des produits archaïques privés des apports des technologies modernes. Il suffit de comparer les nouveaux vaccins anti-COVID avec, par exemple, les actuels vaccins antitétaniques ou antidiphtériques pour comprendre les exceptionnels progrès accomplis dans la médecine des vaccins (vision positive), mais pour comprendre aussi (vision négative) que ce qui est injecté à nos nourrissons est hautement suspect.

L'industrie des vaccins fut longtemps une parente pauvre des industries des produits de santé. Elle était peu ou pas rentable (les profits générés étaient faibles) et l'on pouvait penser qu'elle relevait parfois du domaine de l'humanitaire ou de la philanthropie plutôt que de la haute technologie industrielle. Tout a changé avec la crise de l'industrie pharmaceutique au tournant du XXIe siècle. Les médicaments classiques nés des découvertes physiologiques du XXe siècle – les bloqueurs de tels récepteurs cellulaires, les inhibiteurs de telles voies métaboliques – avaient trouvé leurs limites ; le rythme des innovations stagnait et, comme on dit dans le milieu, les nouveaux médicaments porteurs de profits financiers substantiels se faisaient rares dans les tuyaux des industriels. Les scandales à répétition poussaient les agences sanitaires à émettre des réglementations de plus en plus contraignantes, l'éthique et la déontologie prenaient de plus en plus d'importance dans les milieux médicaux et les petits *arrangements* dans les salons feutrés des hôtels de luxe ne suffisaient plus à capter des marchés fructueux que les compagnies d'assurances commençaient à vouloir contrôler. En bref, le monde d'avant s'effaçait progressivement, il fallait d'urgence inventer un monde nouveau pour que tout continue comme avant... mais sous une autre forme. Un autre paramètre, non moins consubstantiel aux économies capitalistes en période de crise – ou à la « destruction créatrice schumpétérienne », pour parler comme les jeunes économistes –, est l'intensité de la concurrence entre industriels. Pour le dire simplement, c'est à qui mangera l'autre. Les hauts responsables des industries des produits de santé ont l'œil fixé sur les cours en bourse des différentes sociétés. Un jour pour se défendre en période de faiblesse, un jour pour se jeter sur une proie quand tout va bien. Je ne suis pas un économiste, mais certains exemples récents sont tellement évidents que je ne saurais les ignorer. Par exemple, la saga Bayer/Monsanto mérite quelques lignes.

Je reste dans le domaine des produits de santé, bien que Monsanto soit surtout célèbre comme chimiste avec le glyphosate (ou Roundup) et l'« agent orange », l'herbicide utilisé pendant la guerre du Vietnam. En effet, Bayer fut longtemps une vedette de l'industrie pharmaceutique, avec à son tableau de chasse la synthèse de l'aspirine pure à la fin du XIXe siècle. En bref, tout allait bien jusqu'à la commercialisation à la fin des années 1990 d'un médicament anticholestérol de la classe des statines, la cérivastatine. Je n'entre pas dans les détails du scandale sanitaire que suscita ce produit – probablement pas plus toxique que les autres statines, mais que Bayer voulut maladroitement associer à un autre anticholestérol (un fibrate) tout aussi toxique – et Bayer dut précipitamment retirer ce produit du marché, notamment français[63]. Bayer a survécu à cette terrible épreuve, mais sa division pharma est devenue mineure au profit de sa division agrochimique qui est devenue un mastodonte après avoir acquis Monsanto. C'est là que l'histoire est amusante. Je simplifie. Les deux industriels ont quelque chose en commun : ils sont à la fois chimistes – ils vendent des herbicides, comme le tristement célèbre Roundup de Monsanto – et semenciers. Ils chassent sur les mêmes terres avec comme perspectives tonitruantes les marchés mondiaux des OGM, notamment des variétés qui combinent de hauts rendements et la tolérance aux herbicides, comme le Roundup/glyphosate. C'est une course effrénée avec de nouvelles biotechnologies chaque matin afin de dépasser les concurrents. Le (relativement) petit Bayer gênait le gros Monsanto qui chercha à absorber son petit concurrent. Mais les scandales sanitaires répétés autour du Roundup ont introduit le doute et le soupçon chez les investisseurs et les actionnaires de Monsanto

63. Voir : https://ansm.sante.fr/S-informer/Communiques-Communiques-Points-presse/Cerivastatine-Retrait-des-specialites-STALTOR-R-et-CHOLSTAT-R

dont le cours en bourse s'est lentement dégradé ; et, de prédateur, Monsanto est devenu une proie. Bayer, initialement un nain par comparaison avec le géant Monsanto, s'est offert le gros Monsanto. Surprises du capitalisme schumpétérien ! Cela dit, Monsanto, lourdement chargé du poids du Roundup, reste Monsanto avec ses déboires judiciaires ; et c'est Bayer désormais qui assume, avec les mêmes conséquences que pour Monsanto : débâcle boursière pour les mêmes raisons (le doute et le soupçon autour du futur du Roundup) qui ont fait chuter Monsanto. Faisons confiance à Bayer. On a des ressources bancaires et des amis politiques[64]. Quand on est riche et que l'on a des amis discrets, des solutions sont toujours possibles[65]. Les médias annoncent ainsi en juin 2020 : « Le géant allemand de l'agrochimie a annoncé, mercredi, une série d'accords pour s'éviter de coûteuses condamnations judiciaires sur les dangers liés au glyphosate, à la pollution aux PCB et aux dommages causés par le pesticide dicamba. » Coût de l'accord aux États-Unis : dix milliards de dollars. Les négociations furent discrètes. De quoi alimenter les fantasmes complotistes.

Si j'ai rapidement décrit l'affaire Bayer/Monsanto, ce n'est pas pour critiquer à nouveau le concept de complotisme,

64. Voir : https://www.valeursactuelles.com/politique/parlement-europeen-bayer-monsanto-finance-bien-le-parti-alde-104817
65. Voir : https://www.liberation.fr/terre/2020/06/24/roundup-bayer-monsanto-trouve-un-accord-a-10-milliards-de-dollars_1792314

c'est pour illustrer le monde cruel dans lequel les dinosaures de l'industrie des produits de santé doivent survivre. Pour les responsables de l'une de ces industries, le danger est partout et, en conséquence, tout est permis. Dans ce monde-là, l'éthique scientifique et le serment d'Hippocrate sont anecdotiques. D'abord, survivre ! D'abord, les cours en bourse ! On les comprend : à quoi servent l'éthique et la rigueur scientifique si l'on n'existe plus ?

L'industrie des vaccins vit dans ce monde-là. Si elle fait tout pour donner une image de parfaite intégrité, la réalité économique et concurrentielle est toujours présente et prépondérante.

Au tournant du XXIe siècle, le marché des vaccins est soudain devenu rentable. Deux vaccins ont émergé comme des *blockbusters* – produits générant un chiffre d'affaires de plus d'un milliard de dollars – celui contre les pneumocoques (étudié dans le **livre 5**[66] de la collection « Vaccins & Société ») et celui contre les papillomavirus (**livre 8**). Au moment où les produits phares de l'industrie des médicaments (notamment dans le cardiovasculaire) deviennent génériques et perdent leur statut de *blockbusters*[67], les vaccins émergent comme des produits hautement rentables. Pour les mastodontes industriels des produits de santé, les

---

66. De Lorgeril Michel, *Les Vaccins du nourrisson. Méningites bactériennes (Pneumocoques, méningocoques et* Haemophilus influenzae *– Une analyse scientifique à l'intention des familles et de leurs médecins*, collection « Vaccins & Société », Chariot d'or, 2019. Il sera ensuite fait référence à ce titre par la mention simple : « Livre 5 ».

67. Voir : https://www.latribune.fr/opinions/tribunes/20140909trib23f4ecefe/finis-les-blockbusters-l-industrie-pharmaceutique-doit-se-reinventer.html

vaccins deviennent des parts très importantes de leurs activités, frôlant ou dépassant les 20 % des chiffres d'affaires globaux. Surtout, ce sont des marchés en forte progression. Selon les experts, de 2011 à 2016, les ventes mondiales de vaccins sont passées de 26 milliards de dollars à 42,3 milliards : un *jackpot*[68].

Sans jouer à l'économiste chevronné (je recopie quelques lignes de l'article cité), je constate que « les bilans annuels des fabricants de vaccins montrent une rentabilité très forte. Chez Sanofi, la marge brute de la filière vaccins atteint 62 % du CA en 2016 [...]. Mieux encore, le résultat opérationnel représente 34,4 % du CA alors que le résultat moyen de l'ensemble du groupe n'est que de 27,5 % de son chiffre d'affaires [...]. Chez GSK, la marge opérationnelle moyenne est de 28,9 % tandis que celle de GSK Vaccines atteint 31,7 % ».

Toutes ces considérations sur le monde industriel ne signifient pas que j'en excuse les dérives et excès. Je veux être réaliste : peut-il en être autrement ?

Certains répondront par la négative. En fait, cette question en fait émerger une autre : les vaccins sont-ils des produits de santé comme les autres ? La réponse et à nouveau négative : les vaccins sont devenus des enjeux politiques. C'est évident avec la crise de la COVID-19, mais c'était le cas bien avant ; peut-être fut-ce toujours le cas. Dès l'époque des sombres techniques de *variolisation*, les pouvoirs politiques ne s'étaient-ils pas déjà impliqués ?

---

68. Voir : https://www.ouest-france.fr/sante/medicaments/les-vaccins-c-est-la-sante-pour-les-laboratoires-aussi-5307991

CHAPITRE 8

VACCINS, POLITIQUE ET DÉMAGOGIE

Pourquoi les pouvoirs politiques se mêlent-ils de questions médicales où, en principe, seuls les professionnels de santé ont quelque compétence ?

Voilà une question difficile. Pour simplifier, mais donner quand même les bases de cette problématique, je vais me focaliser sur quelques aspects. Par exemple, je ne vais considérer que les pays démocratiques développés, sur la période la plus récente (seconde moitié du XXe siècle). Je vais me concentrer sur les autorités sanitaires internationales (type OMS) et les autorités gouvernementales nationales. Chaque autorité sanitaire nationale étant nommée par son gouvernement, on peut dire qu'une autorité sanitaire nationale est une entité politique. C'est évident au moment de la crise de la COVID-19 où les ministres et les responsables des autorités sanitaires s'expriment alternativement et de façon coordonnée.

Ce n'est pas surprenant puisque les constitutions des grands pays démocratiques indiquent que les gouvernements élus doivent protéger la santé des citoyens de ces pays. C'est aussi le cas en France[69]. Donc, l'État peut se prévaloir de ses

69. Voir : https://www.legifrance.gouv.fr/contenu/menu/droit-national-en-vigueur/constitution/preambule-de-la-constitution-du-27-octobre-1946

obligations constitutionnelles pour imposer une politique sanitaire. N'étant pas expert de ces sujets complexes, je ne sais pas si cette obligation permet à l'État d'imposer une politique sanitaire sans avoir démocratiquement consulté les assemblées élues et/ou contre les avis et les souhaits des citoyens.

Ces observations valent bien sûr à propos des politiques vaccinales. Cela nous ramène à la question des compétences techniques et scientifiques légitimant une politique vaccinale. Un gouvernement peut prétendre s'appuyer sur des **comités techniques** et leur demander d'émettre des recommandations susceptibles d'être transformées en lois. Un exemple récent est celui de la loi d'obligation vaccinale de 2017-2018 en France. Plutôt que de réunir des scientifiques vraiment experts (des vaccins) et vraiment indépendants, le gouvernement a organisé une concertation citoyenne dont les conclusions ont servi de support à la loi d'obligation subséquente[70]. Le dernier paragraphe du communiqué de presse qui résume les conclusions de ce **Conseil d'orientation de la stratégie vaccinale** est explicite : il s'agirait de « propositions pour rétablir la confiance des citoyens et améliorer la couverture vaccinale ».

La dernière phrase est encore plus explicite : « Considérant les exigences sociétales et les impératifs de santé publique, le comité conclut que la levée de l'obligation vaccinale est l'objectif à atteindre. Néanmoins, dans le contexte actuel de

---

70. Voir : http://concertation-vaccination.fr/wp-content/uploads/2016/11/CP-30.11-Concertation-citoyenne-sur-la-vaccination.pdf

perte de confiance et de baisse de la couverture vaccinale, il lui apparaît nécessaire de réaffirmer le bien-fondé de la vaccination. Pour ce faire, le comité préconise un élargissement temporaire du caractère obligatoire des vaccins recommandés de l'enfant [...]. »

Aucune mention n'est faite de considérations scientifiques ou historiques. Les deux paramètres importants sont la *perte de confiance* et la *baisse de la couverture vaccinale*. On note qu'au moins deux ministres de la Santé successifs se sont lourdement impliqués dans ce processus et que le rapporteur de la loi au Parlement (Olivier Véran) fut le troisième ministre impliqué.

Les argumentaires développés par ces ministres – et par les députés dans les deux assemblées – pour légitimer cette loi, qui privait les familles d'une liberté fondamentale, étaient soit dérisoires (« La vaccination, ça ne se discute pas ! », proféra l'une des ministres), soit d'une extraordinaire naïveté, témoignage d'une profonde inculture.

Ce point est essentiel. Quels que soient les avis et les opinions des uns et des autres sur chaque vaccin, sur la vaccination en général et sur la loi d'obligation, on est stupéfait de la candeur et de l'inculture des responsables politiques ; et pas seulement des ministres, mais aussi des députés et sénateurs qui votèrent cette loi avec une écrasante majorité. Comment est-ce possible ? Pourquoi cette extraordinaire stérilité des débats sur le plan politique ?

Comment peut-on espérer lutter contre la défiance des citoyens, les dérives populistes antipoliticiennes ou encore les délires complotistes si l'on s'abandonne à un tel simulacre de démocratie et de discussion scientifique ?

Tous les participants à ces débats étaient-ils victimes de blocages idéologiques personnels ou d'une sournoise manipulation ? Si l'on accepte l'idée que la majorité des votants étaient de bonne foi, on peut penser qu'ils étaient victimes d'eux-mêmes et aussi qu'ils étaient manipulés. Mais dans ce dernier cas, qui est le manipulateur et quels sont ses intérêts ?

Le blocage idéologique est évident : aucun des députés ou aucun des sénateurs ayant voté cette loi n'était capable de défendre une position scientifique solide vis-à-vis des vaccins, ou même d'un vaccin en particulier. Le sujet est trop complexe, et tous de répéter la doxa conventionnelle : « La vaccination est efficace et les effets indésirables sont négligeables. »

Ce message répété *ad nauseam* depuis des décennies - et qui sans doute a contribué à faire accepter les programmes de vaccination par la majorité de la population, génération après génération - ne peut plus masquer le péché originel de la vaccination : *faute de légitimité scientifique, elle a été imposée de façon autoritaire*. D'abord, sous forme de fortes recommandations aux familles transmises par les pédiatres dans les deux premières années de vie - moment de forte médicalisation et de protection de l'enfance -, puis sous forme d'obligations légales.

Dans un article publié le 11 décembre 2020 dans le journal *Le Monde*, le rédacteur et son invité (un certain Gaëtan Thomas, étudiant à Sciences Po Paris) reviennent sur l'historique de la politique vaccinale. Je m'y arrête, car il est rare qu'un média aussi conventionnel s'autorise – quoique très brièvement – à laisser passer quelques informations qui risquent de contribuer au scepticisme croissant à propos des vaccins. Nos deux compères écrivent que « les responsables sanitaires avaient compris dès les années 1960 qu'il fallait trouver des mécanismes permettant de normaliser la vaccination sans passer par les outils de la contrainte légale ». Ils ajoutent que les dispositifs (pour normaliser et fluidifier la vaccination) devaient être « le moins contraignant possible, le plus simple possible et permettre surtout qu'on en parle le moins possible ». Pour les responsables sanitaires de ces époques lointaines, comme pour les professeurs de médecine qui faisaient naître les spécialités médicales, notamment la pédiatrie, la vaccination devait être systématique et, pire aux yeux des scientifiques d'aujourd'hui, toutes les possibilités de vaccination devaient être exploitées. Les progrès accomplis, notamment en immunologie, et la compréhension des microbiotes ont permis de revisiter cette vision dépassée de la vaccination.

En termes politiques et démocratiques, la question est de savoir si les citoyens ont été associés (sinon consultés) à l'élaboration de ces politiques *vaccinalistes*. Si les autorités sanitaires de chaque pays (et au niveau de l'OMS) essaient de nier le caractère vertical des politiques vaccinales, cet aspect est caricatural en France où les programmes de vaccination ont toujours été imposés d'en haut, sans négociation, et en s'appuyant sur les universitaires et les pouvoirs mandarinaux les plus archaïques.

Selon les rédacteurs du *Monde* (cités ci-dessus), « les citoyens n'ont jamais été associés ni consultés, si l'on excepte peut-être la consultation citoyenne de 2016 », qui précéda la loi d'obligation de 2017-2018. En fait, ce simulacre de consultation avait pour but de faire valider contre beaucoup d'avis exprimés des décisions déjà prises de façon confidentielle dans les cabinets ministériels, comme je l'ai expliqué dans une section précédente. Encore, selon les deux rédacteurs du *Monde* - reflétant probablement l'avis général des politiciens en cet hiver 2021 : « L'idée que la vaccination est très controversée est à relativiser [...]. Il importe de discerner la réalité de la couverture vaccinale des opinions sur le sujet [...]. Le passage de trois à onze vaccins obligatoires s'est déroulé sans accroc [...]. » Nos deux rédacteurs, peu conscients des réalités sociales, négligent un aspect crucial de cette loi d'obligation : elle est coercitive, et beaucoup de familles doivent s'y plier, faute d'alternative et quoi qu'elles en pensent. Les conséquences silencieuses de cette loi liberticide peuvent n'apparaître qu'après un délai important. Quelles conséquences, par exemple, sur la natalité qui, depuis cinq ans, ne cesse de faiblir ? Quelles conséquences en matière de scolarisation hors du cadre d'un établissement scolaire (public ou privé) qui ne cesse de croître ? Quelle ne fut pas la surprise des politiques, des académiciens et des médias de découvrir à l'automne 2020 que près de la moitié des Français hésitaient à (ou refusaient de) se faire vacciner contre la COVID-19, témoignage d'une augmentation inattendue du scepticisme vis-à-vis de la vaccination ! Des mouvements tectoniques insidieux sont en train de reformater les opinions publiques et, contrairement aux espoirs des responsables de la *concertation citoyenne* et des rédacteurs du *Monde*, le scepticisme et la défiance grandissent en France à propos des vaccins. Comme je vais essayer de l'expliquer dans les chapitres suivants, ces tendances ne sont pas étonnantes.

Aucune forme de démagogie ne peut se substituer longtemps aux connaissances scientifiques présentées de façon objective par de vrais experts vraiment indépendants. Les politiques *vaccinalistes* autoritaires – ou « verticales », comme disent les démagogues – ne peuvent suppléer le savoir scientifique (quelles que soient ses faiblesses à un moment déterminé) et les règles déontologiques.

Dans le monde moderne, où l'information circule de façon accélérée, ceux qui espèrent qu'il serait possible de tromper longtemps les opinions publiques subiront une double peine : plus que de la défiance, ils récolteront ironie et hostilité.

CHAPITRE 9

VACCINS ET ÉTHIQUES

J'ai écrit « éthiques » avec un « s » car, en médecine et en recherche médicale, il y a plusieurs façons d'envisager la notion d'éthique.

Depuis le procès de Nuremberg en 1946 – où furent jugés des médecins nazis ayant utilisé des êtres humains pour des expérimentations barbares –, puis la Déclaration d'Helsinki (version 1975), des règles éthiques strictes et clairement énoncées encadrent la recherche médicale et les pratiques médicales en général. Des *comités d'éthique* (sous des appellations variées en fonction des pays et des circonstances) supervisent les recherches conduites sur les humains – et, depuis peu, aussi sur les animaux – et élaborent des **règles à suivre** pour avoir l'autorisation de conduire ces recherches.

Je ne vais pas rentrer dans les détails, mais je rappelle que tout produit de santé susceptible d'être disponible pour les médecins dans leurs pratiques et prescriptions quotidiennes doit obtenir une **autorisation de mise sur le marché** (AMM). Cette dernière n'est obtenue qu'après un examen minutieux de l'utilité (ou de l'efficacité) et de l'innocuité, ou du niveau de toxicité rapportée à son utilité : c'est le rapport bénéfice/risque. Ces critères d'efficacité et d'innocuité (ou de toxicité relative) font l'objet d'études spécifiques répondant aux critères éthiques désormais bien acceptés de la recherche médicale. C'est ce que l'on peut appeler « l'éthique médicale ». Un médecin ne doit pas prescrire un produit de santé qui n'a pas un rapport bénéfice/risque acceptable. Le parfait exemple **négatif** est le Médiator : bénéfice dérisoire et toxicité majeure, quoique longtemps niée par les autorités sanitaires complices de l'industriel.

Mais le principal critère éthique de ces recherches est rarement mentionné : il faut que la recherche soit parfaitement conduite sur le plan scientifique pour qu'elle soit éthique. C'est une autre éthique que celle concernant l'innocuité et l'efficacité d'un produit de santé. Autrement dit, il faut que les conditions de l'expérimentation – l'hypothèse primaire testée, le protocole, les méthodologies utilisées, y compris le recueil des données et les analyses statistiques – soient les plus parfaites possible afin que l'on puisse réellement répondre à la question posée. La pire des choses en recherche médicale, en dehors de la barbarie, est d'impliquer des êtres vivants dans des **expérimentations inutiles**, qui n'auraient aucune chance d'aboutir à des conclusions solides. C'est *l'éthique scientifique* appliquée à la recherche médicale.

Qu'en est-il de la médecine des vaccins et de la recherche sur les vaccins ?

Ayant abordé les critères d'efficacité et d'innocuité (ou de toxicité relative) de nombreux vaccins dans les différents livres de la collection « Vaccins & Société », je vais être bref.

Concernant *l'éthique médicale*, telle que définie ci-dessus, le rapport bénéfice/risque des vaccins administrés aux nourrissons est-il favorable ?

La réponse se trouve en partie dans les **livres 3** et **4** de la collection « Vaccins & Société ». Selon les critères de la médecine moderne, la réponse est négative. Pour au moins cinq des vaccins - diphtérie, tétanos, polio, coqueluche et hépatite - injectés dès le deuxième mois de vie, l'efficacité n'est pas démontrée et leur toxicité est admise par les industriels eux-mêmes.

Pourtant, les autorités sanitaires et les industriels qui les produisent ne semblent avoir eu aucun scrupule à les recommander aux familles et aux médecins. Pire, depuis la loi de 2017-2018, ces vaccins sont devenus obligatoires.

Des experts en médecine des vaccins ou des académiciens pourraient certes contester mes analyses et conclusions et prétendre que des travaux anciens (avec des méthodologies limitées) avaient laissé croire que ces vaccins possédaient une certaine efficacité et que leur toxicité était relativement faible et donc acceptable. L'heure est venue de rouvrir ces dossiers et d'analyser objectivement les données réelles et les faits avérés, et de cesser de répéter des préjugés. Quels que soient les avis - et les regards plutôt favorables ou plutôt défavorables - des uns et des autres, l'inéluctable conclusion est que nous aurons collectivement **des doutes sur leur efficacité** et **des soupçons concernant leur toxicité**.

Ces doutes et ces soupçons nous renvoient à ce que j'ai appelé dans des écrits antérieurs la « jurisprudence chloroquine » : les autorités sanitaires ont en effet interdit l'usage de la chloroquine dans les cas de COVID-19 sous prétexte qu'il y avait des doutes sur son efficacité et des soupçons de toxicité. Quand des produits de santé ont les mêmes caractéristiques (doute sur l'efficacité et soupçon de toxicité), ils ne devraient être ni recommandés ni encouragés !

Ce qui soulève une nouvelle question : pourquoi les autorités sanitaires et les industriels qui produisent ces vaccins se croient autorisés à s'affranchir des règles basiques de l'éthique médicale ?

Nous connaissons la réponse. Du côté industriel, il est impossible de conduire de nouvelles recherches pour démontrer l'utilité de leurs vaccins. Donc, les industriels ne bougent pas. Du côté des autorités sanitaires, il est impossible de reconnaître une tragique évidence : depuis des décennies, on administre à des nourrissons des vaccins soupçonnés de toxicité et dont l'efficacité est douteuse.

Ainsi s'expliquent en grande partie les faits sociétaux qui marquent la controverse vaccinale.

Les autorités sanitaires, les industriels et les universitaires favorables aux obligations vaccinales n'ont aucune envie que ces questions soient à nouveau examinées.

Ils imposent une sorte de **censure** et, dès qu'un bon citoyen émet un doute ou ose poser une question, il est immédiatement catalogué d'*antivax*. Les médias conventionnels agissent de façon identique : on ne donne jamais la parole aux sceptiques ou aux simples questionneurs. Qui remet en question les obligations vaccinales est immédiatement traité de complotiste, stupide et susceptible de troubler l'ordre public. Cette façon de procéder, insultante et autoritaire, ne peut qu'exacerber les tensions sociales et renforcer les convictions du camp adverse quant à l'existence de stratégies gouvernementales et médiatiques visant à empêcher l'ouverture des débats de façon démocratique.

Ces comportements, cet irrespect vis-à-vis des sceptiques, rendent impossible l'ouverture de discussions pouvant conduire à un compromis.

Concernant *l'éthique scientifique*, la situation est tout aussi calamiteuse. Alors que le monde des sciences de la vie et des sciences médicales s'est habitué aux contraintes de l'éthique scientifique et les accepte, les recherches scientifiques sur les vaccins - c'est-à-dire la mise au point de nouveaux vaccins - sont généralement conduites de façon inappropriée. Les vaccins sont des produits de santé qui doivent obtenir une autorisation de mise sur le marché (AMM), laquelle devrait être accordée sur la base de dossiers solides comportant notamment des essais cliniques, c'est-à-dire des études prospectives randomisées en *double aveugle* avec un groupe contrôle recevant un placebo.

Nous en avons des exemples intéressants avec les nouveaux vaccins anti-COVID testés au cours de l'année 2020 et que j'analyse dans la troisième partie. C'est un moment exceptionnel de clarification. Avant leur mise sur le marché, on avait énuméré les conditions la permettant. On avait exigé que ces conditions soient respectées. Comme je le montre dans la troisième partie, ces conditions n'ont pas été respectées et ni les autorités sanitaires ni les académiciens et autres universitaires, curieusement, ne s'en sont offusqués.

A-t-on procédé de façon semblable – sur le principe – avec tous les vaccins antérieurs ? Je ne vais pas analyser tous les nouveaux vaccins qui, depuis deux décennies environ, ont été commercialisés. Pour faire court, je vais prendre deux exemples emblématiques, les vaccins contre la grippe et ceux contre les pneumocoques.

Les vaccins contre la *grippe* sont abordés dans le **livre 7**[71] de la collection « Vaccins & Société ». Du fait des mutations rapides des virus influenza qui favorisent la grippe, il faut chaque année des nouveaux vaccins antigrippaux. Des techniques modernes de fabrication sont utilisées, et la grippe revient sans cesse. Il n'y a, en théorie, aucune raison de ne pas tester ces vaccins antigrippaux selon les méthodologies conventionnelles exigées désormais dans les sciences médicales : l'essai clinique en double aveugle avec un groupe contrôle recevant un placebo. C'est la seule façon d'évaluer l'efficacité d'un produit de santé.

71. De Lorgeril Michel, *Les Vaccins contre la grippe. Illusions et désinformations- Une analyse scientifique à l'intention des familles et de leurs médecins*, collection « Vaccins & Société », Chariot d'or, 2020. Il sera ensuite fait référence à ce titre par la mention simple : « Livre 7 ».

Les industriels commercialisant les vaccins antigrippaux, avec l'assentiment des autorités sanitaires, ne conduisent pas ces essais cliniques. J'ai expliqué dans le **livre 7** les prétextes avancés pour ne pas conduire ces essais cliniques.

De fait, les vaccins antigrippaux – source majeure de profits pour les industriels impliqués – sont chaque année élaborés au printemps, fabriqués pendant l'été et injectés à l'automne. Aucune étude d'efficacité ou d'innocuité ne peut être conduite dans ce processus accéléré. Pour rassurer les éventuels sceptiques, on évalue *a posteriori* l'efficacité supposée de ces vaccins en comparant des populations vaccinées et non vaccinées. Tous les scientifiques sérieux savent que ces analyses *a posteriori* sont d'une grande faiblesse et, à ma connaissance, dans aucune autre discipline médicale, on ne s'accommoderait de tels procédés.

J'ai montré dans le **livre 7** que ces analyses *a posteriori* sont elles-mêmes très négatives et devraient, si l'information était réellement transmise aux médecins, susciter le doute et, généralement, l'abstention. Autrement dit, ces vaccins antigrippaux sont d'une faible efficacité et certains sont même inefficaces malgré les efforts consentis pour essayer de faire croire l'inverse.

Pourquoi les industriels et les autorités sanitaires conniventes s'affranchissent-ils des bases de l'éthique scientifique ?

Qu'il y ait des prétextes à ces insuffisances méthodologiques ne donne pas autorisation à mener de folles campagnes de promotion auprès des médecins et des populations, notamment les séniors, cible principale de ces vaccins. Il faudrait au contraire dire la vérité et être totalement transparents. Pour des scientifiques, sceptiques de nature, l'ensemble de ces comportements est difficilement acceptable.

Généralement, on légitime les recommandations et les obligations vaccinales en défendant un rapport bénéfice/risque élevé : le vaccin recommandé est très efficace, il faut l'administrer car il va sauver des vies, proclame-t-on. Avec les vaccins antigrippaux, les autorités sanitaires sont arrivées à un raisonnement exactement inverse. Du fait de la faible efficacité du vaccin antigrippal, il faudrait vacciner le plus de monde possible afin d'obtenir une couverture vaccinale optimale pour compenser la faible efficacité du vaccin. En fait, l'objectif est d'obtenir une immunité collective suffisante pour empêcher une épidémie de grippe que les services hospitaliers ne pourraient absorber, à l'image de ce qui a été observé avec la COVID-19.

Évidemment, l'ensemble du raisonnement n'est pas raisonnable. Si le vaccin est peu ou pas efficace, il ne pourra pas assurer une immunité collective significative. L'ensemble du dossier n'est évidemment pas exposé au grand jour ; au contraire, les autorités sanitaires ne cessent de promouvoir la vaccination antigrippale comme une panacée pour sauver des vies. Si beaucoup de sceptiques vis-à-vis des vaccins n'ont pas une compréhension globale du problème, beaucoup comprennent intuitivement les faiblesses de l'argumentaire des autorités. Ainsi s'explique le fait que les citoyens français tardent à adhérer pleinement aux recommandations gouvernementales concernant le vaccin antigrippal.

Les vaccins contre les **pneumocoques** font aussi l'objet d'une promotion intense, notamment en pédiatrie, mais aussi auprès des séniors. Dans le **livre 5** de la collection « Vaccins & Société », j'ai parlé de ces vaccins au sujet de la prévention des méningites bactériennes - un problème médical majeur - et des obligations vaccinales pour les nourrissons.

La question s'énonce simplement : avons-nous une démonstration scientifique solide permettant de montrer que les vaccins antipneumocoques sont efficaces ? Je réponds par la négative.

Certes, la question est complexe (j'y consacre 60 pages dans le **livre 5**) ; des experts pourraient chicaner, me dire que je suis trop sévère, et qu'*en y regardant bien*, on pourrait *peut-être* quand même y trouver *certains* bénéfices. Je suis prêt à certaines concessions - nul n'est parfait -, mais nous sommes face aux mêmes difficultés qu'avec la majorité des vaccins obligatoires des nourrissons : aucune discussion n'est permise, aucun doute n'est possible et le moindre soupçon conduit immédiatement à la case *antivax* et complotiste.

Il faudrait examiner le dossier avec objectivité et que les participants aux discussions soient de vrais scientifiques vraiment indépendants. Je doute que les universitaires impliqués dans ces dossiers confus et souvent liés aux industriels se portent volontaires. Je doute que les autorités sanitaires et les industriels voient un quelconque intérêt à rouvrir ces dossiers ; ce serait admettre qu'il y a **doute sur l'efficacité** et des **soupçons de toxicité**. Dès lors, retour à la case *jurisprudence de la chloroquine.*

Et je reviens à cette question redondante : pourquoi les industriels et les autorités sanitaires connivente s'affranchissent-ils des bases de l'éthique scientifique ?

CHAPITRE 10

VACCINS, MÉDIAS ET DÉSINFORMATION

La période est étrange. Les médias conventionnels se développent activement avec de nouvelles chaînes de télévision et de radio, ainsi que des magazines et journaux quotidiens (antérieurement en papier) qui se consultent en ligne *via* des téléphones portables. Chaque média conventionnel a un site Internet où les abonnés peuvent retrouver leurs rédacteurs et éditorialistes préférés. Cette profusion a un coût non négligeable : on se lasse vite du conventionnel, et il faut se renouveler fréquemment. Il faut sans cesse de nouvelles têtes et des tons nouveaux. La concurrence est rude pour séduire les annonceurs.

Cette situation n'est pas nouvelle, en fait. De longue date, des penseurs de haut vol – philosophes de toutes tendances (Antonio Gramsci, Raymond Aron), économistes (Max Weber, Karl Marx), sociologues (Pierre Bourdieu), linguistes (Noam Chomsky, Roland Barthes) – ont expliqué comment, dans les sociétés modernes, s'exerce ce que certains appellent la *police de la pensée*. Tout est fait pour empêcher le débat contradictoire (fondement de tout progrès scientifique) et *fabriquer le consentement* du public aux idéologies déterminées (construites) pour favoriser la marchandisation du monde. La formule *business first* est loin d'être un slogan théorique. C'est la vraie vie et les médias conventionnels sont des outils importants dans l'empêchement du débat et l'élaboration d'une *véritable censure* perfectionnée et masquée. On n'interdit plus, on étouffe, on filtre et, surtout, désormais, on se pose en arbitres du réel et en ennemis héroïques des *fake news*. Cette façon de procéder est absolument typique de l'époque : se prétendre *décodeurs* de la désinformation tout en étant les propagateurs de l'information souhaitée par les puissances économiques et commerciales.

C'est une question de survie pour les médias conventionnels qui restent ainsi très dépendants des revenus publicitaires et, parfois, des sponsors. Leurs propriétaires sont désormais des hommes d'affaires et des banquiers ; leur indépendance éditoriale est, quoi qu'ils en disent, fortement compromise. Il faut séduire un public de plus en plus critique et ne pas déplaire aux annonceurs. Au-delà des apparences folkloriques, la meilleure tactique reste d'être conventionnel, c'est-à-dire conformiste, voire ennuyeux. Ce qui fait *de moins en moins recette* auprès des jeunes générations. S'il ne faut pas déplaire aux annonceurs, ceux-ci sont dépendants du public. Et quand il s'ennuie, le public va ailleurs, et les clients des annonceurs aussi. Il faut donc plaire au public. Mais ce dernier se renouvelle sans cesse et, faute de mieux, se retrouve *ailleurs* que sur les sites des médias et annonceurs conventionnels. Cet *ailleurs*, ce sont les fameux réseaux sociaux.

En effet, comme expliqué au chapitre 6, les réseaux sociaux se développent aussi et diffusent en toute liberté des informations d'origines variées où se mêlent la réalité, le sérieux, le comique, le canular et des délires de toutes les sortes, du porno *hard* au politico-barbare.

Les médias conventionnels doivent s'adapter à cette concurrence déloyale. Elle est déloyale car elle ne coûte rien. Tout artiste, philosophe, politicien ou scientifique peut diffuser un message *via*, par exemple, un blog dont le coût d'entretien est faible. Certains malins, qui n'ont pas peur de perdre leur indépendance, attirent les annonceurs et font directement concurrence aux médias conventionnels. Je ne suis pas de ce monde-là ni de cette époque, j'en reste là.

Les médias conventionnels usent d'autres armes pour essayer de survivre, de se défendre et, d'abord, de défendre les intérêts de leurs propriétaires et autres annonceurs.

Un de leurs chevaux de bataille est de combattre les *fake news* (les fausses nouvelles). Certains en font profession. On fait appel à eux chaque fois qu'un annonceur s'estime calomnié ou lésé. L'annonceur peut être une entreprise privée bien localisée ou un conglomérat d'intérêts.

Les supposées *fake news* sur les vaccins constituent un objet médiatique typique susceptible d'attirer les chevaliers du vrai et autres défenseurs de *la* vérité. Les gouvernements des pays démocratiques ont été obligés de financer des sociétés informatiques pour faire la chasse aux *fake news*. Le prétexte principal est de faire disparaître tout ce qui pourrait encourager l'islamisme antidémocratique. Mais, en fait, nous avons constaté que faire disparaître les *fake news* sur les vaccins est aussi un objectif prioritaire.

Sur la question des vaccins, et sans prétendre avoir fait le tour des réseaux sociaux où s'affrontent les *provax* conventionnels/chevaliers du vaccin et les horribles *antivax* diffuseurs de *fake news*, je dois constater que c'est généralement d'une triste nullité d'un côté comme de l'autre. J'ai écrit « généralement », car il y a de remarquables exceptions. Tout le monde ne sait pas travailler sur ces sujets difficiles et peu de scientifiques ont du temps à perdre à se disputer sur des sujets apparemment marginaux. Je ne vais citer personne dans le monde francophone pour m'éviter des querelles inutiles, mais je vais citer un site anglophone qui s'appelle *Full Fact*.

Ci-dessous, la page d'entrée sur le site où je constate (janvier 2021) que les trois sujets de prédilection sont le coronavirus (rien d'étonnant), le Brexit et les vaccins.

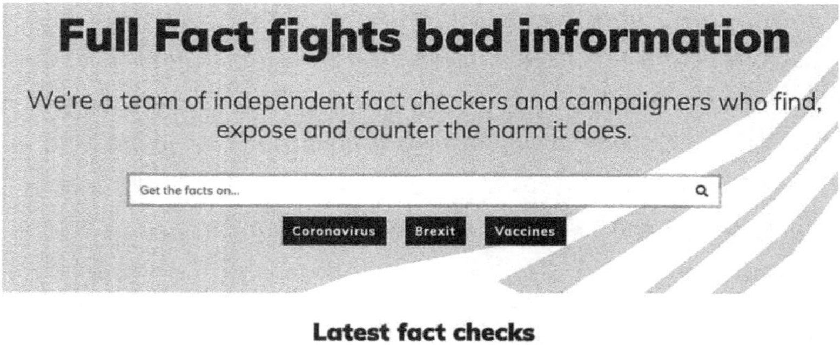

Traduction : « Nous sommes une équipe indépendante qui vérifie les faits, dénonce et lutte contre les maux de la désinformation. »

La question suivante concerne la source de financement, sachant qu'avant même d'ouvrir la rubrique « *about us* », nous savons déjà qu'ils se prétendront indépendants.

Ils écrivent : « *Full Fact is a registered charity. We're transparent about our funding, and it's thanks to the support of thousands of people and organizations that our work remains independent*[72]. » C'est donc l'équivalent français d'une association à but non lucratif (*registered charity*) qui se prétend transparente à propos de ses sources de financement ; ce qui, selon eux, garantirait leur indépendance. Autre garantie d'indépendance, le fait qu'ils aient été créés par des militants de différents partis politiques : « *Full Fact*

72. Traduire par : « Full Fact est une association à but non lucratif. Nous garantissons la transparence sur nos financements. C'est grâce au soutien de milliers de personnes et d'organisations que notre travail peut continuer à se faire en toute indépendance. »

does not take sides. We were launched by a cross-party group, and our board includes representatives of different political parties and viewpoints[73]. » Cela ne veut rien dire, évidemment, car il y a une extraordinaire unanimité dans le monde politique des deux côtés de la Manche pour célébrer les miracles de la vaccination. Aucun politicien bien conseillé, quelles que soient ses convictions personnelles, ne se risquerait à avancer l'idée qu'il est sceptique à propos des vaccins.

En juin 2020, l'agence Reuters annonçait[74] avec tambours et trompettes que Facebook, Twitter et Google allaient s'unir pour lutter contre les *fake news* sur la vaccination. Et Full Fact s'est embarqué dans cette risible croisière.

Au-delà des réseaux sociaux et des problèmes qu'ils posent aux médias conventionnels, ces derniers ont, au cours des précédentes décennies, massivement participé à l'information du public concernant les vaccins.

Était-ce une information équilibrée et objective ?

La réponse est négative. De façon caricaturale, les médias conventionnels ont entonné sans nuance le chant du miracle

---

73. Traduire par : « Full Fact ne prend pas parti. Le lancement de notre association a été accompagné par un groupe multipartite et notre conseil d'administration comprend des représentants de différents partis politiques et de divers points de vue. »

74. Voir : https://fr.reuters.com/article/us-health-health-coronavirus-eu-disinfor/facebook-twitter-google-to-report-monthly-on-fake-news-fight-eu-says-idUSKBN23H1EH

vaccinal. Aucun domaine de la santé n'est présenté de façon aussi univoque. Quel que soit le sujet, il y a toujours une face positive et une autre négative. Avec les vaccins, aucune nuance n'est permise, ce qui discrédite les professionnels des médias et entretient, voire enflamme, le scepticisme et l'hostilité sur les réseaux sociaux. De plus, les médias conventionnels ne laissent place à aucune contradiction. Pis encore, ils exercent une véritable censure sur tout ce qui ne va pas dans le sens souhaité par les autorités sanitaires, les gouvernements et les industriels. Aucune démocratie ne peut tenir longtemps sur une telle ligne de crête. Comme l'a montré la COVID-19, le système sanitaire des grandes démocraties est, sinon malade lui-même, au moins incapable de répondre à une crise sanitaire. De même, les illusions entretenues à propos des vaccins vont apparaître pour ce qu'elles sont vraiment. Les gouvernements se heurtent d'emblée à un profond scepticisme d'une large proportion de la population. Les médias conventionnels essaient de colmater les brèches et entretiennent à leur propre détriment une désinformation à laquelle adhèrent seules les catégories les moins informées et les moins critiques de la population.

La campagne de vaccination anti-COVID a été lancée, curieusement, avec les slogans de transparence et de vérité optimale comme s'il s'agissait d'une remarquable innovation, trahissant ainsi le fait que cela n'avait pas été le cas pour les vaccins antérieurs. À force de hurler à la transparence et à l'indépendance dans l'évaluation et la surveillance des vaccins anti-COVID, les fonctionnaires des ministères, les universitaires, les politiques et les médias dans leur sillage font passer le message que ce n'était pas le cas pour les vaccins antérieurs. Or, non seulement on ne le disait pas, mais on proclamait que tout allait pour le mieux !

Dans les différents livres de la collection « Vaccins & Société », je montre à quel point la désinformation au niveau des médias prévaut. Les professionnels des médias peuvent invoquer le fait qu'ils suivent les recommandations ministérielles, donc politiques, ce qui n'est pas faux ; mais cela témoigne de leur étroite dépendance aux milieux politiques. Ce qu'ils ne peuvent pas avouer, mais qui est évident, c'est que la transparence et l'indépendance des médias sont des illusions. Ils participent à la désinformation... Il sera difficile de rétablir la confiance.

Cela dit, les médias peuvent s'abriter derrière une autre évidence : les milieux universitaires et académiques étaient-ils, et sont-ils aujourd'hui indépendants des pouvoirs politiques ?

Étaient-ils, et sont-ils aujourd'hui indépendants de l'industrie des vaccins ? Cette question est-elle transparente aux yeux des citoyens ?

CHAPITRE 11

DES SCIENCES MÉDICALES ET SOCIALES DÉFAILLANTES

La recherche médicale a de multiples aspects dans les pays développés. Il est possible de travailler avec un petit budget, exclusivement avec des éprouvettes ou sur des modèles animaux. Mais si l'on se mêle de recherche clinique, les budgets deviennent considérables, et aucune institution publique, quel que soit son mode de répartition des crédits entre laboratoires (lesquels doivent aussi assurer un enseignement), ne peut les assurer.

La recherche médicale avec applications cliniques est du ressort du monde industriel. Pourquoi ?

Parce que dans ce monde-là, les **budgets** accordés à des programmes de recherche ne sont pas des **crédits** (ou des dotations) accordés à des équipes sans espoir de retours concrets à court terme, mais des **investissements** qui exigent des **retours sur investissements**. Aucun directeur financier d'aucune entreprise industrielle et commerciale n'accordera un euro à un programme de recherche qui n'ouvre pas des perspectives de chiffre d'affaires et de profit. C'est normal.

Cela ne veut pas dire que l'on n'est pas prêt à prendre des risques avec des programmes audacieux, mais que les risques d'échec sont minutieusement calculés et compensés par d'autres programmes moins risqués. Cela ne veut pas dire que des équipes indépendantes ne sont pas sollicitées pour participer à des programmes audacieux, mais le maître d'œuvre restera l'industriel et financier qui, dès lors, revêt le costume de **sponsor**. On peut ainsi donner l'apparence que cette recherche est indépendante (de tout objectif commercial) et que le sponsor n'intervient pas dans le programme. Seuls des commentateurs naïfs peuvent ainsi s'illusionner.

Ainsi s'expliquent **deux phénomènes** (assez) contemporains en recherche médicale : la complaisance des administrations sanitaires et une quête désespérée par les institutions de recherche publique de contrats industriels.

Le **premier phénomène** est la complaisance, voire la connivence, des administrations sanitaires avec le monde industriel. Ce n'est pas un secret et cela fait partie des réglementations européennes. Il est de notoriété publique – chacun peut aller vérifier ces évidences *via* Internet ou la lecture des livres de la collection « Vaccins & Société » – que les administrations sanitaires européennes sont totalement au service des peuples pour préserver leur santé, mais avec une limite : les politiques suivies ne doivent pas porter préjudice aux industries européennes des produits de santé[75]. Dans le domaine de la santé des peuples aussi, au-delà

75. Directive 2001/83/CE qui reprend le préambule de la directive 65/65/CEE.

des belles paroles, c'est la loi intangible du *business first*. Autrement dit, tout est permis aux industriels : ils vivent sous la protection des gouvernements. Dès qu'un industriel s'estime mis en cause ou suspecté (quelle qu'en soit la raison), il peut s'abriter derrière ces réglementations européennes et mettre en avant le **secret industriel**. Aucune investigation n'est possible, à moins qu'un procureur n'ordonne une enquête policière donnant accès aux dossiers et ordinateurs ; pour cela, il faudrait qu'il y ait de graves atteintes aux lois du pays.

Ainsi, que cela plaise ou non, dans notre monde moderne, la recherche médicale exige la collaboration des administrations sanitaires et des industriels. Dans ce contexte, les scientifiques ne sont que d'éventuels *faire-valoir*. Plus exactement, l'activité principale et fondamentale de la recherche scientifique – c'est-à-dire élaborer des théories explicatives du monde – n'a pas de place dans la recherche médicale contemporaine. S'y substitue le développement de nouvelles technologies susceptibles d'ouvrir de nouveaux marchés.

Mais *technologie n'est pas science*. C'est un point fondamental à comprendre.

Pour développer un nouveau vaccin, nous avons besoin de technologies, pas forcément de théories scientifiques. À cet égard, la COVID-19 est emblématique. Nous pouvons laisser aux scientifiques le soin d'expliquer d'où vient le nouveau coronavirus, pourquoi il donne lieu à une pandémie, pourquoi elle s'est apparemment figée en Asie et pourquoi elle perdure dans les pays occidentaux mais, pour développer un vaccin anti-COVID de façon accélérée, c'est l'industriel, ses technologies et son ingénierie qui peuvent faire émerger une solution.

Toutefois, faute d'une réelle compréhension des évènements – grâce à des théories explicatives élaborées par les scientifiques – les solutions basées sur les seules technologies seront transitoires ou insuffisantes. L'histoire à venir de la COVID-19 nous l'enseignera, mais une des hypothèses des industriels est que les vaccins élaborés pour une première vague (une première version du virus) ne seront pas adaptés pour une seconde vague et un nouveau virus muté. C'est ce qui arrive chaque année avec les virus de la grippe, à la grande satisfaction des industriels qui voient leur commerce toujours plus florissant.

Des coronavirus mutés ne seraient donc pas pour déplaire aux industriels qui voient ainsi les besoins, donc les marchés et les budgets, se renouveler à un rythme accéléré. Et ce business fait aussi la joie des gouvernements (et de leurs administrations sanitaires), car toute activité économique créatrice de valeur (et d'emplois) est toujours la bienvenue en temps de crise ; même si la *création de valeur*, comme disent les économistes conventionnels, n'est pas associée à des progrès sociaux et sanitaires.

Saura-t-on prévoir les nouveaux coronavirus comme on prétend prévoir les nouveaux virus de la grippe ? Les industriels ne peuvent pas répondre à cette question scientifique. Elle est pourtant cruciale pour la santé des peuples, car le nouveau vaccin anti-COVID risque d'avoir toujours une étape de retard. Ce qui n'est pas un problème pour les industriels dont les objectifs ne sont pas, en priorité, de sauver des vies, mais d'élaborer des produits de santé commercialement utiles.

Dans ce contexte, les sciences médicales sont négligeables et négligées. Toutefois, le statut de scientifique ayant encore quelque prestige, l'image du scientifique est utilisée pour essayer de convaincre les populations que les administrations sanitaires font bien leur travail et que les industriels proposent de nouveaux produits – parfois des médicaments, parfois des vaccins – permettant de résoudre la crise au plus vite. Depuis la crise de la COVID-19, nous voyons ainsi des universitaires et des professeurs de médecine s'exprimer à longueur de journée sur la crise, son déroulement, sa gravité et ses conséquences hospitalières. Il est difficile de dire des choses intelligentes et de ne pas se contredire dans de telles circonstances. Soyons indulgents. Mais ce qui transparaît, c'est une *défaillance scientifique* assez générale. Il y a, bien sûr, quelques exceptions.

Concernant la gestion de la crise sanitaire de 2020 par les administrations sanitaires et leurs conseillers scientifiques - des épidémiologistes aux virologues et autres mathématiciens-modélisateurs - le constat est navrant. Cela ne mérite pas d'autre commentaire, sinon que tous ces intervenants (qu'ils aient une étiquette scientifique ou pas sur leurs casquettes) n'usaient pas des sciences médicales dans ces pratiques. Concernant les médicaments anti-COVID, le constat est encore plus navrant et ne mérite pas de commentaire non plus. *Défaillance collective* est le mot juste. Mais ce ne sont pas, en l'occurrence, les sciences médicales qui s'avèrent défaillantes, ce sont ceux qui prétendent s'en servir.

À propos des vaccins anti-COVID-19 - abordés dans la troisième partie -, le paysage est différent. Les technologies mises à contribution pour élaborer ces nouveaux vaccins sont impressionnantes et nous pouvons espérer que, transitoirement au moins, ces vaccins permettent aux sociétés occidentales de respirer un peu. À ce jour (mars 2021), il serait présomptueux de vouloir plus. Je crains qu'il ne faille attendre plusieurs mois, voire des années, pour se permettre un bilan. Ce dernier donnera lieu à des explications - des théories explicatives - que seules les sciences médicales permettront d'élaborer. Nous pourrions dire qu'il sera trop tard. C'est vrai pour une première crise sanitaire, mais les théories explicatives donneront la possibilité de se préparer à la suivante.

Le **deuxième phénomène** caractéristique de l'époque et typique de la problématique vaccinale est la mise en place de collaborations entre le monde de la recherche publique et les industries des produits de santé.

Ces collaborations, où tout le monde peut gagner, prennent des aspects très variés en fonction des pays et des cultures : les États-Unis ne sont pas la Chine !

J'ai décrit, dans différents livres de la collection « Vaccins & Société », comment ces collaborations peuvent se mettre en place. Un bon exemple est celui des vaccins antigrippaux (**livre 7**). J'y décris comment l'OMS et les industriels des vaccins (qui sont des groupes internationaux) mettent au point les recettes des vaccins antigrippaux chaque année. Je ne discute pas la validité des procédés ni l'efficacité et l'innocuité des vaccins finalement injectés. Je constate que l'OMS réunit des comités d'experts de différentes nationalités et des ingénieurs des industries des vaccins antigrippaux pour se mettre d'accord sur la composition des futurs vaccins. En mettant l'autorité et la supposée indépendance de l'OMS (et des experts qu'elle réunit) au premier plan, on espère faire croire que ce ne sont pas les ingénieurs de l'industrie qui finalement décident de ce qui sera commercialisé. Par ce procédé, les industriels bénéficient de l'expertise de l'OMS (de ses experts) et l'OMS peut faire croire que c'est elle (indépendamment des industriels) qui gère la question des vaccins antigrippaux. Comme je l'ai montré dans le **livre 7**, les experts de l'OMS sont souvent aussi membres des comités scientifiques des industriels. Personne n'est dupe et tout le monde est content.

La question principale reste : est-ce utile ? Seuls des scientifiques indépendants pourraient répondre. Mais on ne leur demande pas leur avis : c'est une autre forme de défaillance des sciences médicales.

La collaboration entre la recherche publique et l'industrie, si nous restons sur la question des vaccins, a pris en France un aspect particulier sous l'autorité supposée de l'état-major de l'INSERM. Il y a différentes versions de ces collaborations (que nul ne saurait critiquer), mais le concept de base se résume dans la formule *plateforme public-privé*.

Chacun apporte ses outils et ses provisions pour ce beau pique-nique où l'on donne l'apparence que le maître d'œuvre est l'institution publique : Aviesan (Alliance nationale pour les sciences de la vie et de la santé), VRI (Vaccine Research Institute ou Institut de recherche vaccinale) ou encore IMI (Initiative pour les médicaments innovants) en sont des exemples qui, selon le site gouvernemental, « favorisent la coopération entre les industriels et les scientifiques[76] » ; ou enfin le consortium CARE (Corona Accelerated R&D in Europe) qui, selon le site de l'INSERM, « est doté de 77,7 millions d'euros, pour 5 ans, par l'Union européenne et des entreprises pharmaceutiques. Le consortium rassemble pas moins de 37 acteurs du monde académique et de l'industrie pharmaceutique ». Pour le consortium CARE, on peut avoir une idée du rôle des industriels en allant sur un

76. Voir : https://www.horizon2020.gouv.fr/cid72678/medicaments-innovants-imi.html

site commercial européen[77]. Pas un ne manquera à l'appel d'une telle aubaine. Quel que soit le discours, l'horizon de ces belles initiatives relève davantage de la technologie vaccinale ou médicamenteuse que des sciences médicales.

Pour réellement apprécier la place des sciences médicales dans la médecine des vaccins, nous pouvons faire appel aux **sciences sociales.** Mais elles sont quasiment absentes, ou franchement défaillantes quand elles s'avisent d'expliquer des phénomènes sociologiques comme *l'hésitation vaccinale*.

Tout le monde n'est pas sociologue, et tous les sociologues ne sont pas capables de comprendre la problématique vaccinale. Je prends un exemple, celui d'un article daté du 2 décembre 2020 et titré : « Vaccination : une hésitation française ».

L'article est en libre accès[78]. L'auteur est un certain Jocelyn Raude, enseignant-chercheur en psychologie sociale à l'École des hautes études en santé publique (EHESP). Certes, il avoue avoir reçu des financements de l'Europe pour ses travaux de recherche et avoir participé à des travaux scientifiques sur *l'hésitation vaccinale* financés par l'industrie pharmaceutique (MSD, GSK). Sans caricaturer, le péché originel de cette analyse est que l'hésitation vaccinale est vue *a priori* comme une défaillance intellectuelle contre laquelle il faut lutter. L'article est ainsi représentatif de la

---

77. Voir : https://www.businesswire.com/news/home/20200817005736/en/Europe%E2%80%99s-Largest-Initiative-Launches-Accelerate-Therapy-Development

78. Voir : https://theconversation.com/vaccination-une-hesitation-francaise-150773

contribution, globalement défaillante, des sciences sociales à la problématique vaccinale.

Au moment où il semble indispensable d'ouvrir des négociations et discussions pour trouver un compromis positif sur la question vaccinale, je doute que de tels représentants des sciences sociales puissent contribuer à l'apaisement des débats, et encore moins à servir d'arbitre.

CHAPITRE 12

UN COMPROMIS EST-IL POSSIBLE ?

Qui dit « compromis », dit « controverse » (ou querelle) entre deux partis ou deux camps qui s'estiment *adversaires*. En schématisant, les deux camps à propos de la querelle vaccinale sont les *provax* et les *antivax*.

Un compromis est possible si les termes de la querelle sont clairement définis et si les partis en présence sont prêts (aptes) à une discussion franche et ouverte. Il faut évidemment que les camps en présence soient identifiés (leurs centres et leurs contours) et que les protagonistes (ou leurs représentants) souhaitent arriver à un compromis.

Ce *désir de compromis* doit s'accompagner d'une reconnaissance de l'existence du camp adverse et d'un minimum de respect envers les arguments de ce camp adverse et les défenseurs de ces argumentaires.

Tous les négociateurs et les diplomates, depuis la nuit des temps de la diplomatie, savent que pour réunir des adversaires et s'essayer à un compromis ou une *paix des braves*, il faut un élément neutre et respecté par les deux partis, c'est-à-dire un arbitre ou un juge.

Mais, comme dans un sport, un arbitre doit s'appuyer sur des règles (du jeu) admises par les deux camps. De son côté, un juge doit exercer sa fonction sur la base d'un code qui doit être connu et accepté par les négociateurs des deux camps.

Voilà beaucoup de conditions indispensables pour essayer d'arriver à un compromis.

En conclusion de cette première partie et de ces onze chapitres, mon impression est que les conditions de cessation de la *guerre de religion* à laquelle nous assistons à propos des vaccins depuis des décennies ne sont pas réunies. En ce début d'année 2021, les belligérants ne sont pas encore prêts à négocier.

Mais mon intuition me dit que nous n'en sommes pas loin, et que la COVID-19 pourrait accélérer le processus de rapprochement. Mais la COVID-19 pourrait aussi à nouveau radicaliser les deux camps et empêcher ce rapprochement. Tout est possible.

Au moment où les nations doivent trouver des solutions partagées pour surmonter la crise sanitaire, il semble impératif d'unir les forces et de faire cesser les combats d'arrière-garde. La querelle autour des vaccins peut trouver une issue raisonnable à condition que les partis en présence s'écoutent et soient prêts à des concessions. Il faut que les *sciences médicales* servent de cadre aux discussions et que l'on évite les bavardages inutiles. Il faut que les négociateurs se mettent d'accord sur la notion de sciences médicales appliquées à la médecine des vaccins.

Serons-nous capables de trouver des négociateurs représentatifs des deux camps et capables de dialoguer ?

Où trouverons-nous l'arbitre qui pourra canaliser les débats ? La question de l'arbitrage est cruciale.

En principe, dans toutes les démocraties, en cas de querelles partisanes, c'est l'État qui sert d'arbitre. Avec la question vaccinale, l'État a pris parti pour un camp, celui du *vaccinalisme* maximal et obligatoire. C'est une position extrême, voire extrémiste – presque unique parmi les vieux pays démocratiques – qui lui interdit d'être arbitre. La première phase de toute négociation à venir sera de désigner le mode d'arbitrage et les arbitres potentiels.

DEUXIÈME PARTIE

LES TECHNOLOGIES VACCINALES

INTRODUCTION

L'irruption de la COVID-19 a provoqué un extraordinaire élan des milieux industriels et technologiques pour la mise au point rapide d'un vaccin susceptible de stopper la pandémie. Que l'on soit un *vaccinaliste* inconditionnel ou un sceptique, voire un indécis, on ne peut que saluer cet effort international pour proposer aux soignants et aux gouvernants une possible solution à la crise.

Évidemment, ce n'est pas (ou pas seulement) un geste humanitaire ou philanthropique : il y a (commercialement) de belles affaires à faire avec cette pandémie. Il serait dommage de ne pas en profiter. Une autre illusion serait d'imaginer que des ingénieurs auraient soudain conçu les vaccins proposés en ce début de 2021. Illusion aussi de croire qu'en quelques semaines les techniques de fabrication de masse auraient été mises au point. Comme je l'ai exposé dans le chapitre 2 (première partie) à propos des vaccins contre Ebola, Zika ou chikungunya, les experts en vaccins travaillent depuis longtemps (parfois depuis plusieurs décennies) sur des technologies innovantes. Il manquait une circonstance idéale pour une mise en application accélérée. La COVID-19 est une opportunité inespérée pour l'industrie des vaccins.

Avant cet aboutissement technologique et industriel, l'histoire des vaccins a été pénible, et les progrès ont été lents depuis Jenner, puis Pasteur. Pour bien comprendre la période actuelle, il faut faire un retour historique – mais il est impossible en quelques pages de tout dire. Je vous prie de m'excuser à l'avance pour certains oublis qui peuvent également être le produit d'une sélection à laquelle j'ai consenti par nécessité.

J'ai décrit de nombreux vaccins dans la collection « Vaccins & Société », et je n'ai pas voulu être redondant ou, pire, me plagier moi-même. Je demande aux lecteurs insatisfaits de se reporter à cette collection avant de me faire le reproche de ne pas avoir fait les bons choix.

Les vaccins sont généralement considérés dans les milieux universitaires, médicaux, politiques et médiatiques conventionnels comme un des miracles de la médecine qui auraient sauvé des centaines de millions de vies dans l'histoire récente de l'humanité. Bien souvent, cette admiration pour les vaccins se confond avec une admiration pour le principe de vaccination. Là naît une des causes des controverses sur les vaccins. Les uns acclament la vaccination de **façon générale** sans bien en connaître les aspects techniques et médicaux spécifiques, et souvent sans connaître chaque vaccin spécifiquement. D'autres, parfois eux-mêmes victimes d'un vaccin ou témoin d'un accident vaccinal, s'attachent aux effets d'un vaccin spécifique (parfois déjà retiré du marché) pour critiquer ou condamner **tous** les vaccins.

Ce sont les deux erreurs à ne pas commettre quand on analyse les vaccins. Que le principe vaccinal soit une belle technologie ne fait aucun doute. Mais que cette technologie soit belle en théorie est d'un faible intérêt pratique. Ce qui importe pour les médecins et les familles qui leur confient leurs bébés, par exemple, ce n'est pas le principe général, ce sont les effets réels de chaque vaccin spécifique en matière d'efficacité, de toxicité et de rapport bénéfice/risque. Toute considération théorique est sans aucun intérêt pour eux.

Il en est de même pour les scientifiques sérieux : chaque vaccin et chaque maladie correspondante soulèvent une question spécifique. Les scientifiques et les médecins se rejoignent sur cet aspect : que le vaccin contre la **rage** soit utile ne leur apporte rien quand on doit légitimer l'obligation vaccinale contre la **rubéole** ou la **coqueluche**.

Il faut donc analyser les effets de **chaque vaccin** et ne pas se perdre dans une discussion plus ou moins philosophique (mais inutile pour les médecins et les familles) sur le **principe vaccinal**.

Ce détournement, voire cette distraction, des problèmes spécifiques de chaque vaccin vers des problématiques générales explique en partie le scepticisme croissant des scientifiques et l'hésitation croissante des familles et de leurs médecins ; même si cette dernière s'exprime plus dans les sondages d'opinion que dans un refus violent des vaccins obligatoires du nourrisson. Plus inquiétante pour les autorités sanitaires est la résistance réitérée, année après année, à la vaccination antigrippale et, très récemment, le refus de près de 50 % des Français consultés de se faire vacciner contre le COVI-19. De même, l'hésitation vaccinale chez les soignants est croissante, notamment pour la vaccination antigrippale.

Pour comprendre les phénomènes actuels et faire évoluer les mentalités, il n'est pas inutile d'expliquer d'où viennent les vaccins et comment les technologies ont évolué depuis Jenner au XVIIIe siècle, puis Pasteur au XIXe siècle. Je vais faire simple et surtout expliquer les grandes tendances. Je ne vais pas revenir sur les premières tentatives vaccinales (Jenner et Pasteur) qui, quoiqu'héroïques (premier chapitre de la première partie), n'apportent pas d'éléments probants à la compréhension de la médecine des vaccins modernes.

CHAPITRE PREMIER

LES VACCINS *ARCHAÏQUES* CONTRE LE TÉTANOS ET LA DIPHTÉRIE

L'adjectif « *archaïque* » n'a rien de méprisant ici ; il veut dire qu'il faut aller dans les archives pour retrouver les traces de ce que firent brillamment nos prédécesseurs.

J'ai expliqué les vaccins (anciens et modernes) contre le tétanos et la diphtérie dans le **livre 3** de la collection « Vaccins & Société ». Les lecteurs y trouveront de quoi satisfaire leur curiosité.

Tétanos et diphtérie sont des maladies graves, nul n'en doute. Après les péripéties des premiers vaccins (destinés aux humains) contre la variole (Jenner) et la rage (Pasteur), des progrès décisifs ont été faits contre les maladies infectieuses que sont le tétanos et la diphtérie. L'homme de la situation fut le médecin allemand Emil von Behring qui reçut le premier prix Nobel de médecine en 1901 pour l'ensemble de ses travaux sur ces pathologies.

Behring et ses collègues ont démontré que le sérum d'animaux auxquels on avait injecté l'agent du tétanos pouvait protéger d'autres animaux qui avaient reçu des doses létales de l'agent du tétanos. L'interprétation était que le sérum des malades était protecteur contre la toxine tétanique chez les animaux non préalablement infectés. Ils démontrèrent la même chose à propos de la toxine diphtérique. L'animal de référence pour la production massive de sérums antidiphtérique et antitétanique destinés aux humains était le cheval. C'est le point de départ des sérums protecteurs puis des nouveaux vaccins. C'est donc le premier exemple de ce que l'on appelle « l'immunothérapie », utilisé récemment contre la COVID-19. On peut injecter du sérum de convalescent contenant des anticorps protecteurs (selon la théorie actuelle) ou bien fabriquer des anticorps de synthèse ayant les mêmes propriétés protectrices. Ces principes furent rapidement appliqués en médecine humaine, notamment chez les enfants pour la diphtérie et chez les grands blessés pour le tétanos. J'ai moi-même connu comme jeune médecin dans les urgences des hôpitaux parisiens dans les années 1970 la cérémonie (devant la moindre blessure bénigne) du sérum antitétanique (SAT) + rappel de vaccination antitétanique (VAT). À l'époque, le SAT était encore du sérum de cheval, aujourd'hui remplacé par des immunoglobulines humaines.

Les sérums de cheval ou d'autres origines pouvaient provoquer de fortes réactions allergiques et l'on chercha des alternatives à partir desquelles sont nés les vaccins antitétanique et antidiphtérique. En effet, une fois comprise l'existence de substances protectrices produites par les malades contre les toxines bactériennes, l'on passa à l'idée que plutôt qu'injecter ces substances *via* un sérum animal, il était possible de susciter leur production par les patients eux-mêmes en leur injectant une *toxine atténuée*, selon les principes de Pasteur. C'était rejoindre les notions de vaccins élaborés par ce dernier et Jenner.

Mais ce ne fut pas simple. En 1921, Gaston Ramon mit au point une technique permettant de diminuer la fréquence et la sévérité des réactions allergiques aux sérums de chevaux : ce fut l'invention des *antitoxines* (ou *toxoid* en anglais). En 1923, le même Ramon montra que l'on pouvait *atténuer* la toxine diphtérique qui devenait moins dangereuse tout en suscitant la protection : c'est la notion d'*anatoxine*.

Ce fut le premier vaccin antidiphtérique : on injecta l'anatoxine pour susciter la production d'antitoxine. La version naïve de l'effet de l'antitoxine est la production d'anticorps dirigés contre la toxine.

Il fit la même démonstration pour l'anatoxine tétanique. C'est ici que commencent les problèmes avec ces vaccins et aussi - c'est moins glorieux - une sorte de mythologie. Ces vaccins n'ont jamais subi l'épreuve de la vérification scientifique (version moderne) pour leur efficacité et leur innocuité. Il faut procéder à quelques corrections des anecdotes qui entourent ces vaccins, car elles permettent d'expliquer comment ils vont évoluer de Ramon jusqu'à nous. Tout d'abord, il s'avéra assez vite que, injectés isolément, ces vaccins soulevaient des problèmes de toxicité (sévères effets indésirables) quand la dose était trop forte, et d'efficacité quand la dose injectée était trop faible. Ça n'a rien de honteux, toutes les technologies nouvelles exigent des améliorations. Il fallait naviguer entre le manque d'efficacité et la toxicité.

Il y eut plusieurs innovations technologiques. L'objectif était d'augmenter l'efficacité des anatoxines (le vaccin) sans provoquer d'effets indésirables trop importants. Le principe essentiel fut d'associer dans la même seringue plusieurs anatoxines : ainsi naît la combinaison diphtérie + tétanos. Dans cette association, chaque antigène sert de stimulus immunitaire *additionnel* à l'autre : ce sont les prémices du concept d'*adjuvant*. Mais comme ça ne suffisait pas, on ajouta des immunostimulants non spécifiques : c'est la naissance des **substances adjuvantes de l'immunité** avec, par exemple, l'aluminium.

On voit ainsi que les questions cruciales de *vaccins combinés* et d'*adjuvant vaccinal* sont intrinsèques au principe vaccinal dès son origine. Retourner dans les archives avec un regard de scientifique d'aujourd'hui suscite certes l'admiration pour ces pionniers, mais aussi le scepticisme, tant les façons de procéder nous paraissent archaïques, peu scientifiques en fait. Pour le médecin consciencieux qui doit expliquer et rassurer des familles, c'est le doute et le soupçon qui surgissent. À nouveau, on ne peut plus se contenter de généralités sur la *vaccination qui aurait sauvé des vies.* Ces vaccins combinés et leurs adjuvants n'ont jamais été testés correctement, c'est-à-dire selon des procédures qui nous paraissent normales aujourd'hui.

Que sait-on vraiment sur chaque vaccin administré à nos nourrissons ?

J'ai expliqué ce qu'étaient ces vaccins combinés dans les **livres 1** et **3** de la collection « Vaccins & Société », et j'ai essayé de résumer nos connaissances sur les substances ajoutées aux vaccins dans le **livre 2**[79].

J'ai notamment décrit l'état de connaissances sur **l'aluminium.** En France, ce n'est que récemment que les médecins et leurs familles ont pris conscience de la présence d'un métal potentiellement toxique dans les seringues vaccinales. La découverte des bénéfices de l'aluminium dans la technologie de vaccins remonte pourtant à 1926, avec Alexander Glenny, un immunologiste anglais travaillant pour les Wellcome Research Laboratories. Ce nom est tiré de celui d'un de ses fondateurs, Henry Wellcome. C'était un puissant laboratoire de recherche privé au service des industriels. En essayant de purifier et de concentrer l'anatoxine diphtérique, Glenny découvrit que l'immunogénicité (aptitude à générer une réponse immunitaire avec production d'anticorps) du mélange anatoxine + sel d'aluminium était beaucoup plus forte que celle de l'anatoxine seule à doses égales.

Depuis, de nombreux vaccins ont été développés avec de l'aluminium car, outre une meilleure réponse immunitaire, l'aluminium permettait de réduire les doses d'anatoxine (ou d'un autre antigène) dans les seringues avec un double avantage : une baisse des effets

79. Voir pages 83 et suivantes.

indésirables dus aux antigènes (puisque la dose était diminuée) et une réduction du prix de la seringue en raison de la diminution de la dose d'antigènes car, par comparaison, le prix de l'aluminium est négligeable.

Tous les vaccins contenant de l'aluminium sont un judicieux compromis entre le nombre d'antigènes présents et la quantité d'aluminium dans la seringue. Par exemple, les *vaccins hexavalents* décrits dans le **livre 4**[80] de la collection « Vaccins & Société », contiennent six vaccins différents et sont désormais obligatoires pour les nourrissons. La concentration de chaque antigène et celle d'aluminium dans la seringue sont aussi des compromis entre toxicité et efficacité. L'aluminium étant un métal toxique – par les voies transcutanée (l'aluminium est désormais interdit dans les cosmétiques) et injectable – les autorités sanitaires (notamment américaines) ont exigé une dose maximale à ne pas dépasser dans les seringues (voir le **livre 4**). La façon dont cette dose (subtoxique) a été déterminée reste obscure. Pour les industriels modernes, l'aluminium est absolument indispensable pour la technologie et l'économie des vaccins, et ils mettent dans les seringues la dose optimale admissible.

---

80. De Lorgeril Michel, *Les Vaccins du nourrisson, coqueluche, hépatite B et les vaccins hexavalents - Une analyse scientifique à l'intention des familles et de leurs médecins*, collection « Vaccins & Société », Chariot d'or, 2019. Il sera ensuite fait référence à ce titre par la mention simple : « Livre 4 ».

Plusieurs théories ont été proposées pour expliquer cet effet inattendu de l'aluminium sur le système immunitaire, parmi lesquelles je retiens celle de Glenny lui-même. Il a proposé la *depot theory* qui prétend que le contenu de la seringue injectée forme des nodules qui ralentissent la diffusion des antigènes et prolonge la durée de stimulation du système immunitaire. Glenny a montré que les nodules prélevés chez un animal vacciné pouvaient être réinjectés à un animal non vacciné qui était alors immunisé. D'autres ont proposé que la présence de l'aluminium stimule des cellules du système immunitaire (cellules dendritiques) non stimulées par les antigènes et implique ainsi ce que les immunologistes appellent le système immunitaire inné. D'autres enfin proposent que l'aluminium vaccinal active l'inflammasome (théorie de Veit Hornung) qui joue aussi un rôle fondamental dans la cancérogenèse[81]. Si cette dernière théorie était confirmée, elle irait dans le sens (suspecté) d'un effet de l'aluminium des cosmétiques sur le risque de cancer du sein. Si l'aluminium vaccinal injecté à des nourrissons joue un rôle sur le risque ultérieur de cancers ou de maladie du système immunitaire – ou encore, selon certains, sur le risque de maladies neuropsychiatriques (**livre 4**) –, cela sera excessivement difficile à démontrer considérant le délai obligatoire

81. HAMARSHEH S et ZEISE R., « NLRP3 Inflammasome Activation in Cancer: A Double-edged Sword », *Front Immunol* 2020 ; 11:1444.

(au minimum plusieurs années) entre les injections et le diagnostic d'une de ces maladies.

Mais ces considérations techniques ne nous disent rien sur l'efficacité réelle de chacun des vaccins présents dans les seringues hexavalentes, et rien n'est fait pour identifier les effets indésirables chez les nourrissons.

On peut consulter le texte de l'OMS de 2014[82] pour évaluer ces effets indésirables, sachant qu'en l'absence de données solides - ce qui est admis par les rédacteurs - tout est fait pour les minimiser et rassurer les familles. Ce manque de clarté alimente la défiance vis-à-vis des vaccins, et les déclarations rassurantes des autorités ne peuvent compenser les inquiétudes suscitées par la lecture de la longue liste des effets indésirables admis par les industriels eux-mêmes (**livre 4**).

La question des **effets indésirables différés** (parfois de plusieurs années) des vaccins est très difficile et alimente la défiance antivaccinale, faute de donner une réponse appropriée. Pour certaines familles, la relation entre des injections de vaccins (avec ou sans aluminium) et des effets indésirables ne fait aucun doute car, dès les premières injections, leur nourrisson a changé, et chaque injection ultérieure a renouvelé et parfois aggravé les symptômes. Pour le médecin vaccinateur, la culpabilité est humainement ingérable, et il va nier les faits. S'appuyant sur de pauvres

82. Voir : https://www.who.int/vaccine_safety/initiative/tools/May_2014_DTP_final_FR.pdf?ua=1

études épidémiologiques ressassées par les autorités sanitaires pour se disculper et disculper les médecins, il va évoquer la coïncidence. Ce qui ne peut satisfaire les familles, et encore moins les scientifiques.

Le problème s'exacerbe quand des médias conventionnels – probablement récompensés pour faire ce travail de désinformation – viennent dédouaner les industriels et les autorités sanitaires de ces effets indésirables. Un des exemples les plus pénibles est celui des supposés *décodeurs* du journal *Le Monde*[83]. Tout est dit dans ce genre d'article pour activer le sentiment de défiance et même d'hostilité, à commencer par le titre méprisant sur les *antivaccins* ; comme si discuter la toxicité de l'aluminium vaccinal était la démonstration d'une profonde idiotie. On pourrait croire qu'il ne s'agit que de la dérive d'un journaliste « nigaud », mais ses raisonnements se superposent à ceux des universitaires et des autorités sanitaires incompétentes qui s'acharnent à défendre l'innocuité de l'aluminium vaccinal pendant que les industriels font tout leur possible pour s'en débarrasser et cherchent désespérément de nouveaux adjuvants pour remplacer l'aluminium dans leurs nouveaux vaccins.

Aucun compromis ne sera possible tant que ces inquiétudes ne seront pas prises en compte.

Pour terminer ce chapitre sur les vaccins archaïques, je note que le mode de production industrielle des anatoxines est lui-même resté archaïque. Des familles ou des médecins

---

83. SÉNÉCAT Adrien, « Antivaccins : des mensonges dans un débat légitime. L'aluminium est-il dangereux ? », publié le 11 juillet 2017.

inquiets ou curieux peuvent s'instruire sur ces préparations en consultant par exemple le site MesVaccins.net[84]. Outre leur adsorption sur des sels d'aluminium, les anatoxines sont encore préparées à partir de toxines produites par des bactéries cultivées sur des milieux de culture adaptés et dans des sortes de fermenteurs. « *La toxine est purifiée par précipitation, convertie en anatoxine par addition de formaldéhyde et concentrée par ultrafiltration. Le milieu de culture contient de la caséine dégradée par la trypsine, avec de la cystine, du maltose, de l'uracile, des sels inorganiques et des vitamines.* » Ces modes de production pourraient être améliorés avec les technologies modernes, mais les enjeux économiques sont probablement trop faibles pour que de jeunes industriels prennent ce risque en recherche-développement.

84. Voir : https://www.mesvaccins.net/web/vaccines/527-vaccin-diphterique-et-tetanique-adsorbe

CHAPITRE 2

LES VACCINS *CLASSIQUES* CONTRE LA COQUELUCHE ET LA FIÈVRE JAUNE

Concernant les technologies vaccinales plus sophistiquées, mais encore archaïques (je les qualifie de « classiques »), j'ai sélectionné deux exemples, les vaccins contre la coqueluche et la fièvre jaune. Au-delà d'une acceptation de façade, ces vaccins ont suscité et continuent de susciter des interrogations.

La pire des choses, à notre époque de grande défiance, est d'essayer de dissimuler les problématiques vaccinales au public et aux médecins. Il est impératif que les scientifiques fassent leur travail d'information objective. Eux seuls peuvent rétablir la confiance et aider à l'élaboration de politiques vaccinales cohérentes et acceptables. Ces deux vaccins sont intéressants, car ils sont à la fois anciens – leurs premières versions datent des années 1930 – et modernes, car ils ont bénéficié d'améliorations multiples, qui témoignent des lents progrès des technologies vaccinales.

J'ai longuement traité des vaccins contre la **coqueluche** dans le **livre 4** de la collection « Vaccins & Société ». J'ai notamment rapporté les conclusions de l'un des meilleurs experts des vaccins contre la coqueluche qui, en 2016, écrivait que les vaccins existants étaient d'un faible intérêt et que l'on s'était trompé sur l'épidémiologie de la coqueluche. Ces considérations doivent être pondérées puisque, dans le même temps, cet expert de l'Institut Pasteur, Camille Locht, propose un nouveau vaccin dont il détient le brevet[85]. Le conflit d'intérêts est patent ; il faut donc analyser toutes les informations avec prudence.

Il faut aussi mesurer ce que représente réellement la coqueluche au XXe siècle. Les perspectives sont très différentes en France – où c'est une maladie bénigne de l'enfance – par rapport aux États-Unis et au Royaume-Uni où la coqueluche est vue comme un fléau social. Les sources d'information (les archives) sont essentiellement d'origine anglo-saxonne. Les premiers vaccins datent de 1939, après que les Américaines Kendrick et Eldering[86] ont mis au point des techniques de culture de la bactérie responsable. Elles vont procéder en plusieurs étapes, les principales étant, outre la culture de la bactérie, son inactivation pour en faire un vaccin, puis la combinaison de ce vaccin inactivé avec d'autres vaccins, notamment ceux de la diphtérie et du tétanos. J'ai expliqué dans le chapitre précédent les avantages des vaccins *combinés* dans une même seringue.

---

85. Voir : https://presse.inserm.fr/un-nouveau-vaccin-contre-la-coqueluche-en-developpement/40926/

86. Shapiro-Shapin C. G., « Pearl Kendrick, Grace Eldering, and the Pertussis Vaccine », *Emerg Infect Dis* 2010 ; 16:1273-8.

Qu'est-ce qu'un *vaccin inactivé* ? C'est encore un vaccin archaïque. Après avoir cultivé les bactéries en masse, on les tue par différentes techniques (chaleur ou formaldéhyde, par exemple) ce qui les rend incapables de provoquer la maladie. Mais ces cadavres de bactéries ne doivent pas être toxiques, tout en suscitant une réaction immunitaire du type vaccinale. La technologie des vaccins vise à obtenir ce difficile équilibre entre une faible *infectivité* - qui peut être assimilée à de la toxicité si les bactéries contenaient des toxines qui n'ont pas été détruites lors de l'inactivation - et une *immunogénicité* suffisante pour faire son office vaccinal.

On peut attribuer à Kendrick et Eldering la mise au point du premier vaccin anticoqueluche efficace, selon les normes de l'époque, et que l'on désigne comme un *whole cell inactivated vaccine* (ou *wP*). Cela signifie que l'on injecte des bactéries entières (*whole cell*) tuées (*inactivated*). Le P de wP est pour *Pertussis* qui est le mot anglais pour coqueluche. Les vaccins combinés de l'époque étaient des DTP, pour diphtérie, tétanos et *Pertussis*. À ne pas confondre avec le DTP à la française où le P est celui de la polio. En effet, les autorités françaises de l'époque considèrent - dit simplement - que la coqueluche ne mérite pas un vaccin.

Les vaccins anticoquelucheux du type wP furent assez peu utilisés jusque dans les années 1980, où ils firent parler d'eux de deux façons divergentes. D'un côté, certains célébrèrent de belles victoires contre la coqueluche grâce aux vaccins - ce qui est scientifiquement douteux (**livre 4**). D'autre part, beaucoup s'inquiétèrent des effets indésirables de ces *vaccins entiers inactivés*. Je ne reviens pas sur les péripéties, mais il est absurde – comme le firent et continuent de le faire certains universitaires – de nier les effets indésirables de ces vaccins constatés par les familles et leurs médecins.

Ce fut le premier exemple d'une navrante discordance entre les témoignages des familles et la surdité des autorités sanitaires, surtout aux États-Unis et au Royaume-Uni. Aux États-Unis, ce fut la création de la première organisation moderne de familles de victimes, la *Dissatisfied Parents Together* qui devînt ensuite *The National Vaccine Information Center*. Je laisse chacun mener sa propre enquête concernant ces organisations et aussi les violentes réactions qu'elles suscitèrent pour essayer de les neutraliser. Encore aujourd'hui, certains experts nient la toxicité de ces premiers vaccins et évoquent une désinformation systématique à leur propos. Toute l'histoire des vaccins – encore aujourd'hui (mars 2021) avec les vaccins anti-COVID – est faite de péripéties et querelles entre les *provax*, qui veulent ignorer (ou sous-estimer) les effets indésirables des vaccins et les *antivax*, qui se focalisent presque exclusivement sur ces effets indésirables. Et, comme en temps de guerre de religion, les *antivax* et les *provax* ne se parlent pas, ils s'affrontent par médias interposés. Concernant ce premier vaccin contre la coqueluche, les médecins, coincés entre les avis des autorités et les plaintes des victimes, essayaient la neutralité, mais ne purent empêcher la chute des vaccinations.

Les industriels durent faire face devant les tribunaux à des plaintes des victimes et les juges donnèrent souvent raison aux plaignants. C'était une époque difficile pour les industriels, notamment aux États-Unis, et le gouvernement de Ronald Reagan vint à leur secours en faisant voter *The National Childhood Vaccine Injury Act*[87] (ou NCVIA) en 1986. Cette loi avait pour objectif explicite d'assurer des dédommagements aux victimes des vaccins sur une base objective (*cost-effective arbitration for vaccine injury claims*) et pour objectif implicite de protéger les industriels des vaccins (*eliminate the potential financial liability of vaccine manufacturers due to vaccine injury claims*) et de restaurer la stabilité du marché des vaccins (*ensure a stable market supply of vaccines*).

Ce fut donc un moment de brutale intervention d'un État reaganien, supposé hyperlibéral, sur le marché de la santé, pour rétablir la paix et faire en sorte que le business reparte d'un bon pied. Certains prétendirent – mais d'autres nièrent – que l'ensemble des problèmes liés à ce vaccin wP était une preuve irréfutable de la toxicité des vaccins. Si l'on prend un peu de recul, il est incontestable que les façons navrantes dont se comportèrent les industriels, les autorités sanitaires et les politiques contribuèrent à corroder la confiance des familles envers les vaccins. On récolte ce que l'on sème !

Les autorités japonaises furent plus radicales : ces vaccins wP furent interdits au Japon. Des ingénieurs japonais avancèrent la théorie que les effets indésirables étaient dus à la présence de toxines bactériennes (des endotoxines) dans le vaccin et proposèrent de nouveaux vaccins

---

87. Voir : https://www.congress.gov/bill/99th-congress/house-bill/5546

anticoquelucheux qu'ils qualifièrent de non cellulaires – *acellular Pertussis vaccine* (ou aP) –, car ils ne contenaient plus des cadavres entiers de bactérie, mais seulement quelques protéines soigneusement sélectionnées de la bactérie. Il y eut d'abord deux protéines antigéniques : une anatoxine et une hémagglutinine filamenteuse (une protéine de surface) de *Bordetella pertussis*, la bactérie qui favorise la coqueluche. Certains vaccins plus récents contiennent quatre antigènes. Plusieurs industriels produisirent ces antigènes en masse en utilisant des cultures de cellules (parfois génétiquement modifiées), puis des techniques de purification (précipitation et centrifugation en gradient de densité) des protéines/antigènes.

Ces techniques sont décrites dans des documents de l'OMS et ont constitué des progrès majeurs dans la technologie des vaccins[88].

Nous pouvons penser qu'il est (ou sera) possible de produire ces antigènes de façon encore plus efficace par génie génétique. Ces nouveaux vaccins non cellulaires, quoique moins toxiques, ont donné des résultats peu satisfaisants en clinique et ont été incorporés aux seringues hexavalentes en espérant une meilleure efficacité. Ce fut, selon les experts de la coqueluche, plutôt un échec, et certains ont proposé de revenir aux vaccins wP.

De fait, des flambées de coqueluche surviennent régulièrement dans des populations bien vaccinées. D'autres experts (par exemple, Camille Locht du CNRS et de l'Institut Pasteur)

88. Voir : https://www.who.int/biologicals/vaccines/TRS_979_Annex_4.pdf?ua=1

proposent de nouveaux vaccins que je décris dans le **livre 4** de la collection « Vaccins & Société ». Ce sont des bactéries vivantes et génétiquement modifiées – donc des OGM – que l'on veut injecter, ce qui suscite la méfiance. Je reviendrai sur la question des vaccins OGM dans la troisième partie, puisque certains vaccins anti-COVID sont des OGM.

Si la coqueluche est une maladie bénigne de l'enfance (pour les familles et les médecins français) dont le vaccin est d'un intérêt minime, il en va autrement pour la **fièvre jaune**.

Certes, il n'y a presque aucun cas de fièvre jaune sur le territoire français, mais pour des raisons professionnelles (par exemple, en Guyane française) ou touristiques, nous ne sommes pas à l'abri, et se faire vacciner contre la fièvre jaune est une question qui peut parfois se poser. Si l'on doit voyager en Guyane, la question ne se pose pas puisque le vaccin est obligatoire. La maladie n'est pas nouvelle mais, du fait des migrations et des voyages, elle est devenue endémique en Afrique et en Amérique tropicales. Comme la dissémination du virus dépend d'un moustique, le réchauffement climatique pourrait élargir les zones d'endémie. Cela dit, je n'en fais pas une urgence sanitaire, et si j'en parle dans ce chapitre, c'est parce que le destin des vaccins contre la fièvre jaune ressemble un peu à celui des vaccins anticoquelucheux.

Il y eut quelques tentatives infructueuses dès le XIXe siècle visant à mettre au point un vaccin, mais ce n'est qu'en 1938 qu'un premier vaccin, au nom étrange de 17D, fut commercialisé. Le héros de l'aventure est un virologue sud-africain,

Max Theiler, qui travaillait dans des laboratoires américains. Il reçut le prix Nobel pour son travail en 1951. En bref, deux virus différents furent identifiés, l'un au Ghana, et l'autre chez un patient libanais par des virologues de l'Institut Pasteur.

Le mérite de Max Theiler fut de parvenir à *atténuer* (selon les principes de Pasteur) le virus de la fièvre jaune, d'abord sur des souris, puis sur des cultures de cellules. Ce virus *atténué* s'est révélé stable (pas de mutation spontanée), ce qui est crucial lorsque l'on prépare un vaccin. Theiler et ses collègues ont aussi su multiplier ce virus atténué sur des œufs et en l'absence de contaminants : c'était le chemin vers un vaccin.

L'histoire du 17D – et de sa compétition (à l'amiable) avec le vaccin de l'Institut Pasteur – est bien racontée dans un article accessible *via* Internet[89]. Le principal problème posé par ces vaccins était leur toxicité, notamment cérébrale. Il a fallu beaucoup d'essais et de temps pour parvenir à un vaccin acceptable sur le plan de la toxicité cérébrale. Les virologues de l'Institut Pasteur ont finalement accepté la supériorité du 17D, et c'est maintenant cette souche virale (souche 17D-204) qui est utilisée par Sanofi Pasteur en France sous le nom commercial de **Stamaril**.

Le vaccin 17D est généralement considéré comme étant très efficace, quoiqu'aucun essai clinique randomisé (comparant le vaccin à un placebo) n'ait jamais été conduit pour évaluer

89. FRIERSON J. G., « The yellow fever vaccine: A history », *Yale J Biol Med*, 2010 ; 83:77-85

la prévention de la maladie elle-même. Cette efficacité supposée est basée sur un taux de séroconversion, c'est-à-dire une mesure de la concentration d'anticorps spécifiques. Ce n'est pas satisfaisant, mais des essais cliniques randomisés conventionnels sur le terrain avec un groupe comparateur sous placebo sont difficilement faisables. Il faut donc se contenter de cela. L'OMS conduit des programmes de surveillance et de vaccination dans les zones endémiques, c'est le *Eliminate Yellow Fever Epidemics* (ou EYE), dont on peut retrouver la description *via* Internet[90].

Pour certains experts, toutefois, la toxicité du 17D reste inacceptable - avec la description de syndromes spécifiques : YEL-AND et YEL-AVD, par exemple -, et ils proposent de nouveaux vaccins basés sur une souche virale 17D cultivée dans des bioréacteurs, inactivée et purifiée puis adsorbée sur de l'aluminium comme tout vaccin contenant des virus tués[91]. Rien ne dit que ce vaccin est moins toxique que le 17D conventionnel une fois utilisé sur de grandes populations. Je ne vais pas discuter le rapport bénéfice/risque du vaccin 17D pour des populations à haut risque d'exposition d'une maladie dangereuse comme la fièvre jaune. Pouvons-nous espérer que les experts de l'OMS et surtout que les médecins de terrain savent, de façon pragmatique, évaluer l'utilité de la vaccination à l'échelle individuelle ? Je n'en suis pas sûr.

---

90. Voir : https://www.who.int/news-room/fact-sheets/detail/yellow-fever
91. Monath T. P. *et al.*, « An inactivated cell-culture vaccine against Yellow Fever », *N Engl J Med*, 2011 ; 364:1326-33.

On peut constater que l'histoire d'un vaccin conçu dans les années 1930, comme celui contre la coqueluche, n'est jamais finie, faute de données scientifiques solides et en raison des interactions entre le business et les impératifs politiques de santé publique.

La grande différence entre les vaccins contre la coqueluche et ceux contre la fièvre jaune vient du fait que les deux maladies sont totalement différentes. Si l'on peut accepter un certain *laxisme* scientifique avec la fièvre jaune du fait de sa sévérité, il en va autrement de la coqueluche, maladie bénigne de l'enfance. Nous ne devrions vacciner des générations entières de nourrissons contre la coqueluche que sur une base scientifique solide ; tel n'est pas le cas, ce qui peut expliquer les controverses vaccinales, bien plus qu'un supposé complotisme *antivax*.

CHAPITRE 3

LES PREMIERS VACCINS *MODERNES* CONTRE LA POLIOMYÉLITE

C'est seulement après la Seconde Guerre mondiale que la poliomyélite est devenue un problème de santé publique dans les pays développés. J'ai décrit dans le **livre 3**[92] de la collection « Vaccins & Société » l'histoire et l'épidémiologie de la polio. Je n'y reviens pas sinon pour dire qu'elle fait l'objet de préjugés et d'idées fausses qui ont la vie dure. En milieu médical, c'est une véritable mythologie qui entoure cette maladie et ses vaccins.

C'est très curieux, car il suffit d'une brève plongée dans les archives – comme je l'ai fait avec le **livre 3** – pour comprendre l'ampleur de la désinformation. Toute tentative pour ramener un peu de réalisme et d'esprit critique est immédiatement taxée de complotisme. Les vaccins antipolio sont typiquement le sujet qu'il ne faudra pas aborder d'emblée lors de l'ouverture des négociations pour essayer de trouver un compromis, tant les préjugés sont brûlants.

92. Voir pages 83 et suivantes.

Dans ce chapitre, je vais insister sur les aspects techniques de ces vaccins antipolio, car ces derniers ont donné lieu à une extraordinaire compétition entre deux types de vaccins : le vaccin **injectable** et le vaccin **oral**. Aujourd'hui encore, certains pays utilisent le vaccin oral et d'autres l'injectable, car leurs problématiques épidémiques sont différentes.

Initialement, une fois compris que la maladie est due à des virus spécifiques, le problème des virologues fut de mettre au point une technologie permettant de cultiver ces virus en laboratoire sur des cultures de cellules. Ce fut une quête pénible dont le héros fut l'américain John Enders.

Ce fut également une aventure pénible, car les cultures de cellules n'étaient pas aussi élaborées qu'aujourd'hui. L'exploit de John Enders et ses collègues fut de faire prospérer les poliovirus sur des cellules humaines[93].

Une fois cette étape franchie, les routes des virologues ont divergé. Les uns mirent au point un **vaccin injectable** contenant des virus tués qui ne risquaient pas de transmettre la maladie aux vaccinés. C'est la technique développée par Jonas Salk et on lui attribua une diminution de 95 % de l'incidence de la polio aux États-Unis.

Cette estimation miraculeuse est basée sur un unique essai clinique conduit aux États-Unis, au Canada et en Finlande. Je ne remets pas en question ces données lointaines (1954), mais j'observe que la méthodologie utilisée (pas d'*aveugle*, de multiples groupes contrôles, une curieuse évaluation

---

93. Enders J. F. *et al.*, « Cultivation of the Lansing strain of poliomyelitis virus in cultures of various human embryonic tissues », *Science*, 1949 ; 109:85-7.

des diagnostics) n'est pas conforme à ce que nous exigeons aujourd'hui pour éviter les biais involontaires ou intentionnels. Divers articles font une description de cet essai clinique[94]. Je peux dire qu'aujourd'hui on ne procèderait pas de cette façon et que cette façon de faire ne serait pas validée par des scientifiques sérieux : *autres temps, autres mœurs* ! Il s'avéra que dans la vraie vie le vaccin injectable de Salk n'était pas aussi efficace que prévu, ou bien que la protection était limitée dans le temps, ou bien encore qu'il n'empêchait pas la circulation des poliovirus dans les communautés vaccinées.

Des études antérieures avaient en effet montré que les intestins des malades produisaient des quantités considérables de virus que l'on retrouvait dans leurs selles, puis dans les eaux sales des zones où l'hygiène publique était insuffisamment développée.

J'ai déjà expliqué (première partie, chapitre 2) que la polio avait régressé dans presque tous les pays simultanément au développement de l'hygiène publique (séparation des eaux de boisson et des eaux sales) et simultanément à la régression d'autres maladies contagieuses dites « oro-fécales » qui ne bénéficiaient pas de vaccins.

Des experts de l'époque proposèrent d'utiliser plutôt un **virus vaccinal vivant** administré par **voie orale**, la voie d'infection habituelle. On espérait ainsi empêcher la prolifération des virus dans les intestins, protéger le porteur et empêcher

94. MELDRUM M., « "A calculated risk" : the Salk polio vaccine field trials of 1954 », *BMJ*, 1998 ; 317:1233-6.

la dissémination par les eaux usées. C'était une révolution dans le monde de la vaccinologie, car il fallait un virus vivant atténué qui ne provoque pas la maladie tout en stimulant le système immunitaire intestinal. De nombreuses équipes relevèrent le défi et c'est Albert Sabin qui finalement imposa son poliovirus vaccinal atténué au début des années 1960.

À cette époque, l'épidémie de poliomyélite dans les pays développés était déjà presque éteinte (voir les courbes dans le **livre 3**), et il n'est pas exagéré de dire que le vaccin polio oral est arrivé après la bataille. Du fait de son faible prix et de sa facilité d'utilisation, le Sabin fut rapidement adopté, notamment (mais pas seulement) par les pays en développement qui en parallèle faisaient de l'hygiène publique une priorité nationale. La régression de la polio dans ces pays pouvait être attribuée aux progrès de l'hygiène publique aussi bien qu'aux campagnes de vaccination avec le Sabin[95].

Mais le **Sabin oral vivant** fut rapidement contesté. Il s'avéra qu'il pouvait lui-même provoquer des cas de polio et que de nouveaux virus (des mutants aussi appelés « poliovirus vaccinal ») apparaissaient dans des zones de forte vaccination. Aussi, dans de nombreux pays, les autorités sanitaires abandonnèrent le Sabin - ce fut le cas de la France - et revinrent au vaccin injectable Salk, d'autant que les industriels proposaient de l'inclure dans les seringues hexavalentes.

L'ensemble de l'histoire - que j'ai abrégée - soulève de nombreuses questions. Si le Sabin permet (peut-être) d'obtenir

---

95. HAMPTON L., « Albert Sabin and the Coalition to eliminate polio from the Americas », *Am J Public Health*, 2009 ; 99:34-44.

une immunité intestinale qui autorise une immunité collective, il suscite la naissance de mutants. Dans certains pays qui utilisent toujours le Sabin, l'on note une recrudescence de cas de polio attribués aux mutants : ce sont des polio vaccinales.

Nous ignorons si le Sabin oral et le Salk injectable sont efficaces contre ces mutants. C'est peu probable puisque par définition les poliovirus vaccinaux sont des échappés des zones de vaccination conventionnelle. Pourtant, aucune flambée de polio vaccinale n'est encore survenue dans les pays développés ; ce qui peut suggérer que d'autres facteurs que les vaccins – notamment les hygiènes publique et individuelle – ont été et restent prépondérants dans l'extinction de la polio.

Il est impossible aujourd'hui d'affirmer que la vaccination antipolio est la principale cause de l'extinction progressive de cette maladie. Il est aussi impossible de nier catégoriquement une certaine efficacité de ces vaccins, l'injectable et l'oral, et donc leur réelle utilité à l'époque moderne dans les pays développés. Un compromis est-il possible entre ceux qui célèbrent ces vaccins et les sceptiques ?

Plutôt que des raccourcis et préjugés d'un côté, et des rejets systématiques de l'autre côté, le temps d'une révision du dossier n'est-il pas venu ?

CHAPITRE 4

DE L'*ARCHAÏQUE* AU *MODERNE* CONTRE L'HÉPATITE B

C'est une aventure assez extraordinaire qui mériterait l'écriture d'une sorte de roman policier mêlant biologie moléculaire et technologie vaccinale. C'est une remarquable collaboration entre des virologues universitaires et l'industriel Merck. Je vais faire court et simple. Les lecteurs curieux trouveront d'autres éléments dans le **Livre 4** de la collection « Vaccins & Société ».

Tout commence par la découverte du virus de l'hépatite B (VHB) par Baruch Blumberg en 1965. Initialement (quand j'étais étudiant en médecine au CHU Saint-Antoine à Paris), le virus était appelé « antigène Australia » parce qu'il avait été isolé (je simplifie) du sang d'un aborigène australien. Par la suite (autour de 1970), l'on a mis au point des tests biologiques permettant d'identifier les patients infectés, potentiels disséminateurs (*via* le sang et le sperme), et aussi la présence du virus dans les dons de sang, qui étaient à cette époque une source de contamination majeure. La manipulation de sang contaminé, en particulier dans les salles d'opération, en hémodialyse, et même lors de simples prélèvements de sang, constituait un risque professionnel reconnu. Ce fut, à mon avis – je l'ai raconté dans le **livre 4** de la collection « Vaccins & Société » –, un évènement **déterminant dans l'épidémiologie** des hépatites virales. En effet, et bien avant l'arrivée du premier vaccin, l'incidence des hépatites s'est effondrée, en partie grâce aux précautions prises par les professionnels de santé.

Le premier vaccin est apparu en 1981 – il peut être rangé dans la catégorie des *archaïques*. On récoltait des plasmas de sujets VHB positifs (notamment dans les prisons) puis, après avoir constitué des stocks de plasma, on *inactivait* – on détruisait les particules virales infectantes – les virus présents dans ces lots de plasma avec du formaldéhyde et du chauffage. Ce n'était pas vraiment satisfaisant – il fallait trouver des donneurs VHB positifs et l'inquiétude était grande vis-à-vis des virus de l'hépatite C et du HIV-sida qui semblaient accompagner le VHB. Mais, faute de mieux, l'on s'en contentait.

Pendant ce temps, les virologues travaillaient. Dès 1978, ils étaient capables de cloner le principal antigène du VHB[96]. Ils découvrirent aussi que l'infection naturelle conduisait à la production de particules virales sphériques (dites *Danes particles*), mais aussi de plus petites particules formées exclusivement de l'antigène de surface du VHB, qu'ils nommèrent HBsAg. Ils identifièrent le gène S qui codait pour la protéine HBsAg et qui jouait un rôle crucial (je simplifie) dans la toxicité hépatique du VHB. L'option de concentrer la recherche d'un nouveau vaccin antiVHB sur la capacité

96. Cabral G. A. *et al.*, « Cellular and humoral immunity in guinea pigs to two major polypeptides derived from hepatitis B surface antigen », *J Gen Virol*, 1978 ; 38:339-50.

à synthétiser *in vitro* HBsAg devenait réaliste puisque l'on était capable de synthétiser *in vitro* l'insuline ou l'hormone de croissance. Ce travail fut accompli et publié en 1982[97]. En bref, on utilisait des levures ou des cultures de bactéries dans lesquelles les gènes d'intérêt étaient insérés, et c'étaient ces levures ou ces bactéries transformées qui fabriquaient l'antigène vaccinal. C'était la technique dite de « l'ADN recombinant » puisque l'on insérait dans des cellules des portions de gènes provenant de plusieurs sources, créant ainsi des gènes qui n'existaient pas naturellement. Ces cultures de levures ou de bactéries (*Escherichia coli*) sont typiquement des OGM, mais les antigènes produits par ces techniques de génie génétique – et ensuite injectés sous forme de vaccin – formellement n'en sont pas.

Je note que cet antigène HBsAg artificiel prend la forme des particules observées lors d'une infection naturelle. Encore mieux, les particules antigéniques ne sont pas infectantes (en principe), mais sont reconnues par les anticorps générés lors d'une infection.

C'est la naissance d'une technologie absolument nouvelle : la capacité de produire des particules immunogéniques ne contenant pas d'ADN viral. On les appelle des *virus-like particles* (ou VLPs). C'est un moment exaltant pour les experts, car ces façons de procéder permettent enfin de produire à large échelle et à (relativement) faible coût des vaccins antiVHB qui ne risquent pas d'infecter les receveurs.

97. VALENZUELA P. *et al.*, « Synthesis and assembly of hepatitis B virus surface antigen particles in yeast », *Nature*, 1982 ; 298:347-52

Pour ces experts, c'est un premier spécimen vaccinal qui en annonce d'autres contre d'autres pathogènes, par exemple les *papillomavirus* (HPV) dont je parle dans le **livre 8** de la collection « Vaccins & Société ». En bref, on a utilisé la technique des VLPs pour produire deux des principales protéines (L1 ou L2) d'un HPV dans un système cellulaire adapté. On peut utiliser des levures ou des cellules d'insecte dans lesquelles l'on a introduit les gènes codant pour les protéines L1 ou L2. On obtient des particules qui ressemblent à des virus (VLPs), qui contiennent les protéines du virus, mais pas les gènes correspondants. Ces VLPs sont immunogènes mais pas infectantes. Ainsi, le *Gardasil* contient des VLPs de quatre HPV - le *Cervarix* contient les VLPs de deux HPV -, et ce sont ces VLPs qui constituent les vaccins. Ces deux vaccins ne contiennent que les protéines L1, mais ils requièrent des adjuvants pour être immunogènes. Il y a de l'aluminium dans le Gardasil et deux adjuvants dans le Cervarix : de l'aluminium et l'adjuvant AS04 contenant du 3-O-desacyl-4'-monophosphoryl lipide A (MPL). Il y a d'autres substances étrangères, notamment du polysorbate 80 dont j'ai décrit la toxicité dans le **livre 2** de la collection « Vaccins & Société ». Ces vaccins sont totalement artificiels, car ils ne contiennent aucune substance issue des virus sauvages susceptibles (en théorie) de rendre malade le vacciné. Les protéines qui forment les VLPs sont dites *recombinantes*, car elles sont produites par des systèmes cellulaires génétiquement modifiés par l'introduction des gènes des protéines des HPV.

Le premier vaccin antiVHB, Recombivax HB de Merck, fut approuvé aux États-Unis en 1986. Un concurrent sérieux arriva en France en 1994 – l'Engerix B de GSK –, puis les vaccins antiVHB furent intégrés dans des seringues hexavalentes, comme je le raconte dans le **livre 4** de la collection « Vaccins & Société ».

Les vaccins antiVHB ont eu une carrière tumultueuse. Leur efficacité était relative, en fonction des doses d'antigènes, et les antigènes furent adsorbés sur de l'aluminium. Ensuite, ils furent associés à d'autres antigènes dans les vaccins hexavalents pour améliorer leur immunogénicité.

Ils déclenchèrent des polémiques acides en étant accusés de favoriser des maladies auto-immunes, notamment la sclérose en plaques. Dans le **livre 4**, je raconte cette interminable controverse où les autorités sanitaires (notamment françaises) et l'industriel n'en sortirent pas grandis en adoptant une attitude de négation totale, parfois contredite par les tribunaux. Manque de transparence et défiance du public sont allés de pair. Aujourd'hui, le soupçon persiste et la tache semble indélébile.

Certains scientifiques, ou supposés tels, ont cru bon de venir au secours des autorités sanitaires et des industriels en produisant des articles d'une grande médiocrité (décrits dans le **livre 4**) ajoutant les sciences médicales à la longue liste des institutions qui avaient perdu toute crédibilité aux yeux du public averti. Pire, pour essayer de retrouver une certaine notoriété, certains experts prétendirent que ce vaccin antiVHB était en fait le **premier vaccin anticancer**. En empêchant l'hépatite B, donc l'hépatite chronique, il empêcherait le cancer du foie. Un examen attentif du dossier permet de rejeter cette théorie.

Ainsi, un exploit technique remarquable donne lieu à une controverse interminable et douloureuse pour les victimes. Les prises de position abruptes - et insultantes pour les sceptiques - de nombreux universitaires et des autorités sanitaires rendent difficile la possibilité d'un compromis. L'urgence est à la réouverture du dossier et à un réexamen attentif des savoirs existants par de vrais experts vraiment indépendants.

CHAPITRE 5

UNE *AUTRE* MODERNITÉ, LES VACCINS *CONJUGUÉS*

Certaines bactéries sont résistantes au système immunitaire et particulièrement dangereuses quoiqu'omniprésentes dans notre environnement. Bien qu'elles soient sensibles aux antibiotiques classiques, elles posent des problèmes difficiles aux médecins.

C'est le cas des **pneumocoques**. Ils peuvent donner un simple rhume ou une otite, mais aussi des pneumonies – dangereuses en particulier chez les nourrissons et les séniors –, mais surtout des méningites bactériennes.

Il y a aussi les **méningocoques**, terreur de tous les jeunes médecins qui, face à une fièvre et quelques discrets signes neurologiques (que l'on peut rencontrer dans un banal syndrome grippal), craignent de passer à côté d'une dangereuse méningite bactérienne.

Dans d'autres zones que l'Europe, par exemple aux États-Unis, on craint aussi la famille des *Haemophilus influenzae* (HI) qui n'ont rien à voir avec les virus influenza de la grippe, mais qui peuvent aussi provoquer des méningites bactériennes. En France, les HI n'ont jamais constitué un problème de santé publique, d'autres bactéries en fonction des classes d'âge posant des problèmes plus importants.

J'ai analysé dans le **livre 5** de la collection « Vaccins & Société » les vaccins mis au point pour lutter contre ces trois familles de bactéries. C'est une question difficile, même pour les médecins, et j'ai simplifié les choses en me focalisant sur la problématique des méningites bactériennes, car elle est commune aux trois familles.

Ces trois familles ont autre chose en commun, outre la résistance à nos systèmes immunitaires, c'est leur anatomie. On dit que ces bactéries sont « encapsulées » : elles ont une solide membrane externe faite de sucres complexes (polysaccharides), et cette capsule les protège du système immunitaire.

C'est aux États-Unis, surtout pour essayer de prévenir les *flambées de HI*, que des investigateurs ont essayé de mettre au point des vaccins contre les *bactéries encapsulées*. Du fait de cette capsule de sucres complexes, les protéines de surface des bactéries sont à la fois peu antigéniques et peu accessibles aux attaques du système immunitaire. On essaya des vaccins dirigés contre les polysaccharides des capsules, en particulier contre son principal composant, le polyribosyl-ribitol-phosphate (ou PRP), mais ce furent des échecs, notamment chez les nourrissons.

Pour améliorer l'efficacité des vaccins antiHI, on eut l'idée de lier le PRP à des fragments protéiques stimulant fortement le système immunitaire. On parla de *conjuguer* le PRP à ces protéines, et la première protéine testée fut l'anatoxine diphtérique.

Ce sont les vaccins dits « conjugués ».

Il se trouve que, pour des raisons peu claires, l'essai de ce premier vaccin conjugué sur les enfants amérindiens d'Alaska (une population particulièrement sensible aux HI) fut un échec. L'utilisation d'autres protéines, notamment l'anatoxine tétanique et une protéine membranaire du méningocoque, eut plus de succès. Ces vaccins contiennent aussi de l'aluminium pour accentuer leur capacité à stimuler le système immunitaire. Aujourd'hui, les vaccins conjugués antiHI font partie de la panoplie des vaccins obligatoires du nourrisson en France, mais ils ont été inclus dans les vaccins hexavalents et l'on sait bien peu de choses de leur réelle utilité et de leurs effets indésirables.

Les mêmes technologies de conjugaison vaccinale sont utilisées pour fabriquer les vaccins contre les **pneumocoques**.

C'est un sujet compliqué, car l'on associe souvent le problème des méningites à celui des pathologies invasives dues aux pneumocoques (PIP). Seuls des médecins attentifs et pourvus d'une culture scientifique peuvent démêler le vrai du faux. J'ai tenté de faire ce travail d'analyse dans le **livre 5** de la collection « Vaccins & Société », mais cela reste compliqué.

Pour un scientifique, la seule façon de tester un vaccin, c'est de le comparer à un placebo dans un essai clinique randomisé en double aveugle. Comme je l'explique dans le **livre 5**[98], le premier vaccin antipneumocoque - le **Prevenar 7** (il contient les antigènes de sept pneumocoques) - n'a jamais été testé de façon convenable. Son efficacité sur les pneumonies et les méningites bactériennes chez les bébés est douteuse - pour le dire poliment. Ce vaccin fut pourtant commercialisé au début des années 2000, et il remporta un succès considérable auprès des médecins. Comme on pouvait le prévoir, après le succès initial, il y eut rapidement la prise de conscience que son efficacité était faible (voire nulle), et l'industriel proposa une nouvelle version contenant les antigènes de treize pneumocoques - le **Prevenar 13**, introduit en 2011 sur le marché français. Aucun essai clinique sérieux n'a testé le Prevenar 13. Des données épidémiologiques concordantes indiquent que ces vaccins n'induisent pas une immunité communautaire - on ne protège pas Paul en vaccinant Pierre -, probablement en raison des *phénomènes de remplacement* que je décris dans le **livre 5**. C'est un point important dans le contexte de la controverse vaccinale, car ce type de **vaccin conjugué** contre les pneumocoques est obligatoire chez les nourrissons depuis la loi de 2017-2018. Or, la légitimité de l'obligation repose sur cette immunité collective. Il serait prioritaire de réexaminer cette question dans la perspective d'un compromis.

98. Pages 43 et suivantes.

Comme le Prevenar 7, le Prevenar 13 contient des antigènes polysaccharidiques conjugués à une anatoxine diphtérique génétiquement modifiée, la CRM 197[99].

Selon ses fabricants, la CRM 197 est aussi une *protéine porteuse*. Cela signifie qu'elle traverse la barrière hémato-encéphalique[100] et peut ainsi rejoindre le cerveau. Couplée à une substance anticancéreuse, elle constitue une chimiothérapie contre des tumeurs inaccessibles. Les technologies vaccinales modernes, notamment la technique de conjugaison, ne se résument donc pas à la mise au point de nouveaux vaccins. Ce sont potentiellement des chimiothérapies anticancéreuses.

Un autre aspect concerne les effets indésirables de ces vaccins conjugués comportant une anatoxine diphtérique génétiquement modifiée. Si l'on peut admettre que cette anatoxine est peu toxique, elle peut l'être un peu, au moins chez quelques bébés *sensibles* pour une raison ou une autre en fonction de paramètres immunitaires, par exemple le groupe HLA. Le fait que cette anatoxine *porteuse* puisse traverser la barrière hématoencéphalique, et donc se révéler neurotoxique chez certains bébés, ne peut être négligé. C'est un argument que l'on ne peut rejeter sans un examen attentif par des scientifiques indépendants.

---

99. Shinefield H. R., « Overview of the development and current use of CRM(197) conjugate vaccines for pediatric use », *Vaccine*, 2010 ; 28:4335-9.
100. Voir : https://www.sciencedirect.com/topics/medicine-and-dentistry/diphtheria-toxoid-crm197.

Les mêmes technologies de conjugaison vaccinale sont utilisées pour fabriquer les vaccins contre les *méningocoques*. En ce début d'année 2021, un seul des vaccins antiméningocoques - contre le méningocoque C - est obligatoire pour les nourrissons. La justification de cette obligation n'est pas claire. S'il s'agit de l'acquisition d'une immunité collective - je vaccine Paul pour protéger Pierre -, il n'y a pas de légitimité scientifique à cette obligation, comme pour les vaccins antipneumocoques. J'ai abordé cette question dans le **livre 5**[101] de la collection « Vaccins & Société ». Certaines données épidémiologiques sont anxiogènes. On note une augmentation des infections invasives à méningocoque C après des campagnes de vaccination entre 2010 et 2016(voir la reproduction d'un graphique du Haut Conseil de santé publique en page 108 du **livre 5**).

Les premiers vaccins contre le méningocoque C n'étaient pas *conjugués* - le seul antigène présent dans la seringue était un polysaccharide capsulaire - et, malgré les clameurs initiales sur leur efficacité, ils furent rapidement abandonnés. En effet, outre leur manque d'efficacité, ils étaient neurotoxiques. Sont ensuite apparus les vaccins conjugués. Deux d'entre eux sont commercialisés en France. Celui de Pfizer utilise l'anatoxine tétanique conjuguée au polysaccharide capsulaire du méningocoque C, le tout adsorbé

101. Voir pages 95 et suivantes.

sur 500 µg d'aluminium. Celui de GSK utilise l'anatoxine diphtérique (génétiquement) modifiée (CRM 197) – déjà évoquée à propos des vaccins antipneumocoques –, le tout adsorbé sur 300 à 400 µg d'aluminium. Il n'y a pas, à ma connaissance, d'essai clinique sérieux ayant démontré l'efficacité de ces vaccins chez les nourrissons et en matière d'immunité collective. Il semble difficile de justifier les obligations vaccinales. Il sera prioritaire – afin de calmer les esprits – de réexaminer cette question lors de négociations dans la perspective d'un compromis.

Ces problèmes scientifiques multiples concernant les vaccins **contre le méningocoque C** – et les vaccins antiméningocoques en général – n'ont pas échappé aux meilleurs experts qui essaient discrètement de trouver des remèdes à ces insuffisances. Par exemple, il serait possible d'inclure plusieurs antigènes polysaccharidiques (des méningocoques des groupes A, W et Y en plus du groupe C) dans la même seringue. Cette solution n'a pas encore fait l'objet d'une obligation. Une autre solution serait un vaccin dirigé spécifiquement contre le méningocoque B. Ce serait important, car le groupe B est le plus fréquent des méningocoques coupables de dangereuses méningites chez les enfants. Pour ce vaccin difficile à mettre au point, l'on a abandonné les polysaccharides de la capsule et l'on a recherché dans le génome de cette bactérie des protéines susceptibles d'être antigéniques.

C'est un saut technologique majeur, dont je parle dans le **livre 5**[102]. Une fois ces protéines identifiées, on a inséré des portions (légèrement modifiées) de l'ADN codant pour ces protéines – c'est la technique de l'ADN recombinant déjà décrite dans des sections précédentes – dans des bactéries (*Escherichia coli*), et ce sont ces cellules qui fabriquent les antigènes des vaccins. Comme ces protéines/antigènes sont faiblement antigéniques, on intègre quatre protéines différentes dans la seringue, le tout adsorbé sur 500 µg d'aluminium.

À ce jour (mars 2021), malheureusement, aucun essai clinique n'a validé l'efficacité clinique de cette petite merveille technologique.

C'est une merveille, car c'est la première fois que l'on utilise la technologie dite de « *reverse vaccinology*[103] ». De quoi s'agit-il ?

On utilise la bio-informatique pour identifier (sur le papier ou un écran) dans le génome d'un agent pathogène une structure protéique qui pourrait servir d'antigène. Une fois une protéine antigénique identifiée, on la fait fabriquer par un système cellulaire adéquat en insérant le gène codant pour cette protéine dans le génome des cellules productrices, qui sont ainsi génétiquement modifiées. Ces dernières sont donc typiquement des OGM, mais l'on peut défendre l'idée que les substances qu'elles produisent n'en sont pas.

---

102. Pages 149 et suivantes.

103. SETTE A. et RAPPUOLI R., « Reverse Vaccinology : Developing Vaccines in the Era of Genomics » , *Immunity*, 2010 ; 33:530-41.

Il serait indispensable que cet aspect *vaccin OGM* soit examiné par de vrais experts vraiment indépendants avant que ces vaccins soient autorisés et injectés à des bébés.

Pour le moment, les experts dans ce domaine prévoient de nombreuses applications contre divers streptocoques et autres chlamydias. Pour diverses raisons, aucun vaccin n'a jamais été mis au point contre ces agents.

Il semble que nous ayons glissé vers des technologies nouvelles, mais que certains aspects aient été négligés. Il est urgent qu'une totale transparence soit établie afin de rassurer le public et les médecins. Faute de quoi, toutes sortes de fantasmes pourraient naître et compromettre l'avenir commercial de vaccins potentiellement utiles. Car ces technologies échappent à la compréhension des médecins vaccinateurs et aussi à la majorité des universitaires et régulateurs. Il serait urgent que ces nouvelles technologies soient réexaminées par des vrais scientifiques, véritablement indépendants.

CHAPITRE 6

LA REDÉCOUVERTE DES VACCINS *VIVANTS ATTÉNUÉS*

Les vaccins dits « vivants atténués » ne sont pas nouveaux puisque Pasteur fut celui qui conceptualisa la technique d'*atténuation*. Une fois l'agent pathogène sauvage (virus ou bactérie) identifié et mis en culture, on essaie d'atténuer sa toxicité, sa contagiosité et la sévérité de la maladie qu'il provoque. On peut ainsi administrer cet agent pathogène *domestiqué* – qui ne produira qu'une maladie bénigne – pour immuniser les vaccinés contre l'agent sauvage qui provoque une grave pathologie.

Les plus célèbres des vaccins vivants atténués sont le BCG, le premier vaccin contre la coqueluche, le vaccin oral contre la polio et celui contre la fièvre jaune. Ce sont généralement des vaccins à classer dans la catégorie *archaïque* avec les reproches (souvent associés) d'être peu efficaces et parfois toxiques.

Les derniers-nés parmi les vaccins vivants atténués, outre ceux contre le zona et la varicelle, de faible intérêt, sont les vaccins contre la **rougeole**, les **oreillons** et la **rubéole** dont je parle dans le **livre 6** de la collection « Vaccins & Société ».

Ils sont administrés tous les trois dans une même seringue, appelée ROR en français. Parmi les vaccins controversés, ces trois-là sont un peu les champions et font régulièrement l'objet d'un nouveau chapitre de la guerre de religion qui oppose les *provax* et les *antivax*. Pourquoi ?

Il y a plusieurs raisons à cela, mais la principale se trouve dans cette notion d'*atténuation* des virus sauvages. Que se passe-t-il quand, par des techniques variées, on atténue un virus sans pour autant le détruire ? Est-ce que les atténuations des virus vivants sont dues à des mutations ? Les modifications sont-elles fonctionnelles et réversibles ?

Un bon exemple est celui des poliovirus présents dans le vaccin antipolio oral. Ils sont atténués. Ils ne sont pas, en théorie, aussi dangereux que les virus sauvages. Cela dépend en fait du système immunitaire du receveur et, en la matière, il y a consensus pour ne pas vacciner des sujets immunodéprimés avec des vaccins vivants atténués. Parfois, ils sont dangereux. Ils peuvent, tout en étant atténués, provoquer une forme clinique plus ou moins sévère ou déguisée de la maladie. Ils peuvent aussi revenir à un stade non atténué (des révertants) et, enfin, ils peuvent muter et donner naissance à de nouveaux virus vaccinaux. J'ai cherché à comprendre ce qui se passait sous couvert du principe d'atténuation des virus et je n'ai pas vraiment compris. Je redoute que les virologues eux-mêmes ne sachent pas l'expliquer[104].

104. Voir en détail le livre 6 de la collection « Vaccins & Société », pages 13 et suivantes.

Les virus sauvages mutent aussi, beaucoup et souvent. Chaque année, par exemple, il faut de nouveaux vaccins antigrippaux (**livre 7**). De façon générale, les vaccins antigrippaux utilisés en France ne sont pas des vaccins vivants atténués. Il y a toutefois une exception, c'est le **Fluenz Tetra** d'AstraZeneca qui, pour la première fois en 2020-2021, a obtenu une autorisation de mise sur le marché. Il est présenté par la HAS de la façon suivante : « Vaccin vivant atténué, quadrivalent, administré par voie intranasale, dans la stratégie de vaccination contre la grippe saisonnière chez les enfants de plus de 2 ans. »

Je ne vais pas commenter les motivations politiques des autorités sanitaires – probablement la crainte d'une pénurie de vaccins antigrippaux conventionnels inactivés en période de pandémie de COVID-19 –, mais je doute que les vaccinés soient avertis qu'il s'agit d'un vaccin OGM et que les virus vivants atténués qu'il contient sont susceptibles de revenir à leur état initial pathogène, comme je l'ai écrit dans le **livre 7**[105].

De nos jours, en France, les seuls vaccins vivants atténués obligatoires sont ceux du ROR. Ils ont une longue histoire pleine de rebondissements, et il est étonnant que des vaccins, dont l'utilité médicale et sociétale en France – et en Europe en général – est très relative, aient fait l'objet d'une couverture médiatique aussi intense. La principale explication vient sans doute des multiples scandales sanitaires qu'ils ont provoqués, aussi bien celui contre la rougeole que

105. Pages 117 et suivantes.

celui contre les oreillons, le fameux *Urabe scandal*, dont je parle dans le **livre 6**[106].

Pour la rougeole, plus que des mutations des virus - il y a plusieurs génotypes en circulation - on craint surtout le *phénomène de remplacement*, c'est-à-dire (en simplifiant) qu'un génotype africain plus dangereux vienne se substituer à un génotype européen contre lequel les populations européennes se sont immunisées. Ainsi, les flambées de rougeole observées dans les populations occidentales surviennent généralement dans des populations hautement vaccinées. J'en décris plusieurs dans le **livre 6**.

C'est une sorte de publicité antivaccin qu'il est urgent de neutraliser pour les autorités sanitaires qui ont fait de la couverture vaccinale antirougeole dans tous les pays - y compris ceux où la rougeole est une maladie bénigne - un critère d'efficacité des politiques de santé publique.

Une des stratégies pour encourager la vaccination avec des vaccins vivants atténués malgré leurs inconvénients consiste à prétendre que ces vaccins confèrent des protections au-delà des maladies infectieuses qu'ils sont destinés à prévenir. Ainsi, l'on a dit que le BCG protégeait contre d'autres maladies que la tuberculose. C'est généralement mal documenté et, à mon avis, peu crédible.

C'est avec le vaccin antirougeole que cette théorie d'une protection au-delà de la prévention de la rougeole prend une certaine ampleur. L'expert qui défend cette théorie est un

---

106. Pages 28 et suivantes.

anthropologue et médecin danois, Peter Aaby, qui a beaucoup travaillé en Afrique de l'Ouest. Il a notamment mis en place des campagnes de vaccination massive et a reçu des récompenses de l'industrie : Novo Nordisk Prize, par exemple – Novo Nordisk étant une multinationale pharmaceutique.

Curieusement, les travaux de Peter Aaby sont célébrés pour les effets bénéfiques de la vaccination antirougeole au-delà de la prévention de la rougeole, mais presque totalement ignorés quand il rapporte une augmentation de la mortalité infantile chez les vaccinés contre le DTP par rapport aux non-vaccinés. Dans les programmes de Peter Aaby, le P de DTP concerne la coqueluche (pour *Pertussis*).

À mon avis, qu'il s'agisse de bienfaits (avec le vaccin antirougeole) ou de méfaits (avec le DTP), les argumentaires sont faibles scientifiquement, car les protocoles d'Aaby sont loin d'être exemplaires. Si j'en faisais une synthèse, je dirais que les **campagnes de vaccination en Afrique ne semblent pas apporter tous les bienfaits que l'on espérait**. C'est inquiétant car, au-delà des recommandations vaccinales qui ont cours dans les pays développés, c'est souvent en s'appuyant sur les supposés miracles de la vaccination dans les pays en développement que les autorités sanitaires internationales (dont l'OMS) inscrivent leurs initiatives humanitaires.

Cette modernisation ou cette *redécouverte* des bienfaits non spécifiques de la vaccination antirougeole vise surtout à essayer de sauver la réputation humanitaire des campagnes de vaccination massive en Afrique et dans d'autres pays en développement.

Il serait urgent que de véritables experts, indépendants de l'OMS, examinent enfin la validité des programmes actuels de l'OMS. Ça ne veut pas dire qu'il faille tout rejeter, ça veut dire qu'un regard indépendant et vraiment scientifique pourrait apporter une nouvelle façon d'envisager l'avenir. Je vais prendre l'exemple du paludisme pour illustrer cette question.

CHAPITRE 7

LA QUÊTE D'UN VACCIN MODERNE CONTRE LE PALUDISME

Le paludisme reste, au XXIe siècle, une maladie préoccupante en matière de morbidité et de mortalité dans de nombreuses zones de la planète. Elle n'est pas due à une bactérie ou un virus, mais à un parasite, le *Plasmodium falciparum*. C'est un militaire français, Alphonse Laveran, qui a découvert le parasite responsable du paludisme. Il reçut le prix Nobel de médecine en 1907 pour cette découverte longtemps contestée.

C'est une maladie infectieuse transmise par les moustiques, et les principales victimes en sont les enfants de moins de cinq ans. Le paludisme n'induit pas une immunité chez la victime – ce qui explique les récidives de crises de paludisme et la difficulté à provoquer une immunité vaccinale permettant la prévention des crises. Il s'avère en outre que le parasite est devenu résistant à certains médicaments (à base de quinine), et que les moustiques vecteurs sont devenus résistants à certains insecticides. Cela fait beaucoup de problèmes, et développer un vaccin efficace contre le paludisme fait partie des solutions. Déjà dans les années 1960, des vaccins avaient été testés chez la souris. Sans succès.

C'est l'identification de la *circumsporozoite protein* (ou CSP) – la principale protéine présente sur la surface du parasite – qui a inauguré une nouvelle période pour la mise au point d'un vaccin. En effet, la CSP est immunogène (elle stimule le système immunitaire) et elle est cruciale dans l'invasion du parasite dans le foie de la victime, phase importante de la maladie. Autre point important dans la perspective d'un vaccin, la CSP semble avoir des portions de sa structure très stable (d'un type de plasmodium à l'autre) laissant penser qu'un vaccin efficace ne stimulerait pas la production de mutants rendant le vaccin inefficace.

L'industriel GSK (Smithkline Beecham à l'époque) propose en 2004 le premier vaccin contre le paludisme[107]. On utilise une portion de la CSP que l'on va lier à l'antigène de surface du virus de l'hépatite B, HBsAg : c'est le **vaccin RTS,S**.

En bref, la CSP est fusionnée avec la protéine HBsAg de l'enveloppe du virus de l'hépatite B (formant l'antigène RTS), et avec la protéine S de l'enveloppe du virus de l'hépatite B, d'où le sigle RTS,S. Ces protéines sont exprimées par des cellules de levure (*Saccharomyces cerevisiae*) en culture, à l'intérieur desquelles elles s'assemblent spontanément et forment des particules pseudovirales non infectieuses (VLPs).

107. Alonso P. L. *et al.*, « Efficacy of the RTS,S/AS02A vaccine against Plasmodium falciparum infection and disease in young African children: randomised controlled trial », *The Lancet*, 2004 ; 364:1411-20

L'intérêt crucial de la protéine du VHB pour la formation de ces VLPs vient du fait que le vaccin vise la phase hépatique du cycle du parasite et avant la phase sanguine. Un adjuvant spécifique appelé AS01 – formé d'un *TLR4 ligand, 3-O-desacyl-4'-monophosphoryl lipid A (MPL)*, et d'une saponine, QS-21 – est utilisé pour amplifier la réponse immunitaire.

Ce sera plus ou moins le vaccin commercialisé sous le pseudonyme **Mosquirix**. Il a été évalué chez des enfants africains, cible prioritaire de toute campagne de vaccination contre le paludisme.

Mosquirix est conçu pour lutter contre le paludisme, mais la présence des antigènes du virus VHB a conduit GSK à comparer **Mosquirix** à **Engerix B** (un vaccin monovalent contre l'hépatite B) en évaluant la production d'anticorps antiVHB. On a conclu que Mosquirix n'est pas inférieur à Engerix B[108].

Ainsi, sur le site MesVaccins.net, Mosquirix est présenté comme un vaccin contre le paludisme et contre l'hépatite B.

Les premiers essais cliniques, très préliminaires, en Afrique donnèrent d'abord des résultats encourageants, publiés en 2012 et 2015. Mais ils laissèrent indifférents les observateurs impartiaux. En effet, les protocoles mis en place suscitèrent le scepticisme, l'absence de double aveugle notamment interdisant toute conclusion hâtive. Plus problématique, le recueil des données sur le terrain, la constitution de la base de données, et les analyses statistiques et leur interprétation étaient totalement sous le contrôle de

108. Voir : https://www.gsk-studyregister.com/en/trial-details/?id=113681

l'industriel GSK, une façon de faire archaïque. L'ensemble de ces résultats étaient donc d'une faible crédibilité en matière d'efficacité clinique. Enfin, et surtout, des signaux de toxicité avaient été mis au jour.

La **première alerte** sérieuse concernant ce vaccin date de janvier 2020 par un article anodin du *British Medical Journal*[109]. Les auteurs sont des épidémiologistes expérimentés, ils connaissent bien l'Afrique pour y avoir longtemps travaillé et ne peuvent être suspectés du moindre sentiment *antivax*.

Que dit cet article ? Il dévoile les effets indésirables du vaccin de GSK qui avaient été un peu négligés en 2012 et 2015, faute de les avoir recherchés avec acharnement dans les rapports plus ou moins confidentiels de l'industriel et de diverses autorités sanitaires, dont l'OMS et l'Agence européenne des médicaments.

Je ne vais pas énumérer les arguments développés par les auteurs de l'article du *British Medical Journal*, seulement résumer le principal message. Le but de la dernière étude peu conventionnelle était de clarifier cette question des effets indésirables du vaccin révélés par de faibles signaux dans les études précédentes. Elle concerne 720 000 enfants. Il y a un groupe témoin, mais pas de tirage au sort. L'essai est planifié pour durer cinquante mois, mais, le double aveugle ayant été à nouveau négligé, les investigateurs ont rapidement eu des remontées de terrain concernant la toxicité de ce vaccin, et elles confirment les données préliminaires. **Ces données de toxicité sont catastrophiques** : plus de

109. *BMJ*, 2020 ; 368:I6920.

méningites, plus de malarias cérébrales et doublement de la mortalité (féminine) chez les vaccinés.

Face à ce type de données tragiques, toute étude sur un médicament serait immédiatement stoppée. Ce n'est pas le cas ici, d'où l'émoi des auteurs du *British Medical Journal*. L'article dit aussi qu'après la divulgation de la toxicité de ce vaccin Mosquirix en 2012 et 2015, de longues palabres animèrent les réunions des experts : certains plaidaient pour un *effet du hasard*, tandis que d'autres s'inquiétaient.

On parvint à un curieux consensus : lancer une nouvelle et gigantesque étude pour vérifier si vraiment ce vaccin augmentait le risque de malaria cérébrale (la forme la plus grave et souvent mortelle de paludisme) et la mortalité notamment des bébés filles. Ici, les bébés n'étaient plus des participants volontaires à une étude scientifique dont ils tireraient des bénéfices, comme la loi l'exige, en principe.

La **deuxième alerte** vint en février 2020 d'un autre article du *British Medical Journal*[110]. L'auteur - Peter Doshi, un éditeur officiel du journal - rapportait les *propos gênés* de quelques experts en bioéthique qui s'inquiétaient du fait que la gigantesque étude de l'OMS pour tester la toxicité du vaccin de GSK n'avait pas donné lieu à **des explications claires** aux familles des bébés vaccinés. Cela aurait conduit à l'obtention d'un *consentement éclairé* de ces mêmes familles pour que leur bébé serve à vérifier, non pas que le vaccin leur fût utile, mais qu'il ne fût pas trop toxique... Si la situation leur avait été ainsi présentée, la majorité des familles aurait refusé.

110. *BMJ*, 2020 ; 368:m734.

En conséquence, l'on décida de se passer de ce *consentement éclairé* en prétextant que le fait de confier son bébé à des soignants constituait un *consentement implicite*... d'être vacciné contre la malaria ! Cette notion de consentement implicite est la plus belle perle de cet enchaînement de... malfaisances. Mais il y a une autre perle : acculés dans leurs contradictions, les experts de l'OMS prétendirent que cette étude **n'était pas de la recherche médicale** – donc qu'elle ne nécessitait pas de consentement éclairé des familles – mais une campagne de vaccination pilote dans des zones sélectionnées (*cluster randomised study*) avant un élargissement des vaccinations contre la malaria à l'ensemble des populations infantiles des pays qui participent à ce programme de l'OMS. Ici, la mauvaise foi le dispute à la malfaisance.

Formulons une conclusion.

Une évidence s'impose : le vaccin antimalaria Mosquirix de GSK augmente le risque de complications de la malaria et diminue l'espérance de vie des bébés vaccinés. Il n'y a pas à tergiverser : il faut cesser d'injecter ce vaccin.

Ainsi, un progrès technologique majeur ne s'est pas traduit en bénéfices pour les vaccinés. De plus, les investigateurs ont essayé de dissimuler les effets indésirables de ce nouveau vaccin. Pire, l'OMS et l'Agence européenne du médicament se sont rendues complices de ces pratiques douteuses. On peut comprendre dès lors le scepticisme, voire l'hostilité, des familles et de nombreux scientifiques face à ce qui est présenté comme de la recherche scientifique.

Tant que de telles pratiques n'auront pas été dénoncées et condamnées par les autorités sanitaires nationales et internationales, il sera difficile d'arriver à des compromis.

CHAPITRE 8

LES VACCINS *POSTMODERNES*

Les experts en médecine des vaccins et les industriels du secteur connaissent bien les limites des vaccins actuels, notamment les limites des technologies utilisées pour concevoir et produire (de façon industrielle) les vaccins archaïques, les classiques et les modernes pour reprendre la classification utilisée dans les chapitres précédents.

Ils ont aussi compris les limites de la recherche clinique sur les vaccins et ils savent que, faute d'une révolution technologique, le business des vaccins risque de s'éteindre rapidement, au fur et à mesure que des scientifiques sérieux et indépendants exploreront les territoires médicaux abandonnés depuis trop longtemps à des experts et des universitaires liés aux industriels.

Le plus bel exemple de ces obscures interactions et des culs-de-sac scientifiques auxquels se heurtent la médecine et l'industrie des vaccins est celui de la grippe influenza, que j'ai décrit dans le **livre 7** de la collection « Vaccins & Société ».

Ce n'est pas seulement la grippe saisonnière qui pose problème chaque année, c'est également la crainte qu'une nouvelle pandémie survienne, comparable à celle de 1919 (grippe espagnole) ou à celle de 2009-2010 appelée à tort

« grippe porcine ». À tort, puisque le virus causal résulte d'une recombinaison d'éléments génétiques provenant de quatre virus différents dont deux habituellement porcins, un aviaire et un humain. C'est un mélange génétique exceptionnel – qui terrorise les épidémiologistes –, et le virus a finalement hérité d'un nom scientifique plus précis, indiquant la date et le lieu d'apparition de ce nouveau type de virus influenza : *A/California/04/2009 H1N1*.

Les experts redoutent également le retour ou la brusque résurgence d'autres virus influenza, à l'image du virus dit de « la grippe aviaire H5N1 » repéré pour la première fois en 1997, lors d'une épidémie à Hong Kong. Après avoir été discret pendant quelques années, le virus H5N1 a réapparu en 2003, causant d'abord des épizooties – maladies touchant uniquement des espèces animales – chez les volailles dans plusieurs pays d'Asie, avant de provoquer les premiers cas humains. Puis il s'est de nouveau fait discret. C'était plutôt un virus du type H5N1 ou *A/California/04/2009 H1N1* qui était attendu, et pas le COV -19, par des experts très inquiets. En effet, l'apparition d'un sous-type viral inconnu de la population humaine (comme le H5N1) rend inefficace la mémoire immunitaire générée au cours des épidémies saisonnières dues aux virus grippaux classiques type A/H3N2 et A/H1N1 (pdm09), où « pdm09 » signifie pandémie de 2009.

Si les autorités sanitaires s'inquiètent et élaborent des stratégies adaptées aux circonstances, les industriels ont compris qu'ils pouvaient faire des propositions potentiellement salvatrices.

Pour comprendre comment les industriels se sont organisés, je recommande la lecture d'un article de 2014[111], où des responsables de Novartis Vaccines (une compagnie industrielle) expliquent leur stratégie pour la production accélérée de vaccins antigrippaux adaptés aux nouveaux virus qui apparaissent chaque année. Ils ont acquis avec le temps une expérience irremplaçable. Par exemple, lors de la pandémie de 2009, seulement trois mois après l'alerte de l'OMS en juin, les industriels avaient proposé des vaccins adaptés au nouveau virus. Ces vaccins furent disponibles en novembre, mais en quantités limitées. Comme expliqué plus haut, la flambée de grippe porcine de 2009 s'est rapidement éteinte, mais il fut compris que de nouvelles stratégies industrielles devaient voir le jour pour se préparer à la prochaine pandémie. C'est la brève flambée de 2013 (virus H7N9) en Chine qui a constitué le nouveau stimulus pour concrétiser ces nouvelles techniques de production de vaccins et faire face à une nouvelle et inéluctable pandémie.

De nombreux programmes sont alors apparus, certains parfois déjà bien avancés. Parmi eux, on peut relever des vaccins produits sur cultures de cellules de mammifères, de plantes ou d'insectes (décrits dans les chapitres précédents), des vaccins dits « recombinants » (déjà décrits), des vaccins dits « vivants atténués » (décrits aussi), et surtout des vaccins dits « à ARN messager » et des vaccins ADN (ou

111. Voir : https://www.europeanpharmaceuticalreview.com/article/25963/using-self-amplifying-mrna-vaccines-facilitate-rapid-response-pandemic-influenza/

pDNA), dont je vais reparler dans la troisième partie à propos des vaccins anti-COVID.

Je donne deux références de l'époque. La première concerne les vaccins à ARN messager. Les auteurs écrivent que leur vaccin est basé « sur un ARN messager synthétique administré sous forme de nanoparticules lipidiques (ou LNP)[112] ». Dès le titre, ils insistent sur la rapidité d'élaboration (huit jours) et de production de ce nouveau type de vaccin révolutionnaire. La deuxième référence concerne un pDNA[113]. Le *p* placé avant DNA signifie qu'il s'agit d'un plasmide, c'est-à-dire une molécule d'ADN artificiel pouvant servir de **vecteur de clonage**. Les plasmides permettent ainsi d'intégrer une information génétique dans des cellules et sont utilisés pour produire des protéines/antigènes dans le cas d'un vaccin. S'il s'agit d'un vaccin ADN, les cellules qui intègrent ce fragment d'ADN le transcrivent en un fragment d'ARN capable d'induire la fabrication de la protéine/antigène. Les cellules du receveur du vaccin qui ont intégré l'ARN messager ou l'ADN vaccinal deviennent des usines à fabriquer l'antigène qui diffusera dans le système immunitaire et commencera la production des anticorps protecteurs.

Ces aspects théoriques sont évidemment importants mais, pour un industriel, l'aspect production est aussi capital. Dans ce contexte, les vaccins à ARN messager ont

112. Armin H., *et al.*, « Rapidly produced SAM® vaccine against H7N9 influenza is immunogenic in mice », *Emerging Microbes & Infections*, 2013 ; 2:8.
113. Laddy D.J., *et al.*, « Heterosubtypic protection against pathogenic human and avian influenza viruses via in vivo electroporation of synthetic consensus DNA antigens », *PLoS One*, 2008 ; 3(6):e2517.

des avantages sur les vaccins ADN. On a en effet mis au point des ARN capables de s'autoamplifier, pour reprendre le vocabulaire des experts, sans risque de modifier le génome des cellules réceptrices. De nombreuses sociétés de biotechnologie travaillent sur cette approche avec des techniques et des formulations variables (vaccins auto-amplifiants, vaccins Réplicon, par exemple) que je ne vais pas décrire. Les détails de ces techniques sont inconnus, car ils relèvent du secret industriel. Les vaccins à ARN messager initiaux sont devenus, par exemple, des saRNA qui contiennent une *replicase* leur permettant de se multiplier dans les cellules réceptrices. Différentes techniques sont utilisées pour enrober ces substances (nanoparticules lipidiques, par exemple), les protéger à l'intérieur des cellules – notamment contre les **ARNases**, des enzymes endogènes qui attaquent et détruisent les molécules d'ARN. En effet, les ARN sont des molécules fragiles, contrairement à l'ADN. Il faut protéger les ARN injectés pour faciliter leur pénétration dans les cellules du receveur. Les industriels ont mis au point différentes techniques pour résoudre ce problème de protection des ARN messagers injectés.

Ainsi, des réponses immunitaires efficaces chez les humains peuvent être obtenues avec de faibles doses d'ARN messager (autour de 100 µg) injectées par voie intramusculaire. Des millions de doses de vaccins peuvent être rapidement produites dans de petites usines et à relativement faible coût.

Initialement conçus pour répondre à la demande de vaccins antigrippaux enfin efficaces, sûrs et bon marché, ces vaccins postmodernes furent, avec l'irruption de la COVID-19, brutalement projetés sur le marché des vaccins anti-COVID. Le futur immédiat va nous dire s'ils tiennent les promesses que leurs producteurs nous ont faites.

Beaucoup de médecins et leurs patients se sont étonnés de l'apparition presque instantanée de ces vaccins à ARN messager au début de la pandémie COVID-19. Cela n'a rien d'étonnant, les techniques étaient déjà prêtes à l'emploi, il ne manquait qu'une opportunité. On attendait un nouveau virus influenza, ce fut un nouveau coronavirus.

TROISIÈME PARTIE

LA COVID-19 ET L'AUBE D'UN NOUVEAU MONDE

PRÉAMBULE

Deux acronymes sont employés dans ce livre : COVI désigne le virus *coronavirus* lui-même et COVID (avec l'addition du D pour *disease* qui signifie « maladie » en anglais) désigne la pathologie. Je mettrai le féminin à COVID, mais le masculin à COVI puisqu'il désigne un virus. On ajoute 19 pour indiquer que le virus est apparu en 2019.

Dans cette troisième partie, je vais tenter de résumer les **connaissances acquises en ce début d'année 2021**.

Nous avons près de quatorze mois d'observations de ce phénomène planétaire inédit, et beaucoup de scientifiques participent à ce laborieux travail de compréhension. Mais une année, c'est peu, et la pandémie et ses virus évoluent sans cesse et nous réservent des surprises. Nous aurons à corriger certaines de nos analyses initiales. Mais une année, c'est aussi beaucoup dans la vie des virus, et nous sommes nombreux à les surveiller. Nous avons donc beaucoup appris, et c'est le moment de faire un premier bilan, notamment pour évaluer l'efficacité des mesures prises pour contrôler la pandémie.

Je rappelle **deux évidences** : d'une part, les épidémies finissent toujours par s'éteindre naturellement (sans intervention médicale ou sociale) ; d'autre part, je n'ai pas connaissance d'épidémie que la vaccination ait fait disparaître, contrairement aux dires de certains.

Ce qui suscite une question cruciale : allons-nous être capables, cette fois-ci, avec la COVID-19, de participer à cette extinction ? Les confinements - suivis obligatoirement de déconfinements - sont-ils efficaces ? La vaccination pourrait-elle y aider ?

Comme ce livre traite de la vaccination en général, et de certains vaccins en particulier, je vais analyser l'état de nos connaissances sur les premiers vaccins anti-COVID. Je le ferai avec prudence puisque leur administration à une échelle significative n'a commencé qu'à la fin de l'année 2020. Le recul est insuffisant pour se permettre des affirmations péremptoires.

Concernant les traitements anti-COVID, je ne vais pas pleinement participer aux laborieuses controverses concernant des sujets spécifiques, comme la chloroquine ou l'ivermectine. Dans bien des cas, ces controverses ont ajouté de la confusion alors que le public demandait clarification et recommandations rationnelles. Je vais essayer d'extraire les meilleures informations du flot déversé sans discontinuité sur les réseaux professionnels et non professionnels.

Je ne cacherai pas les interrogations persistantes et je suis prêt à changer d'avis si de solides documents devaient m'y contraindre. Mais je ne participe pas aux *guerres de religion*, la controverse vaccinale en est typiquement une. Je suis un scientifique, j'évalue les pièces et les faits tangibles et vérifiables obtenus par des méthodes éprouvées.

Je n'ai aucune honte à admettre que je peux moi-même me tromper, au moins de façon transitoire. En conséquence, je mets la plus grande prudence et la plus grande rigueur dans mes façons d'analyser et de valider les documents qui circulent sur les réseaux.

INTRODUCTION

La pandémie de COVID-19 va marquer l'histoire de la médecine et aussi celle de nos sociétés. Rien ne sera comme avant, beaucoup l'ont dit. Cette pandémie a donné lieu à des révélations successives après la période initiale de stupéfaction.

Je vais rester dans mon domaine de compétence (médecine, physiologie et épidémiologie), mais il sera parfois difficile de ne pas aborder des questions sociologiques, économiques et, évidemment, politiques. En effet, pour répondre à la crise sanitaire, les autorités ont dû prendre des décisions éminemment politiques (par exemple, le confinement) avec des impacts économiques, sociologiques, mais aussi sanitaires, ce qui me ramène à mes propres compétences professionnelles.

La sévérité de la crise sanitaire n'a pas été initialement la même partout, y compris dans des pays sociologiquement très proches (au cœur de l'Europe), révélant des degrés de préparation et de réactivité des autorités sanitaires et gouvernementales très différentes. Ces différences peuvent s'expliquer de façon variable et nécessitent des analyses approfondies qui sortent du cadre de mon analyse ; mais je ne saurais les ignorer tant leurs conséquences ont été importantes sur la sévérité de la première phase de la crise sanitaire. Certaines des différences initiales se sont atténuées par la suite, suggérant la nécessité d'un recul suffisant avant de donner des *satisfecit* à telle ou telle administration.

Je ne serai pas accusateur, je serai factuel et laisserai aux lecteurs le soin de se faire leur propre opinion au-delà des préjugés et des jugements rapides ou circonstanciels. Je demande ainsi à chaque lecteur de prendre le temps de la réflexion, et si certains sont initialement en désaccord avec mes observations, je leur demande d'aller au bout du chapitre avant de prendre une position ferme.

Un autre aspect de cette crise – qui aurait nécessité sérénité et prudence du fait de son extraordinaire dynamique – est l'étonnant spectacle de cacophonie auquel se sont livrées les élites académiques et universitaires, bien relayées par des médias assoiffés de sensationnel et des politiciens hagards cherchant désespérément à ne pas commettre la faute qui ruinerait leur carrière.

La médiocrité de ces élites a été pour beaucoup **une des révélations** majeures de cette crise. Je me permettrais humblement de dire que je ne fus pas surpris. Je les connais bien, pour les avoir côtoyées et avoir guerroyé avec elles pendant ces quarante dernières années à propos de sujets médicaux variés. J'ai, une fois de plus, constaté leur inculture scientifique, qui s'est traduite par des cascades de déclarations contradictoires, des prises de position velléitaires et des disputes ridicules devant les yeux ébahis de téléspectateurs suffoqués par tant de hargne et médiocrité. Je pense évidemment en tout premier aux rocambolesques affaires des masques et de la chloroquine.

Je me suis posé de nombreuses questions en observant la crise sanitaire et aussi pendant la rédaction de ce livre. Je ne vais pas toutes les citer, mais j'en retiens une dès cette introduction. À la phase initiale notamment - et je ne me permettrais pas de faire des reproches à quiconque - nous avons cru que nous avions affaire à un **syndrome grippal**. C'était une erreur. Ce syndrome grippal doit être distingué de la grippe elle-même, due spécifiquement aux virus influenza ; je l'explique dans le **livre 7** de la collection « Vaccins & Société ».

Le syndrome grippal est banal en médecine générale, il est dû à un quelconque virus à tropisme respiratoire, et nous sommes exposés à des centaines de virus respiratoires. Nous avons tous cru que le syndrome grippal associé à la COVID-19 était bénin pour la grande majorité d'entre nous, à l'exception des porteurs de comorbidités variées, un peu comme avec la grippe à influenza. Nous avons aussi cru qu'il aurait un caractère saisonnier et que les hémisphères nord et sud ne seraient pas victimes du COVI en même temps. Nous avons enfin cru que nos systèmes de santé modernes - pas un pays où les autorités n'affirment pas que leur système de santé est le meilleur du monde - répondraient avec efficacité à ce défi. Presque personne n'avait anticipé que les États, les uns après les autres, allaient devoir imposer un confinement quasi total aux populations, paralysant pendant plusieurs semaines l'activité économique de plusieurs milliards d'individus sur la planète. Phénomène absolument inédit dans l'histoire de l'humanité !

C'est peu de dire que nous avons été, en particulier nous, les professionnels de santé, sidérés !

Et cette première **stupéfaction** a donné lieu à des **révélations**, que je vais commenter dans les prochains chapitres. Par exemple, la COVID-19 a **révélé** que, dans des sociétés complexes, un virus respiratoire apparemment *bénin* pouvait mettre en péril des systèmes de soin hautement technologiques. Certes, le COVI s'est avéré bien peu *banal* au fur et à mesure qu'il exprimait son potentiel. Ce n'est pourtant pas un *tueur en série*, comme le virus Ebola, bien que l'apparition d'un variant exceptionnel pourrait nous faire changer d'avis à tout moment.

Mais une première question s'impose avant toutes les autres : comment cela a-t-il commencé ?

CHAPITRE PREMIER

DÉCEMBRE 2019 ET *L'IRRUPTION DU MONDE RÉEL*

Des évènements surprenants peuvent survenir dans nos sociétés. Ils sont totalement inattendus pour les administrations sanitaires et les gouvernants pris au dépourvu mais, pour certains d'entre nous, c'est seulement la forme que prennent les évènements qui est inattendue.

Pour ma part, deux évènements m'ont étonné : que ce soit un coronavirus qui, soudain, émerge et, surtout, que nos systèmes de santé soient incapables de réagir de façon adaptée.

L'*irruption*, c'est la brutalité des évènements que je vais rapidement retracer, et le *monde réel*, c'est l'état de nos sociétés à la fin de l'année 2019.

Comme épidémiologiste travaillant sur la prévention des grandes pathologies et leurs causes environnementales – ce qui inclut le mode de vie des populations –, je mesure depuis de nombreuses années la fragilité (souvent la dégradation) de la santé de nos contemporains. J'ai aussi mesuré à quel point les autorités sanitaires, les sommités hospitalo-universitaires qui influencent les précédentes et le corps médical dans son ensemble sont inconscients des problématiques de santé qui rongent nos sociétés.

C'est ce *monde réel* – **fragilité** des uns et **inconscience** des autres – que le virus a révélé.

Bien peu encore, parmi les *fragiles* d'un côté et les *inconscients* de l'autre, ont compris la situation actuelle. Bien peu en sont capables. Il faudra du temps – une sorte de révolution, peut-être – pour que les bons choix émergent et qu'une réelle inflexion des modes de vie s'opère. Ce n'est pas seulement le climat de la planète (ou la planète elle-même) qu'il faut préserver, ce sont nos conditions d'existence sur cette planète, car elles conditionnent nos modes de vie (et vice-versa), qui eux-mêmes déterminent notre santé.

Certains diront qu'il n'y a aucun rapport entre le coronavirus et la catastrophe sanitaire et économique qui se déploie en cette année 2021. Cette dernière serait provoquée par des décisions inadaptées des gouvernants. Cela mérite réflexion et analyse. Peut-être que quelques décisions urgentes permettront de retarder les échéances mais, je le crains, le pire est à venir. Il faut s'y préparer. Je n'annonce pas la fin du monde. J'annonce, comme je l'ai déjà fait avant la crise de la COVID-19, des jours sombres et pénibles. La crise climatique et l'effondrement de la biodiversité n'en sont que des symptômes. Il faut s'y préparer.

Les gouvernants doivent préparer les collectivités, et c'est à nous de désigner ces gouvernants. Mais chacun de nous, à son niveau individuel, doit aussi s'y préparer. Personne ne le fera à notre place. Pour s'y préparer, il faut d'abord comprendre l'état des lieux. Il faudrait une encyclopédie pour raconter la suite des évènements qui nous ont conduits à la situation que nous connaissons. Ce n'est pas l'objet de ce livre. Commençons avec ce livre par comprendre ce qui s'est passé très récemment, c'est-à-dire depuis décembre 2019.

Il y a peu de contestations - à moins d'imaginer des plans secrets de quelques sectes - sur le calendrier des évènements. Je vais reprendre l'historique que chacun peut consulter, par exemple, sur le site de l'Institut Pasteur[114]. Certains diront que cela pourrait être mieux décrit. Peut-être. Mais, après vérification d'autres sources, je pense que l'essentiel s'y trouve. Pour simplifier, je cite et abrège le paragraphe inaugural :

> « Une épidémie de pneumonies d'allure virale d'étiologie inconnue a émergé dans la ville de Wuhan (province de Hubei, Chine) en décembre 2019. Le 9 janvier 2020, la découverte d'un nouveau coronavirus (dénommé SARS-CoV-2) a été annoncée officiellement par les autorités sanitaires chinoises et l'Organisation mondiale de la santé (OMS). Il est différent des virus SARS-CoV, responsable de l'épidémie de SRAS en 2003 et MERS-CoV, responsable d'une épidémie évoluant depuis 2012 au Moyen-Orient. Ce virus est l'agent responsable de cette **nouvelle maladie infectieuse respiratoire** appelée **COVID-19** (pour COronaVIrus Disease). »

114. Voir : https://www.pasteur.fr/fr/centre-medical/fiches-maladies/maladie-covid-19-nouveau-coronavirus

Premières remarques : si la maladie est dite « nouvelle », c'est parce que certaines des manifestations cliniques sont inédites ; et si elle est *respiratoire*, nous allons rapidement observer que d'autres systèmes que le système respiratoire sont touchés.

Les historiens, une fois qu'ils auront accès à tous les documents nécessaires, réécriront la chronologie exacte des évènements, notamment en Chine, pays où les choses restent assez mystérieuses, encore en mars 2021. Que s'est-il passé avant 2019 ? D'où vient ce virus ? Comment expliquer l'apparente extinction de l'épidémie en Chine dès le printemps 2020 alors qu'elle se perpétue en Europe et dans les Amériques ?

Il y a beaucoup de questions, beaucoup d'hypothèses et peu de faits tangibles. Je ne vais pas participer à ces discussions. Il est encore trop tôt. De même, je ne vais pas émettre d'hypothèse concernant les portes d'entrée du virus au nord de l'Italie ou à l'est de la France en janvier ou février 2020. Mais, en ce début de 2021, nous pouvons nous mettre d'accord sur certaines dates importantes, au moins pour nous, en France.

En janvier et février 2020, en Europe, nous regardions, étonnés, le déroulement des évènements en Chine et dans d'autres pays asiatiques. Dès la fin février, on rapportait l'apparition de nombreux foyers de COVID-19 en Europe, en particulier en Italie et en Espagne.

À la mi-mars, l'épidémie semblait se calmer en Chine, tandis que l'OMS annonçait que la COVID-19 pouvait être qualifiée de pandémie[115] (plusieurs continents sont touchés).

En France, un dispositif de confinement fut mis en place sur l'ensemble du territoire à compter du mardi 17 mars. Le confinement fut prolongé jusqu'au 15 avril puis jusqu'au 11 mai. Un déconfinement progressif fut alors autorisé tandis que l'état d'urgence sanitaire était prolongé jusqu'au 10 juillet 2020. En cet été 2020, les cas de COVID-19 symptomatiques et déclarés en France restèrent assez élevés (entre 500 et 1 000 par jour), et la pandémie restait très active dans les Amériques.

À l'automne 2020, une résurgence épidémique fut observée dans l'hémisphère nord, notamment en Europe et aux États-Unis. En France, un reconfinement sur l'ensemble du territoire national fut annoncé à compter du 29 octobre 2020. À partir du 28 novembre 2020, des mesures d'allègement du confinement furent annoncées : ouverture des commerces non essentiels, assouplissements des déplacements, mais instauration d'un couvre-feu à partir du 15 décembre (de 20 heures à 6 heures) avec une exception pour la soirée du 24 décembre 2020, où la circulation fut libre.

Au début de 2021, la circulation du virus reste intense en Europe et dans les Amériques, et des mutants dits « britannique » et « sud-africain » sont apparus. Certains pays ordonnent un reconfinement (ou un premier confinement

115. Allocution liminaire du directeur général de l'OMS lors du point presse sur la COVID-19 tenu le 11 mars 2020. Elle est accessible sur le site who.int

réel), et les bilans en matière de mortalité ne cessent de s'alourdir. Des pays qui se croyaient protégés (Europe de l'Est, Allemagne, Suède, Suisse...) vivent désormais la même tragédie que les États-Unis et le Royaume-Uni. Les gouvernements mettent tous leurs espoirs dans les vaccins qui commencent à être administrés massivement.

En mars 2021, la situation reste très contrastée à travers la planète. Certaines zones – notamment en Asie, Australie et Nouvelle-Zélande – semblent calmes, mais au prix de mesures drastiques à la moindre alerte. Par exemple, la capitale de la Nouvelle-Zélande, Auckland, a été brusquement confinée en février 2021, parce qu'un cas (un seul) avait été identifié. D'autres zones (Royaume-Uni, États-Unis, par exemple) sortent péniblement de longues périodes de flambée épidémique avec des bilans tragiques (de novembre 2020 à mars 2021, et des pics autour du 15 janvier). Certains pays en Europe vivent des flambées successives dont les pics sont moins critiques qu'aux États-Unis, mais leur succession donne des bilans en termes de mortalité proches de ceux des États-Unis et du Royaume-Uni. D'autres pays (Italie, France, par exemple) alternent des pics, des plateaux et des reculs épidémiques qui désespèrent les gouvernants et les gouvernés.

Ces évolutions contrastées semblent échapper à toute logique épidémique avec quatre types de facteurs susceptibles d'interférer :

- l'évolution *naturelle* de toute flambée épidémique avec son pic et son decrescendo ;

- l'arrivée de variants plus ou moins agressifs ;
- les interventions sociétales et sanitaires (mesures barrières, couvre-feu et confinement partiel ou brutal) qui varient d'un pays à l'autre et d'une période à l'autre ;
- les campagnes de vaccination dont l'intensité varie d'un pays à l'autre.

Ces chiffres et ces tendances nationales doivent être analysés – et surtout interprétés – avec la plus grande prudence et sans préjugé. Il est objectivement impossible de faire la part des choses sans un recul significatif dans le temps.

Concernant l'irruption du *monde réel*, deux autres questions s'imposent.

- Pourquoi un virus a-t-il pu désorganiser si vite et à un tel degré nos systèmes de soin ?
- Le confinement des populations était-il une *bonne* solution ?

La majorité de mes lecteurs étant des francophones, je vais analyser le système de santé français.

CHAPITRE 2

COMMENT LE SYSTÈME DE SOIN A FAIT DÉFAUT

C'est un point sur lequel il n'y a pas de contestation, la COVID-19 est aussi une crise des systèmes de santé qui se sont avérés incapables d'assurer à la population les soins qui pouvaient être espérés. Cette faillite est survenue à peu près partout, mais restons sur le cas français. En fait, il est difficile d'évaluer la situation qui a précédé le premier confinement (en mars 2020), sinon que dans divers centres hospitaliers dépassés par l'afflux de patients, on a dû en exporter vers d'autres régions, et même au-delà des frontières, et que certains résidents des Ehpad n'ont pas été hospitalisés dans des unités de réanimation faute de place disponible.

On peut dire que le premier confinement a permis aux systèmes de soin (en France comme ailleurs, notamment en Chine) de passer la crise. Ce n'est pas la qualité des soins (ou la qualité des professionnels de santé) qui est en cause. En effet, si les soignants (dans tous les pays) ont d'abord été surpris, ils ont vite appris, et les échanges d'information pour les diagnostics et les traitements (grâce aux réseaux sociaux) ont permis de trouver des solutions, notamment en réanimation.

Ce sont les structures mêmes des systèmes de soin et les approvisionnements en matériels (masques, blouses, désinfectants...) qui se sont révélés en quasi-faillite.

Le système de soin d'un pays moderne est en principe dimensionné pour répondre à des épidémies inattendues. Il ne faudrait pas croire qu'aucun fonctionnaire du ministère de la Santé n'avait réfléchi à cette question. Mais, depuis plusieurs décennies, les systèmes de soin sont considérés comme trop dispendieux, et des politiques d'économie des coûts sont systématiquement mises en place. Le ministère veut combiner une *politique de rationnement* et la planification de crise sanitaire. Pas facile.

Le prototype épidémique qui sert de modèle prédictif est celui de la grippe, une maladie bénigne que je décris dans le **livre 7** de la collection « Vaccins & Société » en même temps que les vaccins destinés à nous en protéger.

Pourquoi la grippe ? Parce que, de nos jours et en zone tempérée, c'est pratiquement la seule maladie infectieuse qui prenne un caractère pandémique. Cette comparaison entre la grippe saisonnière à influenza et la COVID-19 nous amène à une nouvelle révélation : par comparaison avec la COVID-19, la grippe est une maladie bénigne qui n'a jamais nécessité de confinement et tue très peu, comme le montrent les statistiques de mortalité reproduites dans le **livre 7**. Pourquoi, chaque année, les autorités sanitaires font-elles de la grippe une menace pour la santé publique ? Pourquoi cette ridicule propagande pour un vaccin antigrippal dont on ne connaît ni l'efficacité réelle ni la toxicité ?

Il est triste d'admettre que nos systèmes de santé ont été victimes de ces illusions et que le jour où une vraie pandémie est arrivée – la COVID-19 – nous n'étions pas prêts.

Continuons cette comparaison grippe/COVID-19. J'ai écrit que la grippe tue très peu alors que les autorités sanitaires et les médias disent le contraire (**livre 7**). J'y reviens, car cela va nous aider à comprendre, par comparaison, la réelle sévérité de la COVID-19, contestée par certains.

En moyenne, sur deux décennies, la mortalité attribuable à la grippe est d'environ 500 décès par an. Il y a de bonnes et de mauvaises années : le chiffre est parfois supérieur à 1000 ; très rarement, il est au-dessus de 1500 ; et, généralement, il est inférieur à 500. Donc, en moyenne, il y a autour de 500 décès par an enregistrés sur une saison grippale d'environ cinq mois. Je résume : le système de santé français enregistre environ **100 décès dus à la grippe saisonnière par mois** sur la totalité du territoire. Évidemment, ce nombre de décès ne représente qu'une minorité des patients qui ont un besoin impératif d'une hospitalisation en réanimation. Si l'on admet que 20 % des patients admis en réanimation n'y survivront pas, on peut dire que chaque mois de la saison grippale, le système de santé doit *absorber* 500 patients en réanimation essentiellement respiratoire. En fonction des années et des zones géographiques, le système de soin, cahin-caha, absorbe ces cas difficiles. C'est approximatif, mais cela donne une idée des proportions.

Avec la COVID-19, l'échelle est totalement différente.

Certes, les chiffres définitifs de la mortalité ne sont pas connus avec précision en mars 2021, mais nous avons une idée de ce qui s'est passé au cours la première vague au printemps 2020, avant la résurgence de fin d'année. On évalue le nombre de décès à environ 30 000 sur trois mois au niveau national. Il y a peut-être une surestimation, certains décès attribués à la COVID-19 seraient dus à d'autres agents infectieux ou à d'autres causes, par exemple des pathologies cardiovasculaires. Mais il y a aussi peut-être une sous-estimation, car certains décès non attribués à la COVID-19, faute de moyens diagnostics dans certaines circonstances (mortalité dans les Ehpad), ont certainement été favorisés par la COVID-19. En attendant des chiffres validés (il faudra environ deux ans), restons avec 30 000 sur trois mois, donc environ **10 000 décès par mois**, soit cent fois plus que la grippe.

Si la mortalité due à la COVID-19 représente 20 % des patients qui ont besoin d'une réanimation respiratoire, ce sont 50 000 patients qui en moyenne ont dû (ou auraient dû) se présenter aux urgences des hôpitaux pendant la pandémie **chaque mois**. Ce ne fut pas le cas, nous le savons, car beaucoup de patients sont morts dans leurs Ehpad sans qu'il leur soit donné une chance de survivre. Ici, la sous-estimation du désastre n'est pas secrète. Finalement, nous ne saurions négliger le fait que la tragédie a eu lieu essentiellement dans le quart nord-est de la France où le nombre de lits disponibles en réanimation (sur un total de 5 000 environ en France en temps normal) ne dépassait pas 2 000, au mieux.

Je résume : la demande théorique était de 50 000 environ, l'offre réelle était autour de 5 000. Le système était en faillite. Ce sont des approximations, mais l'échelle est réaliste.

Ainsi s'expliquent les appels aux hôpitaux de campagne des militaires, les TGV sanitaires, les transports en hélicoptères au-delà de frontières, la création urgente de milliers de lits de réanimation, l'utilisation de matériel vétérinaire, et d'autres initiatives héroïques. Mais aussi, l'abandon à leur triste sort de nombreux patients âgés et fragiles.

Je n'accuse pas : j'explique des faits avérés. Je suis étonné que certains puissent douter de la gravité de la situation et qu'ils aient contesté la nécessité de décisions draconiennes telles que le confinement. Après la stupéfaction initiale, les professionnels de santé ont fait preuve d'une maturité exceptionnelle pour répondre à la tragédie qui se déroulait sous leurs yeux, eux qui, depuis des années, dénonçaient leurs conditions de travail dans l'indifférence générale et le mépris des gouvernants et des autorités. Autrement dit, sans eux, cela aurait pu être pire !

Mais, pour beaucoup, ce qui s'est passé a été encore une autre **révélation** ! Une révélation sur notre société et son système de soin.

Cela aurait pu être pire également si, outre l'héroïsme des soignants, une décision salvatrice n'avait pas été prise par les gouvernants qui furent aussi stupéfaits que leurs gouvernés. C'est la question du **confinement** que certains ont estimé (et continuent d'estimer) inutile et même contre-productif.

CHAPITRE 3

DESCRIPTION CLINIQUE DE LA COVID-19

Décrire la COVID-19 de façon exhaustive sort du cadre de ce livre, qui n'est pas un livre de médecine et qui n'est pas non plus un livre sur la COVID-19.

En bref, c'est avant tout une maladie respiratoire (une pneumonie dans sa forme sévère) qui peut se limiter ou commencer par des symptômes habituels d'un rhume banal (nez bouché, éternuements, mal de gorge) ou d'une grippe avec une fièvre – généralement progressive contrairement à la grippe – des douleurs variées (courbatures surtout et maux de tête), et souvent une grande fatigue. C'est lors de la deuxième semaine que les choses (rarement) se compliquent avec surtout des symptômes respiratoires pouvant nécessiter de l'oxygène et, parfois, un séjour en soins intensifs. D'autres symptômes peuvent apparaître, perte du goût et de l'odorat, considérés comme typiques de la COVID-19.

C'est généralement une maladie bénigne, mais elle peut réserver des surprises. Les populations qui peuvent présenter des complications sont les séniors et surtout ceux qui présentent un **syndrome métabolique**, un assemblage de surpoids, une tendance au diabète et à l'hypertension artérielle. De même, les personnes qui présentent des fragilités – insuffisance respiratoire, cardiaque ou hépatique – ou qui ont un système immunitaire affaibli par des maladies naturelles (HIV-Sida) ou des traitements immunosuppresseurs risquent d'avoir des complications. Les enfants et les adultes (jusqu'à 60 ans) en bonne santé ont un risque très faible de complications.

Mais il y a des cas particuliers, comme toujours en médecine. Par exemple, certains enfants peuvent faire un syndrome polyinflammatoire – on a évoqué la maladie de Kawasaki –, et des adultes peuvent faire un infarctus du myocarde ou un AVC sans que la responsabilité du virus soit évidente. Mais parmi les patients qui nécessitent une réanimation, certains présentent des **complications thromboemboliques** sévères qui peuvent leur coûter la vie.

Je reprends quelques-uns de ces aspects pour lesquels j'ai une compétence (cardiovasculaire). Chez les enfants, la COVID-19 peut s'exprimer sous la forme d'un *multisystem inflammatory syndrome* qui a désormais son acronyme chez nos amis américains : *MIS-C*. Jusqu'à présent, cette présentation clinique était inconnue, et les pédiatres considèrent que c'est spécifique au COVI-19. Il apparaît à distance (deux à quatre semaines) de l'épisode fébrile. Les experts exigent un diagnostic biologique de COVID-19 pour pouvoir affirmer que c'est un MIS-C. Le syndrome est rare selon les pédiatres américains : environ 2 cas pour 100 000 personnes de moins de 21 ans, à comparer avec la prévalence 322/100 000 de la COVID-19 dans la même classe d'âge. Chez environ 20 % des cas, il y a des manifestations cardiaques sous forme d'insuffisance cardiaque ou d'anévrysmes des artères coronaires, comme dans la Kawasaki. Environ 4 % des cas de MIS-C sont mortels. Il n'existe pas de traitement spécifique[116].

Les complications thromboemboliques ne sont pas rares (environ 35 % des patients en soins intensifs) chez les victimes de la COVID-19[117]. Infarctus du myocarde, AVC, phlébite et embolie pulmonaire sont les principales complications liées à un état d'hypercoagulabilité : hyperactivité plaquettaire, élévation du fibrinogène et du facteur VIII, des anticorps antiphospholipides (50 % des patients), et diminution des facteurs anticoagulants, antithrombine, facteurs S et C. Pour le moment, en dehors de l'héparine (ou un équivalent) pendant l'hospitalisation, il n'y a pas de traitement standard. On ne connaît pas l'origine exacte du syndrome thromboembolique – certains pensent que ce n'est pas spécifique à la COVID-19, mais que cela résulte de la gravité du syndrome inflammatoire –, mais le risque persiste à distance de la phase hyperinflammatoire (hospitalière) quand les patients sont rentrés chez eux. Il n'y a pas, à ce jour (mars 2021), de recommandation particulière en traitement anti-

116. Voir : https://www.cdc.gov/mmwr/volumes/69/wr/mm6932e2.htm

117. Piazza G. *et al.*, « Diagnosis, management, and pathophysiology of arterial and venous thrombosis in COVID-19 », *JAMA*, 2020 ; 324:2548-9.

coagulant ou antiplaquettaire pour cette phase postcritique.

En ce début d'année 2021, les épidémiologistes commencent à faire le bilan de l'année 2020. Les plus rapides – mais pas forcément les plus exacts – sont les Américains. Je vais citer les chiffres américains, qu'il faut prendre avec prudence – il y aura sans doute des corrections –, mais le gros du travail est sans doute crédible. Contrairement aux déclarations des officiels, notamment au début de l'année 2020, **le bilan aux États-Unis se révèle catastrophique**.

Je reste sur l'aspect mortalité[118] quoique ce ne soit pas l'item le plus facile à interpréter en cours d'épidémie. Les auteurs évaluent à 16 millions le nombre de personnes infectées aux États-Unis en 2020. Ils comparent les chiffres de mortalité entre mars et octobre 2020 avec la même période de 2018. Ils en tirent plusieurs conclusions, j'en retiens la principale, les chiffres bruts.

En 2020, la COVID-19 a été *une des causes majeures de mortalité* (avec les maladies cardiovasculaires et les cancers) et certains mois, ce fut *la cause majeure de mortalité*. En moyenne et sur la période, la COVID-19 aurait provoqué 698 décès par million d'Américains

118. Koh H. K. *et al.*, « Deaths from COVID-19 », *JAMA*, 2021 ; 325:133-4.

tous âges confondus, contre 1 288 pour les maladies cardiovasculaires et 1 220 pour les cancers.

La fin de l'année 2020 a vu une brutale accélération de la mortalité journalière qui atteignait 2 381 décès en moyenne sur les 15 premiers jours de décembre, alors que les plus mauvaises journées de la première vague du printemps tournaient autour de 1 900 décès. Le record fut atteint le 9 décembre 2020 avec 3 411 décès ce jour-là, 400 de plus que lors de l'attaque du 11 septembre 2001 contre les Twin Towers à New York. Pour rappel, pendant la dernière décennie, le nombre de décès journaliers dus aux maladies cardiovasculaires et aux cancers tournait en moyenne autour de 1 700 et 1 600. Le 14 décembre 2020, le nombre total de décès dus à la COVID-19 aurait dépassé les 300 000 aux États-Unis. Le 24 février 2021, on a dépassé les 500 000 décès.

Cela dit, et quoique les chiffres demandent à être vérifiés et confirmés, la catastrophe sanitaire ne concerne pas que les États-Unis. Ainsi, selon des chiffres internationaux du mois de mars 2021, si le nombre total de décès dus à la COVID-19 aux États-Unis dépasse les 500 000, rapportés aux populations (dernière colonne à droite du tableau ci-contre), les chiffres du Royaume-Uni et de France ne sont pas meilleurs.

MARS 19, 2021

COVID-19: Daily dashboard

Global case count (as of March 19, 09:26 ET): **121,920,491** confirmed cases; **2,693,410** deaths (2.2%). The following are the 30 countries with the highest case counts as of March 19, 09:26 ET.

Country	Total confirmed cases	Total deaths	Total recovered	Confirmed cases per million population	Deaths per million population
US	29,668,173	539,703	NA	90,681	1,650
Brazil	11,780,820	287,499	10,384,673	56,241	1,372
India	11,514,331	159,370	11,083,679	8,511	118
Russia	4,388,268	92,704	4,003,682	30,229	639
United Kingdom	4,294,349	126,163	12,095	64,587	1,898
France	4,241,973	91,833	285,055	63,325	1,371
Italy	3,306,711	103,855	2,655,346	54,720	1,719
Spain	3,212,332	72,910	150,376	68,749	1,560
Turkey	2,950,603	29,777	2,770,638	35,841	362
Germany	2,639,258	74,406	2,405,600	31,825	897

Décompte des cas et décès liés à la COVID-19 à échelle mondiale.

Traduction : 121 920 491 cas de COVID-19 et 2 693 410 décès liés à la COVID-19 (2.2 %) ont été décomptés dans le monde. Ce tableau présente les 30 pays les plus touchés. Les données datent du 19 mars 2021.

Colonnes : Pays/Nombre total de cas confirmés/Nombre total de décès/Nombre total de rémissions/Nombre de cas confirmés pour un million d'individus/Nombre de décès confirmés pour un million d'individus.

Source : Journal *Obstetrics and Gynecology*[119] (Moscow), d'après les chiffres de l'université Johns-Hopkins.

119. Voir : https://en.aig-journal.ru

CHAPITRE 4

LE CONFINEMENT ÉTAIT-IL UNE SOLUTION ?

Pour beaucoup d'entre nous, le confinement et le déconfinement ont été de rudes épreuves. Certains ont pu penser que l'on aurait pu s'en passer et qu'il y avait d'autres solutions. Peut-être ! Je laisse de côté la question de l'arrêt de l'économie et des échanges commerciaux. Je me focalise sur la santé publique.

Face à la faillite des systèmes de soin, que pouvait-on faire ? D'abord sidérés, les politiques ont dû, dans l'urgence, prendre des décisions drastiques et déplaisantes. Ils y ont été aidés par des fonctionnaires, notamment ceux de l'OMS, qui avaient quelques idées concernant la façon de maîtriser une flambée épidémique.

L'histoire de la médecine nous a appris que pour maîtriser une flambée épidémique, il n'y avait qu'une seule stratégie efficace : **empêcher la transmission interhumaine** de l'agent contagieux. Les bons exemples se trouvent dans les livres d'histoire de la médecine. Ce n'est pas le vaccin qui a vaincu la variole, ce sont les stratégies d'endiguement, c'est-à-dire d'isolement des patients et de leurs proches contacts. C'est expliqué et documenté dans la première partie de ce livre. La façon dont les flambées d'Ebola sont contenues en Afrique en est un autre exemple.

Mais, avec le COVI, nous sommes face à une difficulté majeure qui va être encore une autre **révélation** pour les épidémiologistes. Si les malades de la variole ou d'Ebola sont aisément identifiables, ce n'est pas le cas avec la COVID-19. En simplifiant, il n'y a **pas de porteur sain** de la variole. Soit le patient décède et le virus meurt avec lui, soit le patient survit parce qu'il a tué le virus ; il suffit d'attendre un peu (c'est le principe de la quarantaine), et les choses s'éclaircissent.

Avec le COVI, la problématique est inversée : il y a une majorité de **porteurs sains**. Ils ne sont identifiables que par des examens biologiques spécialisés, la fameuse RT-PCR. Cette technique permet de repérer dans un prélèvement la présence des gènes d'un virus spécifique, par exemple le COVI.

Le grand intérêt de la RT-PCR en santé publique est donc d'identifier des sujets porteurs du virus (avec ou sans symptômes) et donc ceux qui vont transmettre le virus autour d'eux, parfois sans le savoir. Certains sont des *super-propagateurs* qui contaminent de nombreuses personnes qui deviennent elles-mêmes des propagateurs. Pour identifier puis isoler (confiner) les porteurs sains et seulement les porteurs sains et leurs entourages (principe de la quarantaine ciblée), il faudrait tester massivement la population avec la RT-PCR. Certains échapperont aux filets des biologistes, mais beaucoup y seront pris, surtout si la population est correctement informée et qu'elle participe volontairement à ces efforts de santé publique.

Nouvelle terrible **révélation** de cette crise : nous n'avions pas les moyens humains et matériels de tester massivement les **suspects porteurs sains**. En plus, les responsables de la politique sanitaire en France ne savent pas communiquer. Ils ne savent pas dire les faits réels. Ils ne savent pas informer les populations ni les professionnels de santé sans lesquels rien d'efficace n'est possible. J'ignore si ce défaut de communication (et de collaboration de la population) est un aspect intangible de la politique sanitaire en France. J'ai l'impression qu'il y a eu des améliorations au cours de la crise et que ces temps-ci (mars 2021), c'est mieux.

À l'inverse, cette absence d'information/collaboration n'est pas survenue chez notre voisin allemand qui a su aussi organiser le dépistage par RT-PCR et éviter une crise hospitalière. Cela ne veut pas dire que la population allemande va définitivement échapper au virus – comme on le constate au début de l'année 2021 –, mais qu'en étalant dans le temps la propagation du virus, on s'épargne la crise hospitalière qui légitime le confinement.

Je résume : déficit de compréhension, déficit de communication et incapacité à organiser un dépistage massif pour identifier les porteurs sains. Cette incapacité à dépister en France était due à la fois au manque de moyens disponibles (matériels et personnels techniques), et à l'inculture des responsables sanitaires. Toutefois, je ne suis pas sûr qu'un dépistage massif des **porteurs sains** eût été possible, tant la logistique est lourde pour y parvenir.

Dans ces conditions, comment empêcher la propagation de l'épidémie quand elle a explosé en mars 2020 dans l'est de la France ?

Il ne restait plus qu'*une seule* solution : confiner en urgence la population, tout le monde sauf ceux dont la fonction sociale était indispensable. À cette époque, nous n'avions pas encore compris l'importance des différences régionales. Nous pensions que le virus allait se propager sur l'ensemble du territoire et nous avons confiné l'ensemble du territoire. Il est bien facile, une année plus tard, de dire que c'était une erreur. Si je caricature, les habitants de l'île d'Ouessant n'ont toujours pas vu le virus en ce début 2021, mais ils ont déjà subi deux confinements dont ils se seraient passés.

Pourquoi le confinement était-il la solution ? Je prends une image simple. Soit un wagon de métro ou de tram avec cent personnes, dont **deux porteurs sains** qui propagent le virus dans le wagon. Je laisse de côté la question des masques pour simplifier. En fonction de nombreux paramètres (température, humidité, durée de séjour dans le wagon, proximité physique avec les porteurs), un certain nombre de voyageurs exposés au virus vont être contaminés, embarquer le virus avec eux et le propager au travail et à la maison. Comment empêcher ce phénomène si l'on ne recherche pas (par des tests biologiques) les deux porteurs sains pour les neutraliser avant qu'ils ne montent dans le wagon ? Peut-on tester les 100 voyageurs sachant que pour 98 c'est inutile ? N'est-ce pas trop tard pour tester une fois que les voyageurs sont montés dans le wagon ? On peut supposer qu'à l'OMS et dans les ministères dédiés à la santé publique, on s'est posé ces questions. Pour la France, il y avait un fait évident : nous ne pouvions pas tester à grande échelle, faute de moyens. Dès lors, pour empêcher la propagation du virus et protéger les hôpitaux surchargés, la seule solution était de vider les wagons et de les immobiliser. C'est le confinement. **Pas de wagon, pas de voyageur, pas de propagation !**

On peut répéter cet exemple du wagon de métro pour toutes sortes de circonstances : pas d'église, pas de paroissien, pas de propagation. Pas d'atelier, pas d'ouvrier, pas de propagation.

Je réponds ainsi à ma question initiale : pour les gouvernants, le confinement n'était pas une *bonne* solution, c'était la *seule* solution !

C'était la conséquence d'une impréparation du système de soin et le reflet **révélateur** de la médiocrité des élites du système de santé. Soyons honnêtes : peut-on demander à un jeune énarque d'organiser en même temps un rationnement systématique et de préparer la réponse à une épidémie ? Ce n'est pas un reproche, c'est un fait, et il n'est pas exclusivement français. Les mêmes défaillances ont été observées dans de nombreux pays européens et aussi aux États-Unis, par exemple. C'est une vision occidentale et moderne des politiques de santé qui a fait faillite.

Les politiques de santé dans nos pays ont pour logiciel le rationnement de l'offre afin de tarir une demande toujours plus croissante. Nos économies ne peuvent plus s'offrir une politique de santé généreuse : il faut rationner.

Les fonctionnaires de l'État organisent le rationnement, c'est ce qu'on leur demande, ils sont recrutés pour cela, et jusqu'à récemment, ils ne savaient faire que cela.

À tous les niveaux, on rationne, à commencer par les salaires des bureaucrates du ministère de la Santé et des agences régionales de santé. La conséquence est immédiate. La notion de *vocation* étant absente de ces milieux : à de petits salaires et de petites carrières correspondent de petits esprits ! Il n'y a pas de miracle !

Une fois admis que la seule solution au moment où l'épidémie explose en France est le confinement, se pose la question de son efficacité réelle.

CHAPITRE 5

LE CONFINEMENT A-T-IL ÉTÉ EFFICACE ?

La question de l'efficacité du confinement (quelle que soit sa forme) est difficile. Je vais la formuler différemment : peut-on démontrer que le confinement du printemps 2020 a enrayé l'épidémie et limité le nombre de décès dus à la COVID-19 ? C'est la question d'une **relation de cause à effet** entre le confinement et le ralentissement puis l'arrêt de l'épidémie en France.

Je pourrais poser la même question pour d'autres zones géographiques, mais les populations et les conditions sociales ou politiques peuvent être très différentes, rendant les comparaisons difficiles. Je me permets d'encourager la lecture d'un livre d'une écrivaine chinoise[120] pour avoir une idée de ce que d'autres ont vécu lors d'un confinement *à la chinoise*. Je ne suis pas sûr que c'eût été possible en France. Peut-être.

Dans les sciences médicales, pour démontrer une **relation de cause à effet**, nous n'avons qu'une seule technique : faire une expérience dont nous contrôlons le maximum de paramètres. Cela permet de contrôler au mieux (jamais parfaitement) notre pire adversaire : **le hasard** ! Pour évaluer le

120. FANG Fang, *Wuhan, ville close - Journal*, « La Cosmopolite », Stock, 2020, pour la traduction française.

confinement, nous n'avons pas une expérience avec deux groupes (avec ou sans confinement) et un tirage au sort pour contrôler tous les biais possibles. La seule possibilité est de comparer des pays qui ont confiné leur population avec des pays qui n'ont pas confiné leur population. C'est l'épidémiologie d'observation, c'est-à-dire la méthodologie la plus faible des sciences médicales. Aucun pays n'est identique à un autre et de nombreux facteurs (autres que le confinement) peuvent influencer l'évolution de l'épidémie. Il est par exemple absurde de comparer à un moment donné la Suède avec l'Espagne ou la Russie avec l'Italie. En conséquence, nous assistons à propos du confinement à des controverses interminables entre les pour et les contre avec une nouvelle **révélation** : beaucoup parlent pour ne rien dire.

Cela dit, nous pouvons au moins examiner *a posteriori* quelques données accessibles et essayer de dégager des tendances. Je vais procéder avec prudence, en examinant des données *solides*. Par solides, j'entends des faits vérifiables, non contaminés par des soucis politiques (électoraux), carriéristes ou commerciaux. À l'été 2020, nous avons commencé à avoir une vision panoramique des effets du confinement du printemps 2020.

En France, le confinement est décidé à la mi-mars 2020 au moment où les divers indicateurs épidémiologiques prennent un aspect inquiétant. À cette date, l'incidence réelle (et vérifiée par RT-PCR) de la COVID-19 est aléatoire. Les indicateurs nationaux des décès, hospitalisations et entrées en réanimation pour cause de COVID-19 sont les meilleures références possibles. Visitons le site caducee.net[121]. Soit les courbes des indicateurs publiés **mi-octobre 2020.** La courbe des décès représente la totalité des décès enregistrés en milieu hospitalier (ce qui exclut les décès dans les Ehpad) et ne donne pas une claire idée de l'évolution de l'épidémie sinon que nous sommes à cette date sur un plateau : cela ne progresse plus. Les nombres de guérisons sont de peu d'intérêt pour cette analyse.

Ce sont les courbes d'hospitalisation et de réanimation qui sont instructives. Je déforme un peu les courbes pour les rendre plus lisibles.

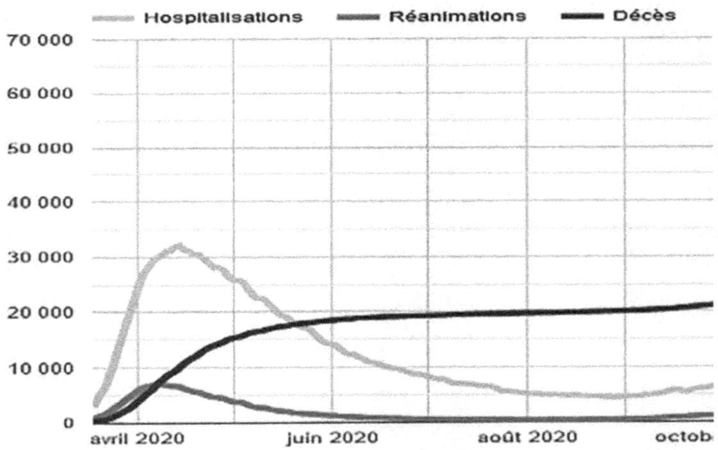

Évolution des indicateurs sur la prise en charge des cas de COVID-19 en France hors DOM-TOM à l'hôpital en nombre de cas.

121. Voir : https://www.caducee.net/actualite-medicale/14761/covid-19-le-point-de-situation-epidemiologique-sur-le-coronavirus-sars-cov-2.html

Nous voyons que début avril, les courbes d'hospitalisations (en gris clair) et des entrées en réanimation (en gris moyen) s'infléchissent (sans encore s'inverser), c'est-à-dire environ quinze jours après le début du confinement. C'était ce qui était espéré. Nous ne pouvons pas affirmer que le confinement est la seule cause de cette inflexion ni qu'en l'absence de confinement, nous n'aurions pas eu la même inflexion. En effet, toute flambée épidémique atteint un pic, puis décroît inéluctablement. Le confinement a-t-il accéléré cette inflexion bientôt suivie du decrescendo ?

Si les autorités sanitaires avaient réagi plus tôt (dès le mois de janvier), nous aurions peut-être pu nous passer d'un confinement aussi drastique et nous contenter de mesures moins contraignantes pour l'économie du pays. Au moins deux pays européens, relativement proches de la France sur le plan socio-économique, ont fait ce choix au début de la flambée épidémique dans leurs pays respectifs : le Royaume-Uni et la Suède. Si je consulte les données de mortalité par pays publiées quotidiennement par l'université Johns-Hopkins[122], je constate que le 24 juin 2020, la mortalité due à la COVID-19 au Royaume-Uni est de 647 par million d'habitants, de 507 en Suède et de 444 en France. Sachant que les autorités sanitaires en France ont tardé à prendre des mesures appropriées – et que la gestion de la crise par l'État français n'a pas été exemplaire – nous pouvons au moins constater que ce fut pire ailleurs en l'absence de confinement drastique. Ce n'est pas une démonstration

122. Voir : https://coronavirus.jhu.edu/map.html

définitive de l'efficacité du confinement pour limiter la mortalité, mais cela le suggère.

Une autre façon d'examiner la question est d'analyser les chiffres de pays comme les États-Unis, où non seulement le confinement a provoqué de violentes polémiques - avec, par exemple, des manifestations d'hommes armés s'opposant au confinement - mais où même le président Trump s'en est moqué. Examinons les données du CDC (l'administration en charge de la surveillance des maladies aux États-Unis) entre début mars et la mi-juin[123].

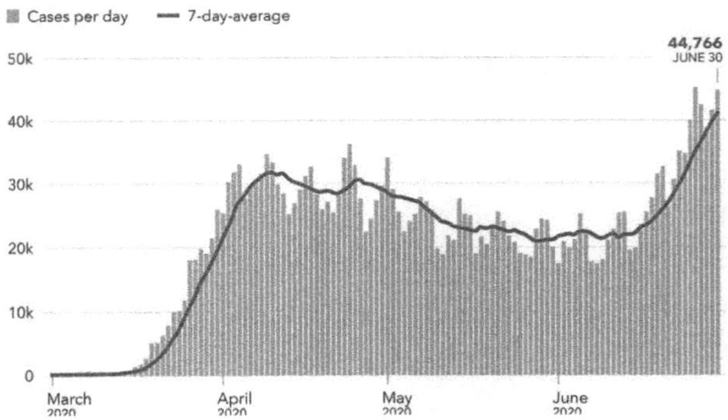

Nombre journalier de cas de COVID-19 aux États-Unis.

Aux États-Unis, le mois est mis avant le jour, comme nous le voyons sur l'horizontale : 1/22/2020 se dirait chez nous 22/01/2020. Nous observons le décalage avec l'Europe : à la mi-mars, on confine en France alors qu'il y a encore très peu de cas aux États-Unis où le manque de préparation à une pandémie est proche de ce que fut la situation française.

123. Voir : https://www.cdc.gov/coronavirus/2019-ncov/cases-updates/cases-in-us.html

Cette courbe montre des fluctuations et même une reprise de l'épidémie à la mi-juin. Ce n'est pas la démonstration définitive que l'absence de **confinement** est délétère, mais cela le suggère. Certes, ce sont des données d'incidence et pas de mortalité, qui est le meilleur critère pour évaluer la sévérité d'une pandémie. Certains pourraient dire qu'il y a de nouveaux cas en juin par rapport à mai 2020 (suggérant une recrudescence), mais si le nombre de décès n'augmente pas, ce n'est pas tragique.

Nous pouvons nous demander (comme je l'ai fait plus haut à propos de la Suède et du Royaume-Uni) si l'absence de confinement strict et généralisé a été délétère aux États-Unis, par comparaison avec la France où l'on pratiqua un confinement strict et général. Quels sont les chiffres de mortalité au 30 décembre 2020 en France et aux États-Unis (en nombre de décès par million d'habitants) ? Réponse : 1 035 aux États-Unis et 958 en France. Donc des chiffres très proches suggérant que des confinements stricts ne sont pas très efficaces pour limiter le nombre de décès. C'est en contradiction avec les comparaisons faites plus haut pour la Suède et le Royaume-Uni.

J'ai publié sur mon blog (**michel.delorgeril.info**) début février 2021 un article analysant cette question[124]. J'écrivais que les premières études sérieuses évaluant les effets des mesures sociales restrictives pour contenir l'épidémie de COVI-19 apparaissaient. Ces études étaient essentiellement

124. Voir : https://michel.delorgeril.info/politique-de-sante/confinement-dur-ou-restrictions-douces/

fondées sur ce qui était survenu lors de la phase initiale de la pandémie et les premiers confinements de 2020. De nombreux nouveaux facteurs sont ensuite apparus depuis (en 2021, surtout), notamment les variants dans différentes zones, qui peuvent désormais influencer la dynamique naturelle de l'épidémie. Il était par ailleurs difficile de savoir ce qu'était cette dynamique naturelle, puisque dans tous les pays, les gouvernants et les gouvernés ont adopté des attitudes variées pour essayer de limiter les conséquences de la COVID-19. En simplifiant beaucoup, dans la majorité des pays, on entend par « confinement dur » les restrictions quasi policières de rester à la maison (*stay-at-home*) et de cesser l'essentiel des activités économiques (*business closure*) non indispensables à la survie des populations visées par ces mesures. Les restrictions douces sont toutes les autres recommandations (distanciation physique) ou obligations (port du masque en public) qui visent à réduire les risques de contamination interindividuelle et de dissémination des virus. Ces restrictions douces sont évidemment aussi actives en cas de confinement dur. J'écrivais ainsi qu'il y a trois niveaux cumulatifs d'observation dans ce type d'étude épidémiologique :

- la dynamique naturelle de l'épidémie (en l'absence de toute réaction sociale ou politique, ou de campagne de vaccination) ;
- les restrictions douces ;
- le confinement dur.

Je rappelle que nous sommes dans le cadre de l'épidémiologie d'observation, le niveau le plus fragile de la médecine scientifique. Mais ce n'est pas parce que les données (et leurs interprétations) sont fragiles qu'il ne faut rien dire et rien analyser. Dans ce genre de circonstances, je préfère me référer à des collègues qui, en général, m'ont rarement déçu. Parmi eux, je retiens John Ioannidis, un épidémiologiste américain (de la Stanford University en Californie) qui a publié début janvier 2021 un article important dans l'*European Journal of Clinical Investigation*, accessible gratuitement[125]. Je faisais un commentaire simple qui était la reprise de la conclusion de ces auteurs. Quoiqu'ils ne puissent exclure qu'un confinement dur puisse avoir quelques bénéfices par rapport aux restrictions douces, ces bénéfices sont probablement mineurs. Selon ces auteurs, des bénéfices très significatifs peuvent être obtenus sur les nombres de nouveaux cas diagnostiqués par des mesures restrictives douces. Dit autrement, il y aurait peu d'intérêt à imposer policièrement un confinement dur ! Il est fort probable que cette analyse a grandement influencé les gouvernants français quand ils ont décidé de retarder (ou d'annuler) le confinement, la première semaine de février 2021. Je note toutefois que ces analyses portent seulement sur les nombres de cas et non sur les nombres de décès (ou les encombrements hospitaliers). Mon intuition, en mars 2021, reste qu'un confinement dur ne devrait être imposé qu'en cas de force majeure. Ce fut probablement le cas au début de 2020, quand les gouvernants et les autorités sanitaires étaient perdus face à l'inconnu.

125. Voir : https://doi.org/10.1111/eci.13484

Un autre exemple intéressant est celui de la Chine, qui a précédé la France dans le combat contre la pandémie. Dans une remarquable étude[126] publiée à la mi-avril 2020, les investigateurs analysent l'évolution de l'incidence de la COVID-19 selon un confinement croissant. Le graphique ci-contre est une bonne illustration des évènements. Les cinq périodes (entre le 8 décembre 2019 et le 8 mars 2020) correspondent à des politiques de santé publique progressivement contraignantes dans la région de Wuhan, d'où est partie la pandémie. Pendant les deux premières périodes – du 8 décembre au 23 janvier, c'est la ligne du bas –, l'incidence est faible et les autorités sont passives. Mais la population suspecte un grave problème (voir le cartouche sur la gauche), et des mouvements massifs de population ont lieu, car on parle de fermer la ville. Ce n'est qu'à partir du 23 janvier que des mesures coercitives commencent à être mises en place : la ville est progressivement fermée, le trafic routier est interdit et les habitants de Wuhan sont invités à rester chez eux. À ce moment, le nombre de cas est en progression rapide avec une ultime flambée début février 2020. À partir de cette date, on observe une décroissance irréversible du nombre de cas qui est généralement attribuée à cette politique de confinement. On note également que la mise en place d'un *cordon sanitaire* autour de la région aurait permis, selon les autorités, d'empêcher l'extravasation du virus dans les régions limitrophes.

126. PAN A. *et al.*, « Public Health Interventions and Epidemiology of the COVID-19 Outbreak in Wuhan, China », *JAMA*, 2020 ; 323:1915.

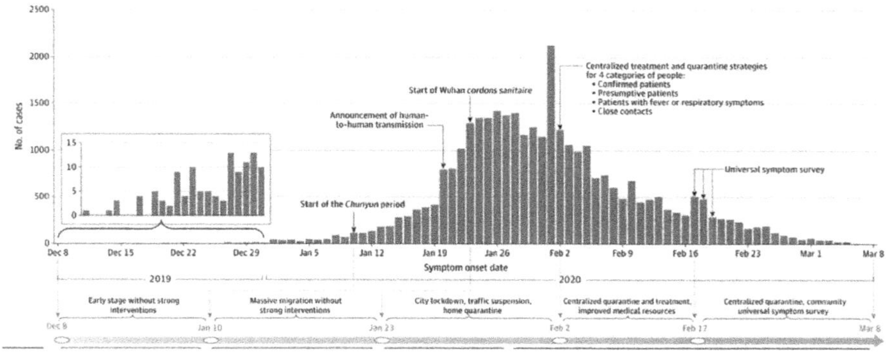

La courbe épidémique, les événements et caractéristiques clés, et les interventions de santé publique au cours des cinq périodes définies pendant l'épidémie de COVID-19 à Wuhan, en Chine.

On peut conclure provisoirement, à partir des exemples français et chinois, que dans des pays mal préparés, la politique de confinement semble être une solution efficace pour limiter l'extension d'une épidémie et surtout permettre aux systèmes de soin de ne pas être submergés. Ce n'est sans doute pas une bonne solution pour de nombreuses raisons, mais ce fut probablement la **moins mauvaise** sur le plan sanitaire.

CHAPITRE 6

DES DISCORDANCES INTERNATIONALES

Il faut prendre quelques précautions quand nous comparons des statistiques nationales. Les chiffres bruts ont peu de sens ; il faut les rapporter à la population totale. Il faut aussi les mettre en perspective. Dans le tableau (ci-dessous) de l'université Johns-Hopkins (site de référence dans la crise de la COVID-19), ce sont les deux dernières colonnes qui sont informatives : les nombres de cas et de décès attribués à la COVID-19 par million d'habitants. Je montre le tableau du 30 décembre 2020 à titre d'exemple. Attention, ces chiffres sont ceux fournis par les gouvernements de chaque État, et nous pouvons nous demander s'ils sont crédibles au moment où ils sont fournis. C'est certainement le meilleur paramètre pour comprendre l'épidémiologie de la COVID-19.

PAYS	Nombre de cas	Nombre de décès	Nombre de guérisons	Cas par million d'habitants	Décès par million d'habitants
États-Unis	19, 999, 277	347, 144	11, 853, 005	60, 245	1, 046
Inde	10, 264, 426	148, 719	9, 856, 158	7, 402	107
Brésil	7, 577, 890	192, 981	6, 647, 538	35, 526	905
Russie	3, 131, 550	56, 426	2, 525, 418	21, 454	387
France	2 575, 041	64, 078	191, 806	39, 391	981

Décompte des cas et décès liés à la COVID-19 à échelle mondiale.
82 655 831 cas et 1 803 697décès liés à la COVID-19 ont été décomptés dans le monde.
Les données datent du 30 décembre 2020.

Je vais maintenant comparer les chiffres du 8 avril et du 30 décembre 2020 (tableau ci-dessous) et je vais sélectionner quelques pays qui se sont illustrés pendant cette crise. Comparons les chiffres de mortalité rapportés à la population (dernière colonne à droite sur le tableau ci-dessus) dans le temps.

Je laisse de côté l'idée que ces chiffres sont manipulés par les gouvernements en fonction d'objectifs politiques. Je classe les pays européens jusqu'à la Russie par ordre de mortalité au 8 avril. J'ai ajouté les États-Unis et le Brésil à titre d'illustrations intéressantes. La dernière colonne donne une idée des tendances.

PAYS	8 avril 2020	30 décembre 2020	% d'augmentation
Espagne	311	1 080	247
Italie	283	1 208	327
Belgique	193	1 695	778
France	158	958	506
Pays-Bas	131	656	400
Suisse	99	880	788
Royaume-Uni	91	1 078	**1 084**
Allemagne	24	389	**1 558**
Russie	9	381	**4 133**
É.-U.	39	1 035	**2 553**
Brésil	3	920	**3 056**

Nous voyons immédiatement que les pays européens les plus touchés en avril (en incluant la Suisse) connaissent une augmentation de la mortalité au 30 décembre bien moindre que celle observée au Royaume-Uni, en Allemagne et surtout en Russie. La Belgique fait un peu exception. Je n'ai pas d'explication. Les augmentations observées aux États-Unis et au Brésil sont aussi impressionnantes. En quelques mois, ces deux pays ont rejoint l'Espagne et l'Italie en tête de classement ; de même que le Royaume-Uni. Aucun pays – à contexte sociologique équivalent – ne sera épargné et les courbes convergent inexorablement. Certains pays, par exemple à l'est de l'Europe, qui se croyaient protégés au printemps 2020, convergent vers les pays du sud de l'Europe. Il est probable que les chiffres de la Belgique en décembre 2020 sont annonciateurs des chiffres de l'ensemble de l'Europe dans quelques mois, par exemple en décembre 2021.

Initialement (en avril 2020), nous avons eu l'impression que les unités de réanimation allemandes, bien distribuées sur l'ensemble du territoire et mieux équipées, n'avaient jamais été prises de panique comme on l'a vu en France où les patients nécessitant des soins intensifs s'étaient d'abord concentrés sur la zone nord-est, notamment les hôpitaux de Mulhouse et Metz. À partir de cette petite zone géographique, des patients ont dû être *exportés* vers la Suisse et l'Allemagne voisines en extrême urgence, puis vers l'ouest de la France avec des TGV médicalisés. Cela ne remet pas en cause le professionnalisme ou l'abnégation des soignants français dans les unités de réanimation ; c'est la constatation qu'ils ne pouvaient pas faire des miracles dans la situation de dénuement où ils se trouvaient. Il est probable que certains patients n'aient pas eu accès aux techniques de réanimation et d'oxygénation (faute de lit ou de respirateur disponibles). Par exemple, nous savons par des témoignages multiples - une enquête documentée sera-t-elle jamais conduite ? - que certains pensionnaires des Ehpad ont été abandonnés à leur triste sort faute de pouvoir être accueillis dans des unités de réanimation en surchauffe où l'on était déjà obligé de sélectionner les entrants.

En ce début d'année 2021, certains médias professionnels (par exemple la revue *Nature Immunology* dans son numéro de mars 2021, volume 22) enquêtent de façon plus large avec des comparaisons intercontinentales. Les témoignages de responsables sanitaires dans différents pays (Inde, Turquie, Brésil, Argentine, Vietnam, Nouvelle-Zélande) sont d'un intérêt limité, car teintés d'un certain nationalisme. Cela dit, les responsables sanitaires des pays qui ont réussi à limiter la catastrophe sanitaire insistent sur la mobilisation générale dans leurs pays respectifs pour rapidement produire sur place les équipements de protection et les tests diagnostiques type PCR afin de tracer et isoler (quarantaine) tous les suspects d'être **porteurs sains**. Ils insistent également, par exemple en Nouvelle-Zélande et au Vietnam, sur la fermeture immédiate des frontières et les campagnes intensives d'information pour alerter les populations.

Par comparaison avec les pays occidentaux, c'est la situation dans les pays asiatiques qui s'est avérée la plus étonnante.

Examinons les tendances dans les pays asiatiques, d'où la crise est partie.

CHAPITRE 7

TENDANCES EN PAYS ASIATIQUES

Première constatation évidente en mars 2021 : certains pays asiatiques semblent avoir traversé la COVID-19 sans gros ennuis. Quelles leçons pouvons-nous en tirer ?

Nous pouvons énumérer des statistiques comparatives et admirer les résultats, mais cela n'apporte pas d'informations utilisables. La Corée du Sud, Hong Kong, Singapour, Taiwan – et aussi la Chine continentale d'où est partie la COVID-19 – ont des données épidémiologiques surprenantes concernant la pandémie. Quelques circonstances permettent d'émettre des hypothèses.

Tout d'abord, je rappelle l'antériorité de la crise sanitaire de 2002-2004 en Asie, aussi appelée SARS-CoV. Elle était déjà due à un coronavirus qui n'arriva jamais en force en Europe. Les autorités locales avaient été prises au dépourvu, puis elles s'étaient organisées et, peut-être avec un peu de chance, la crise sanitaire avait avorté. Il est difficile de savoir quelle proportion de la population avait été exposée et s'était ainsi immunisée.

Un article de *Wikipédia*[127] donne une bonne idée des évènements. D'autre part, un début d'épidémie due au MERS

127. Voir l'article : « Épidémie de SRAS de 2002-2004 » sur *Wikipédia*.

(syndrome respiratoire du Moyen-Orient également dû à un coronavirus) serait survenu en 2015 (notamment en Corée du Sud) suscitant la panique dans les populations. Dès juillet, selon l'AFP[128], la crise était résolue, laissant peu de victimes sévères, mais faisant supposer qu'une proportion (inconnue) de la population avait été en contact avec ce dangereux coronavirus et s'était peut-être immunisée.

Mais la leçon fut retenue et, dès le mois de décembre 2019, craignant un retour d'une crise SARS-CoV comparable à celle de 2002-2003, la mobilisation des pays asiatiques fut immédiate : fermeture de nombreux lieux publics, encouragement au télétravail, rentrée scolaire reportée, information transparente vers le public concernant la protection individuelle (masque et hygiène des mains) et collective (campagne de désinfection) et, surtout, recherche intensive des porteurs de virus potentiels avec tests biologiques massivement pratiqués ; puis traçage des contaminés potentiels propagateurs.

Dans la plupart de ces pays et selon les autorités et divers témoignages, les populations, bien informées, acceptent docilement les quatorzaines individuelles et le traçage. En général, il n'y eut pas de confinement généralisé et strict (sauf à Wuhan, en Chine) ni de cordon sanitaire, et les services hospitaliers n'ont pas été débordés (sauf à Wuhan). Concernant les masques, il faut rappeler que les Asiatiques en ont une longue pratique à cause des pollutions

128. Voir l'article « La Corée du Sud annonce la fin de l'épidémie de coronavirus Mers » publié le 28 juillet 2015 sur le site de France24.

atmosphériques auxquelles ils sont soumis. Ils n'ont pas manqué, les désinfectants non plus.

Outre la réactivité politique et administrative au début de la COVID-19, il faut noter dans certains pays un exceptionnel effort de recherche multidisciplinaire. En Corée du Sud, à la suite de la crise du SARS-CoV de 2002-2003, un Center for Convergent Research of Emerging Virus Infection (CEVI) a été créé. Les investigateurs du CEVI ont travaillé sur le COVI-19 dès que l'alerte a été donnée. Tout cela est en flagrant contraste avec les atermoiements et hésitations des autorités européennes et américaines, par exemple. Mais tout cela n'explique pas pourquoi, en mars 2021, la COVID-19 prospère en Europe et dans les Amériques, mais semble endormie en Asie. Peut-être est-ce transitoire ?

Si je devais donner, humblement, un avis personnel, je dirais que la multiplication des alertes sanitaires en Asie traduit une circulation virale chronique : nos cousins asiatiques sont exposés régulièrement à des virus parfois dangereux, parfois bénins. Sur le long terme, nous pouvons penser que cette exposition répétée à des virus respiratoires induit dans les populations un niveau d'immunité important. Ce peut être une immunité peu spécifique d'une famille de virus particuliers, mais elle entretient un niveau de **défense antivirale** probablement important qui, à elle seule, peut constituer une barrière. Certains appellent ce phénomène l'*immunité croisée*.

Je note qu'une étude française rapportait en juillet 2020[129] que l'infection par les coronavirus saisonniers n'offre pas une protection significative contre la COVID-19. Les auteurs concluaient à l'absence d'immunité croisée chez les enfants français. Cela reste à confirmer, notamment chez les adultes, mais ils montraient aussi les taux importants d'anticorps contre les coronavirus saisonniers dans la population générale, leur faisant dire que « si le virus de la COVID-19 se comportait comme les coronavirus saisonniers, nous pouvions nous interroger sur la capacité de la population à atteindre un niveau d'immunité suffisant pour empêcher la réapparition régulière de formes apparentées de COVID-19 », avec ou sans vaccination.

C'est très important : comme avec d'autres virus saisonniers (rhinovirus, virus influenza), l'immunité acquise une année ne protège pas l'année suivante. Nous pouvons être enrhumés et/ou fortement grippés (vaccinés ou pas) une année et récidiver l'année suivante ! **Pas d'immunité croisée et pas non plus d'immunité persistante** avec ces virus saisonniers en France. Qu'en est-il du COVI-19 ? Sera-t-il un virus saisonnier ? Induira-t-il une immunité persistante ?

Autre hypothèse : peut-être que les populations asiatiques s'adaptent plus vite aux nouveaux virus qui naissent dans leur zone géographique et développent une efficace immunité croisée et peut-être aussi une immunité persistante.

---

129. Voir : https://www.pasteur.fr/fr/espace-presse/documents-presse/covid-19-pas-immunite-croisee-conferee-autres-coronavirus-enfants

L'existence d'une **immunité préexistante** (voir plus bas) non décelable par l'évaluation des anticorps spécifiques contre le COVI-19 pose une question plus générale sur le système immunitaire et sa capacité de mémorisation. Nos connaissances sur notre immunité sont si pauvres que de nouvelles hypothèses émergeront sans doute dans un proche futur.

Cette **immunité croisée** a aussi été proposée pour expliquer pourquoi, dans l'Afrique subsaharienne, la COVID-19 semble peu active. On a évoqué la jeunesse de la population africaine, mais c'est peu satisfaisant. Une théorie plus solide serait que les populations africaines des *zones protégées* seraient déjà immunisées du fait d'expositions antérieures à des virus proches du COVI-19[130], mais cela reste à confirmer.

Cette notion d'**immunité croisée** plus favorable chez les peuples asiatiques que chez les Caucasiens/Européens peut s'interpréter à la lumière de deux autres théories. La première – que je qualifierai d'**immunité préexistante**[131] – suggère que les Asiatiques auraient été soumis à une pression de sélection génétique lors de multiples épidémies de coronavirus antérieures, depuis des milliers d'années. Ces populations se seraient adaptées par l'acquisition d'une dizaine de gènes de résistance aux coronavirus. Cette **immunité préexistante** – génétiquement contrôlée – est différente de l'immunité croisée et non génétique.

130. Voir : https://europepmc.org/backend/ptpmcrender.fcgi?accid=PMC7648883&blobtype=pdf

131. Voir : https://doi.org/10.1101/2020.11.16.385401

À l'inverse, comme le suggère l'étude ci-dessus, les Européens et, sans doute, les Américains réagiraient moins bien – n'ayant pas de gènes de résistance – et, à une époque où l'état de santé des populations vieillissantes sur ces continents se dégrade, la COVID-19 pourrait prospérer plus longtemps et plus intensément. Ces notions sont fondamentales, car elles nous poussent à analyser conjointement les questions immunitaires et génétiques, ce à quoi je m'essaie au chapitre 13.

Une autre possibilité serait que les populations chinoises disposeraient de *remèdes traditionnels* contre les virus. On sait que de nouveaux virus (des mutants) apparaissent chaque année – les cas les plus typiques sont les virus influenza de la grippe saisonnière – en Asie avant de s'étendre autour de la planète.

Il est possible que, de façon pragmatique, la médecine traditionnelle chinoise (ou asiatique) ait su faire émerger des remèdes adaptés aux agents pathogènes mutants tels les coronavirus[132].

Je n'ai pas d'opinion personnelle, mais un correspondant – *via* le blog : michel.delorgeril.info – m'indiquait que, selon le professeur Tong Xiao Lin, une « décoction qui rafraîchit le poumon et élimine l'infection » aurait donné 98 % de bons résultats, pas un seul

132. Quelques exemples de sites qui font la promotion de ces remèdes : https://china.chinadaily.com.cn/a/202003/18/WS5e7178c5a3107bb6b57a7281.html ou https://tantannews.com/coronavirus/3YaOYlqLdx

malade n'ayant évolué d'une forme bénigne vers une forme grave.

Le même correspondant m'écrivait que « les journaux chinois ont rapporté (le 14 mars 2020) que le professeur Tong Xiao Lin, en collaboration avec des médecins et des pharmaciens de l'Académie de médecine, aurait traité 1 261 cas d'infection par le coronavirus avec une décoction composée d'un mélange de 21 plantes médicinales. Selon les mêmes sources, 1 102 patients auraient guéri, les autres patients auraient vu leurs symptômes s'améliorer. Parmi les 50 patients présentant une forme grave, 28 auraient quitté l'hôpital guéris et les 22 autres seraient sortis vivants de l'unité de réanimation ».

Certes, le futur nous réserve peut-être des surprises. La rapide extinction de la COVID-19 en Asie (Chine et Corée du Sud, notamment) laisse perplexe. À mon avis et pour le moment (mars 2021), il n'y a pas d'autres explications que celles que je donne dans le paragraphe précédent. Mais je suis prêt à changer d'avis.

CHAPITRE 8

LES *TESTS DIAGNOSTIQUES*

C'est une question cruciale puisque c'est, en théorie, la seule façon de poser un diagnostic de COVID-19. C'est surtout la seule façon d'identifier les **porteurs sains**, condition *sine qua non* pour des politiques cohérentes d'endiguement. L'endiguement et le confinement partiel sont, à crise sanitaire égale, les meilleures façons d'échapper à la catastrophique solution du confinement généralisé.

Les tests diagnostiques ont pour but d'identifier la présence du virus chez une personne (malade ou pas) dans des prélèvements ; généralement dans l'arrière-nez ou, plus récemment, dans la salive. Il faut les distinguer des *tests sérologiques*.

Les tests diagnostiques sont basés sur la RT-PCR. RT signifie *Reverse Transcriptase* et PCR, *Polymerase Chain Reaction*. Ce sont des systèmes enzymatiques que l'on met en contact des prélèvements.

Le COVI-19 est un virus à ARN, ce qui signifie que son information génétique n'est pas codée sous forme d'ADN (comme dans les cellules humaines), mais sous forme d'ARN. Comme la culture des virus est complexe, il est plus simple de rechercher des gènes d'un virus dans le prélèvement que d'essayer de cultiver le virus. Il faut commencer par traduire (ou transcrire) les ARN du virus en ADN (c'est le rôle de la RT) puis multiplier cet ADN (grâce à la PCR) afin de le rendre identifiable (parfois quantifiable). Attention, la présence des gènes du virus certifie que le virus est présent dans le prélèvement, mais pas que le virus est la cause des symptômes.

En effet, d'autres virus peuvent accompagner le COVI-19 (un rhinovirus ou un virus influenza de la grippe) et être les vraies causes de symptômes. On comprend l'importance d'identifier des symptômes spécifiques à un virus – par exemple, la perte du goût et de l'odorat due au COVI-19 ne se rencontre dans presque aucune autre pathologie virale – et de confronter les données cliniques et biologiques.

Cela dit, en phase épidémique d'une pathologie virale, il n'est pas absurde d'attribuer les symptômes chez un patient spécifique au virus épidémique. Ce n'est pas une certitude. On comprend immédiatement qu'il y a des limites à la technique RT-PCR. Le prélèvement peut avoir été fait de façon maladroite, ou bien un peu trop tôt ou encore un peu trop tard par rapport à la multiplication du virus et l'on passe à côté. C'est ce que l'on appelle des *faux négatifs*. Ces défauts ont été reconnus par les praticiens sur le terrain qui, face à des patients symptomatiques, ont recours à des techniques diagnostiques complémentaires, notamment la simple radiologie des poumons, voire le scanner thoracique. Mais pour les *porteurs sains* asymptomatiques, nous n'avons pas de recours, sauf des *tests sérologiques* recherchant *a posteriori* des traces immunitaires d'une exposition au virus.

On a aussi critiqué la RT-PCR quand les cycles de multiplication (amplification du signal) étaient trop nombreux. Je simplifie : nous pouvons trouver des traces du virus sans que nous puissions attribuer la pathologie au virus lui-même. Le système immunitaire local peut avoir détruit le virus sans lui laisser le temps de provoquer la maladie, et les traces identifiées ne permettent pas d'expliquer le tableau clinique. Certains experts préconisent un nombre limité de cycles. Il semble qu'une sorte de consensus ait émergé (mars 2021) sur ce point. Je n'ai pas, personnellement, d'expertise sur ces questions techniques.

CHAPITRE 9

LES TESTS SÉROLOGIQUES

Les *tests sérologiques* visent à identifier dans le sang la présence d'anticorps – des immunoglobulines ou Ig – dirigés spécifiquement contre le virus COVI-19. On distingue, en théorie, des anticorps qui apparaissent précocement après l'exposition au virus (ce sont des IgM) et ceux qui apparaissent plus tardivement, ce sont des IgG.

En simplifiant, il y a deux types de tests sérologiques :

- les tests ELISA, réalisés exclusivement en laboratoire médical possédant un bon plateau technique ;
- les tests immunochromatographiques (à partir d'une goutte de sang pris sur le bout du doigt) qui indiquent la présence d'anticorps anti-COVI-19 par rapport à un seuil minimal.

On distingue les TDR (tests de diagnostic rapide) faits en laboratoire de ville ou à l'hôpital, les TROD (tests rapides d'orientation diagnostique) qui peuvent être réalisés par un médecin ou un pharmacien, et enfin les autotests (vendus en pharmacie ou sur Internet) qui peuvent être réalisés par le patient lui-même.

La plupart des tests sérologiques rapides prétendent identifier les IgG et les IgM. Pour un scientifique sérieux – mais cela dépend de son domaine d'investigation –, ces tests sérologiques sont d'un faible intérêt. La principale critique concerne leur spécificité vis-à-vis du COVI-19. D'autres coronavirus, proches du COVI-19, mais bénins, peuvent aussi stimuler la production d'anticorps anti-COVI-19. C'est le phénomène d'immunité croisée vue au chapitre 6. En médecine pratique, ces tests sérologiques ont peu d'utilité, car la présence de ces anticorps ne certifie pas qu'ils sont protecteurs et ne dit rien sur l'identité du virus qui a commencé leur production : s'agit-il du COVI-19 (information majeure) ou d'un autre coronavirus ? Une liste impressionnante des tests sérologiques au COVI-19, évalués par le Centre national de référence (CNR), a été publiée sur le site du ministère de la Santé[133]. Le business flamboie ! Pour comprendre le possible intérêt médical de ces tests sérologiques, il faut faire un (très) bref rappel du système immunitaire.

Les anticorps sont des immunoglobulines (Ig) et l'on connaît plusieurs types d'Ig : IgG, IgM, IgA... Ces anticorps apparaissent dans le sang de façon retardée après la visite du virus, au moins une semaine. La détection de ces anticorps n'est donc pas efficace pour un diagnostic précoce de COVID-19. Seule la RT-PCR en est capable. Malgré notre manque de perspective avec le COVI-19, une sorte de consensus semble émerger.

133. Voir : covid-19.sante.gouv.fr/tests

- Les IgM anti-COVI seraient détectables dans le sang avec les tests actuels si le virus a visité la personne dans les 4 semaines précédentes.
- Les IgM et IgG anti-COVI seraient détectables si la visite a eu lieu entre 4 et 8 semaines avant la ponction sanguine.
- Les IgG anti-COVI seraient détectables (et eux seuls) si la visite a eu lieu plus de 8 semaines avant la ponction sanguine.

Par rapport à ce qui est observé avec d'autres virus, il semble donc que la réponse immunitaire au COVI-19 soit plutôt lente. Une image (ci-contre extraite d'un document[134] accessible *via* Internet donne une idée graphique de la séquence des évènements. La RT-PCR recherche la présence du *Viral RNA* tandis que la recherche du virus lui-même (*Viral antigen*) est réservée aux laboratoires de recherche.

Si nous laissons de côté les aspects technologiques de ces tests sérologiques, à quoi peuvent-ils servir ? Est-ce qu'ils nous disent si la personne testée est malade ? Si elle est contagieuse ? Si elle est protégée contre une récidive ? Les réponses sont, peu ou prou, négatives puisqu'il y a de nombreuses possibilités d'erreur.

134. Voir : https://thenativeantigencompany.com/why-we-need-antigen-and-antibody-tests-for-covid-19/

Un document de la Haute autorité de santé (HAS) résume assez bien ces problématiques[135].

À mon avis, ces tests sont d'un faible intérêt pour les familles comme pour les médecins. Ils peuvent être trompeurs quand ils sont négatifs. Par exemple, nous commençons à voir des patients qui ont présenté une COVID-19 typique cliniquement, plus ou moins sévère, mais qui s'en remettent mal. On les appelle des « COVID longues ». Parmi eux, un fort pourcentage reste sérologiquement négatif.

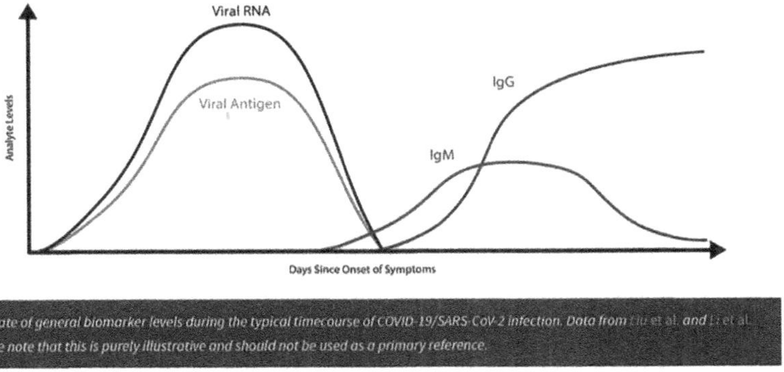

Estimation des niveaux généraux de biomarqueurs
de l'infection COVID-19/SRAS-CoV-2 au cours du temps.

135. Voir : https://www.has-sante.fr/upload/docs/application/pdf/2020-04/cahier_des_charges_test_serologique_covid19.pdf

CHAPITRE 10

LES TRAITEMENTS DE LA COVID-19

C'est une question compliquée qui mériterait un livre entier. Ce n'est pas l'objet principal de ce livre-ci, consacré à la vaccination en général dans les **première et deuxième parties**, et aux vaccins anti-COVID dans cette **troisième partie**.

Il faudrait analyser séparément les traitements présentés comme préventifs, ceux qu'il faudrait administrer aux premiers symptômes pour empêcher l'aggravation, ceux indispensables aux soins intensifs pour échapper à l'assistance respiratoire, ceux administrés chez les patients intubés avec assistance respiratoire et, enfin, ceux utiles dans la phase postcritique ou pour aider les patients qui présentent le syndrome de la *COVID longue*, c'est-à-dire qui ont des symptômes persistant plusieurs semaines ou mois après la phase aiguë.

Pour discuter chaque traitement, il faudrait aussi analyser la physiopathologie de la COVID-19 aux cours des différentes phases – pourquoi et comment les symptômes se manifestent – et ainsi justifier de façon rationnelle (scientifique) les traitements proposés à chaque phase.

Je m'abstiens, puisque ce livre n'est pas un livre de médecine. Je note toutefois que ces questions ont donné lieu à un foisonnement de propositions et hypothèses et, en parallèle, à des controverses et diatribes multiples, parfois légitimes et souvent ridicules.

Les arrière-pensées commerciales n'étaient pas absentes de ces discussions enflammées.

On ne compte plus les affirmations péremptoires concernant diverses molécules ou panachés de molécules qui étaient proposés : outre les corticoïdes, l'hydroxychloroquine, l'azithromycine et l'ivermectine (qui resteront célèbres dans ce contexte bouillonnant), je retiens le remdesivir, la metformine, la colchicine, l'amiodarone, divers médicaments antihypertenseurs ou anticholestérol, mais aussi des anticoagulants et des antiplaquettaires.

Certaines de ces molécules ont donné lieu à des études ou des essais cliniques assez bien conduits mais, de façon générale, les investigateurs ont surtout montré les limites de leur culture scientifique. Je n'en dis pas plus.

On fonde beaucoup d'espoir sur des traitements à base d'anticorps monoclonaux dirigés contre diverses cibles du virus (surtout la protéine Spike) et administrés très tôt au cours de la maladie. Des autorisations sont délivrées de façon urgente et/ou temporaire, notamment aux États-Unis, mais aussi en Europe et en France.

Ces traitements - parfois des combinaisons d'anticorps monoclonaux - par voie injectable sont réservés à des patients à risque élevé de COVID-19 sévères, notamment ceux présentant des déficits immunitaires avérés ou des comorbidités sévères[136].

---

136. Voir : https://solidarites-sante.gouv.fr/IMG/pdf/dgs_urgent_2021-30_bitherapie_anticorps_monoclonaux.pdf

Certains (par exemple le bamlanivimab) sont développés à partir d'anticorps produits par des patients guéris. Ces traitements sont contestés par certains experts qui, d'une part, y voient un risque de sélection de nouveaux variants et, d'autre part, constatent l'absence de données solides démontrant leur efficacité/utilité. Faute de publications autres que les communiqués des industriels, je n'ai pas d'avis.

D'autres ont proposé des traitements préventifs (ou curatifs en phase très précoce) supposés renforcer le système immunitaire, mais en principe dépourvus de toute toxicité. Parmi de nombreuses substances ou molécules, je retiens la vitamine D qui a fait l'objet de nombreuses études et publications. À ma connaissance, aucune étude n'a été convaincante à ce jour (mars 2021).

CHAPITRE 11

LES ORIGINES DE LA COVID-19

Il semble que ce coronavirus a emergé en Chine à la fin de l'année 2019.

Ce n'était pas la première fois qu'un coronavirus émergeait en Asie et créait une nouvelle maladie. Il y eut la crise de SARS-CoV de 2002-2003 (présentée au chapitre 6), qui est restée presque uniquement asiatique et qui s'est assez rapidement estompée. La létalité qui lui était associée était dix fois supérieure à celle de la COVID-19. Pourquoi ne s'est-elle pas propagée ? L'explication proposée est que le coronavirus de 2002-2003 ne se transmettait pas d'un sujet à l'autre avant que la maladie se déclare. Seuls les malades étaient contaminants. En isolant les malades, on stoppait la propagation. Autrement dit, il n'y avait pas de **porteurs sains** contaminateurs, un peu comme avec la variole. Je n'en suis pas si sûr.

Les chauves-souris chinoises seraient le *réservoir animal* de virus, et l'*hôte intermédiaire* – qui, par définition, permet le passage du virus à l'homme – serait la civette palmiste masquée, animal sauvage vendu sur les marchés et consommé au sud de la Chine.

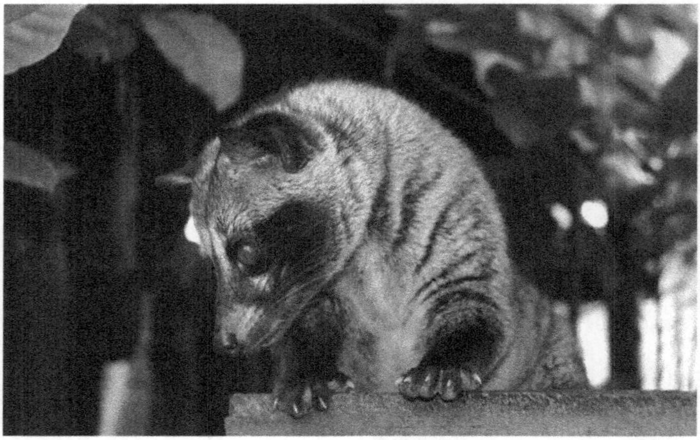

Photographie d'une civette palmiste.

En 2012, il y eut le MERS – ou syndrome respiratoire du Moyen-Orient –, apparu en Arabie saoudite et qui s'est peu exporté hors du Moyen-Orient jusqu'à présent, mais dont la létalité (environ 30 %) semble très élevée. Les chauves-souris pourraient constituer le *réservoir* naturel et l'*hôte intermédiaire* serait le dromadaire. C'est sans doute ce qui explique que le MERS s'est jusqu'à présent cantonné essentiellement aux pays des caravanes. On ignore si seuls les malades sont contaminants.

D'où vient le coronavirus de la COVID-19 ? C'est une question difficile ; seuls des virologues très experts peuvent répondre, et les épidémiologistes, comme l'auteur de ces lignes, doivent se contenter d'admirer.

Mon premier commentaire sera, en ce mois de février 2021, que les virologues ne sont pas d'accord entre eux. Qu'il y ait des discussions et des controverses amicales entre scientifiques n'a rien d'étonnant, mais avec la COVID-19, les enjeux politiques sont considérables. Les enjeux scientifiques et médicaux ne sont pas moins considérables. Je vais faire le plus simple possible et, à nouveau et en fonction des évènements, je suis prêt à changer d'avis.

Deux théories sur l'origine du COVI-19 s'opposent. Les uns prétendent que ce nouveau virus a une origine *naturelle* et que, par le jeu du hasard, notamment entre les animaux *réservoirs* et les *hôtes intermédiaires*, un virus particulièrement torpide pour l'espèce humaine serait apparu.

D'autres prétendent que le COVI-19 a été fabriqué dans un laboratoire de recherche avec comme principal suspect un laboratoire chinois de haute sécurité à Wuhan en Chine. Ici, plusieurs versions sont possibles : les uns prétendent qu'un virus *expérimental* s'est échappé à la suite d'erreurs (accidentelles) de manipulation ; d'autres estiment que des virologues ont intentionnellement laissé s'échapper le virus, le croyant bénin, pour évaluer sa capacité de dissémination/contagiosité.

Je ne prends parti pour aucune de ces théories, il y en a d'autres, mais je ne vais pas les citer. Je note que si c'est l'homme qui a intentionnellement créé ce virus, il est probable que l'histoire s'arrêtera assez vite ; à moins que des mutants dérivés du virus expérimental ne viennent troubler la fin programmée de la fête. Dans ce cas de figure (un virus unique expérimental), nous pouvons espérer qu'un vaccin pourra régler le problème. Mais si c'est la nature qui l'a créé, il est possible qu'elle continue de s'amuser avec nous. D'autres coronavirus, différents du COVI-19, pourraient apparaître et prendre nos systèmes immunitaires au dépourvu. C'est le pire des scénarios. En effet, comme avec les virus influenza de la grippe, des mutants résistants à un éventuel vaccin pourraient apparaître avec une fréquence imprévisible.

À ce jour (mars 2021), il semble que de nombreux mutants apparaissent : au Royaume-Uni, en Afrique du Sud, au Brésil et en Californie, notamment. C'est très inquiétant, car certains sont plus ou moins résistants aux sérums des convalescents de la COVID-19 ainsi qu'à celui des vaccinés, quel que soit le vaccin.

Le proche avenir nous dira si ces mutants sont d'origine totalement *naturelle* ou s'ils peuvent avoir muté à partir d'un virus *expérimental*.

Certains pensent que ces multiples mutants pourraient naître d'une pression écologique exercée par des traitements antiviraux (médicaments et gels hydroalcooliques). Cette vision, peu documentée encore, rejoindrait les vieilles *théories hygiénistes* qui disent (en simplifiant) que plus on lutte contre la Nature (microbiologique), plus on fait émerger des agents pathogènes résistants à nos armes antiseptiques. Les *résistances aux antibiotiques* ne sont rien d'autre. Espérons qu'ils se trompent.

Je vais maintenant faire un bref récapitulatif sur l'origine supposée du COVI-19 initial. Il est trop tôt (mars 2021) pour essayer de comprendre l'origine des mutants.

Quand le COVI-19 apparaît en décembre 2019 à Wuhan en Chine, on suspecte qu'il s'est échappé d'un labo P4 haute sécurité et qu'il est peut-être un virus *bricolé* par des virologues, un virus expérimental. Pour les non professionnels, cette possibilité semble un peu folklorique – ou *complotiste*, pour reprendre le vocabulaire conventionnel – mais, pour les professionnels, c'est une hypothèse très sérieuse puisque l'on sait que les techniques modernes de manipulation génétique permettent aujourd'hui de fabriquer *ex nihilo* de nouveaux virus expérimentaux dont les capacités d'infection sont équivalentes à celles des *virus naturels*.

Une équipe suisse s'est illustrée en annonçant dès février 2020 l'exploit d'avoir reproduit en laboratoire le COVI-19[137].

Au début de 2020, une sorte de compétition a lieu entre ceux qui veulent absolument démontrer l'origine naturelle du COVI-19 et les autres. La première hypothèse (origine *naturelle*) permettrait d'innocenter les virologues de Wuhan – et quelques collègues américains travaillant avec eux –, certes, mais aussi tous les virologues qui bricolent des virus dans leurs laboratoires avec l'espoir de mettre au point des traitements innovants contre des tumeurs résistantes – c'est le concept de *virothérapie oncolytique*, que je discute dans le **livre 8** de la collection « Vaccins & Société » – ou encore de nouveaux vaccins.

Pour démontrer l'origine naturelle d'un nouveau virus, il faut montrer d'où il vient. Il faut le retrouver, sous une forme proche du virus qui provoque la maladie humaine COVID-19,

137. Thi Nhu Thao Tran *et al.*, « Rapid reconstruction of SARS-CoV-2 using a synthetic genomics platform », *Nature*, 2020 ; 582:561-83.

dans un *réservoir animal* et chez un *hôte intermédiaire* qui a permis le passage de l'animal/réservoir aux humains.

Dès janvier 2020, une équipe chinoise annonce que le *réservoir animal* du COVI-19 est probablement une chauve-souris (*bat* en anglais) vivant dans des grottes de la province du Yunnan[138].

En février 2020, une étude (encore chinoise) identifie le pangolin malais (ou javanais) comme probable *hôte intermédiaire*[139].

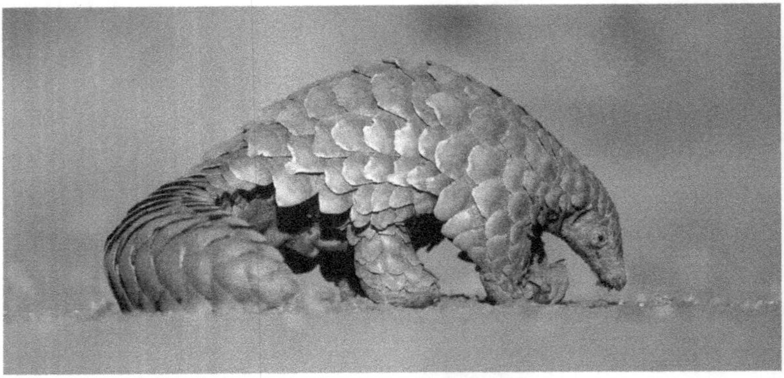

Photographie d'un pangolin.

L'origine *naturelle* de ce nouveau virus semble réaliste ; mais ces explications sont rapidement contestées. Je ne vais pas reprendre tous les épisodes de la controverse sur l'origine du COVI-19, mais seulement citer quelques épisodes.

---

138. ZHOU Peng *et al.*, « A pneumonia outbreak associated with a new coronavirus of probable bat origin », *Nature*, 2020 ; 579:270-89.
139. TSAN-YUK LAM Tommy *et al.*, « Identifying SARS-CoV-2-related coronaviruses in Malayan pangolins », *Nature*, 2020 ; 583:282-98.

En 2020, face à l'urgence de répondre à la crise sanitaire, une *nouvelle façon de communiquer* s'est développée entre scientifiques sans passer par les revues traditionnelles avec comité de lecture et arbitrage par des pairs. On peut désormais publier n'importe quoi du moment qu'un minimum de technologie est utilisé. Je ne porte pas de jugement sur ces nouvelles *façons de faire* qui sont une réponse évidente à l'urgence sanitaire, mais aussi à la censure opérée par les médias conventionnels dès qu'une étude n'est pas conforme au *conventionnel*, lui-même arbitré par des experts rarement libres de tout conflit d'intérêts. Ces évolutions – le conventionnel et la non moins conventionnelle réponse à la censure – sont périlleuses. Je donne un exemple. En janvier 2020, une équipe indienne publie dans une revue dépourvue de comité de lecture un article prétendant que des séquences du virus HIV-sida ont été insérées dans le génome du COVI-19.

Cette observation démontrerait l'origine expérimentale du COVI-19. De nombreux virologues s'étonnent bruyamment, le directeur général de l'OMS s'étrangle et, finalement, les auteurs indiens retirent leur article en février, prétextant qu'ils devaient procéder à des vérifications. Je ne peux pas vérifier moi-même le travail des investigateurs indiens (ou enquêter sur l'existence de pressions pour leur faire abandonner leur hypothèse), mais je note que d'autres auteurs (dont l'équipe du Pr Montagnier en France) ont plus ou moins confirmé leurs données. Je n'ai personnellement aucune certitude concernant ces questions.

Je ne vais pas citer toutes les études susceptibles d'intéresser un virologue, mais je recommande un article de synthèse en français[140]. Ces auteurs penchent pour une origine *naturelle* du virus. Ils écrivent que « le virus SARS-CoV-2 résulterait de recombinaisons multiples entre différents coronavirus circulant dans la faune sauvage, ce qui conduirait à une adaptation ayant augmenté la capacité de transmission interhumaine du virus ».

Mais ils admettent aussitôt que leur théorie soulève de nombreuses questions sans réponses. S'ils défendent l'idée que le pangolin peut être l'hôte intermédiaire avant la dernière étape de contamination humaine, ils sont incapables de dire s'il s'agit d'un pangolin sauvage ou d'élevage. D'autre part, ils reconnaissent ne pouvoir décider si l'adaptation aux humains s'est produite chez un animal hôte avant le transfert (zoonotique) vers les humains.

Conscients que leur théorie *naturelle* est fragile, les auteurs essaient d'analyser l'hypothèse d'une origine *expérimentale* du COVI-19. Ils écrivent qu'il faut prendre en compte « les manipulations génétiques qu'il est actuellement possible de réaliser dans les laboratoires de virologie ». Autrement dit, ils se demandent si avec les outils qu'ils connaissent, l'hypothèse expérimentale est vérifiable. Je ne vais pas

---

140. SALLARD Erwan *et al.*, « Retrouver les origines du SARS-CoV-2 dans les phylogénies de coronavirus », *Médecine/sciences*, 2020 ; 36:783-96.

répondre à leur place, mais ils écrivent un long paragraphe expliquant que les autorités sanitaires américaines s'étaient inquiétées de dangereuses manipulations génétiques dans des laboratoires de virologie américains jusqu'à interdire la publication des résultats de ces travaux et surtout de leurs méthodologies « au nom des risques qu'ils feraient courir aux populations de façon intentionnelle (bioterrorisme) ou non (sortie accidentelle du laboratoire) ».

Ils écrivent – ce que j'ai déjà mentionné plus haut en citant une étude suisse – que « les progrès spectaculaires des méthodes de biologie synthétique et de génétique inverse réalisés ces vingt dernières années permettent en effet d'assembler, en une dizaine de jours, un génome viral à partir de différents fragments d'ADN synthétisés à partir de séquences d'un ou plusieurs génomes de virus sauvages. On obtient ainsi un "nouveau" virus en moins d'un mois ».

D'ailleurs, une société américaine, Codex DNA[141] se vante « d'une capacité à produire des séquences d'ADN double-brin permettant très rapidement de synthétiser différentes versions du SARS-CoV-2 [...] et de pouvoir créer – à façon – d'autres variants du SARS-CoV-2, ou encore des génomes d'autres organismes ».

Ces observations – notamment l'existence d'outils surpuissants pour faire ce que l'on veut en virologie expérimentale – les amènent à reconsidérer sérieusement l'hypothèse que le COVI-19 aurait été bricolé avec des fragments du génome du virus HIV-sida, hypothèse déjà citée plus haut à propos de l'étude indienne rétractée.

141. Voir : https://www.laboratoire.com/fournisseur/codexdna.php

Je ne me mêlerai pas à ces difficiles discussions entre experts, mais je note que l'expert mondial du HIV-sida, le professeur Luc Montagnier, prend cette hypothèse très au sérieux[142].

Pour lecteurs anglophones et virologues, je recopie un extrait du résumé :

> « *This article shows how 16 fragments (Env Pol and Integrase genes) from different strains, both diversified and very recent, of the HIV1, HIV2 and SIV retroviruses most likely are present into the genome of COVID-19. Among these fragments, 12 are concentrated in a very small region of the COVID-19 genome, lengthless than 900 bases, i. e. less than 3% of the total length of this genome. In addition, these footprints are positioned in 2 functional genes of COVID-19: the orf1ab and S spike genes*[143]. »

Pour le Pr Montagnier, vu les concordances expliquées brièvement ci-dessus, il semble possible que le COVI-19 soit le résultat d'une manipulation génétique visant à élaborer un

142. Voir : https://www.researchgate.net/publication/340924772
143. Traduire par : « Cet article montre comment 16 fragments (gènes Env Pol et Integrase) issus de différentes souches des rétrovirus HIV1, HIV2 et SIV, à la fois diversifiées et très récentes, sont très probablement présents dans le génome du COVI-19. Parmi ces fragments, 12 sont concentrés dans une très petite région du génome du COVI-19, d'une longueur de moins de 900 bases, soit moins de 3 % de la longueur totale de ce génome. De plus, ces empreintes sont positionnées sur deux gènes fonctionnels du COVI-19 : les gènes orf1ab et S spike. »

vaccin contre le HIV-sida et qui se serait échappé du laboratoire. Les auteurs de l'article de *médecine/sciences* 2020 (Erwan Sallard *et al.*) cité plus haut ne partagent pas ce point de vue.

En avril 2020, des auteurs américains, sur la base des études publiées sur les chauves-souris et les pangolins, excluaient la possibilité que le COVI-19 ait une origine expérimentale[144], tandis que des groupes internationaux d'investigateurs proclamaient un soutien indéfectible[145] à leurs amis virologues chinois, excluant qu'il y ait eu des accidents, notamment dans le prestigieux Wuhan Institute of Virology.

Il s'avéra assez vite que ces belles déclarations étaient orchestrées par une institution supposée non commerciale, appelée EcoHealth Alliance, et son directeur le Dr Peter Daszak. En fait, EcoHealth Alliance multiplie les alliances et partenariats avec toutes sortes de sociétés et institutions privées et publiques (notamment le Wuhan Institute of Virology) et distribue ensuite fonds et subventions recueillis à travers la planète.

144. Voir : https://doi.org/10.1038/s41591-020-0820-9
145. Voir : https://www.thelancet.com/journals/lancet/article/PIIS0140-6736(20)30418-9/fulltext

Une autre institution, indépendante, US Right to Know (ou US RTK), expliquait en novembre 2020[146], les liens étroits entretenus par EcoHealth Alliance avec de nombreux laboratoires de virologie, notamment chinois.

Il est difficile, dans le monde d'aujourd'hui, de faire la différence entre des recherches scientifiques indépendantes (et désintéressées) et des entreprises commerciales. Les deux sont indissolublement liées, car les uns ont besoin du savoir-faire des autres et les autres ont besoin des financements des uns pour travailler. Comment être sûr que le travail scientifique est bien fait si des questions financières (renouvellement de contrats) et politiques (innocenter les scientifiques et les autorités sanitaires chinoises) viennent polluer les légitimes controverses scientifiques ?

À la suite des enquêtes menées par US Right to Know[147] et la publication de milliers de courriels entre scientifiques, certains, mettant en doute la validité des travaux chinois sur l'origine naturelle du virus et les revues scientifiques qui les avaient publiés, ont décidé de mener leur propre enquête.

---

146. Voir : https://usrtk.org/biohazards-blog/ecohealth-alliance-orchestrated-key-scientists-statement-on-natural-origin-of-sars-cov-2/

147. Voir : https://usrtk.org/biohazards-blog/nature-and-plos-pathogens-probe-scientific-veracity-of-key-studies-linking-pangolin-coronaviruses-to-origin-of-sars-cov-2/

C'est ainsi que certains travaux chinois publiés dans de revues prestigieuses se voient affublés, faute de rétraction, de notes d'éditeurs[148] peu glorieuses, signifiant que ces travaux sont suspects et que les lecteurs doivent réfléchir avant de les valider.

En résumé, nous n'avons pas à ce jour (mars 2021) de réponse solide à la question de l'origine *naturelle* ou *expérimentale* du virus COVI-19.

Cependant, pour certains experts, l'hypothèse d'un virus expérimental persiste fortement. Par exemple, le fait que dans leur publication[149] de mars 2020, les auteurs chinois arrêtent leurs analyses comparatives juste avant le site de la protéine *furine* est une sorte d'aveu qui n'a pas échappé à certains virologues. Je simplifie le raisonnement, mais il est important à mon avis : dans l'étude chinoise, l'analyse s'arrête à l'aminoacide 675, alors que le site *furine* se trouve à la position 680[150]. La *furine* est une sorte d'enzyme indispensable à l'activation du mécanisme d'infection des cellules par le COVI. Or, contrairement au COVI-19, les coronavirus *ordinaires* en sont généralement privés[151]. Les virologues travaillant dans ce domaine savent que des tentatives

148. Voir : https://www.nature.com/articles/s41586-020-2313-x

149. Zhou P., Yang X. L., Wang X. G. *et al.*, « A pneumonia outbreak associated with a new coronavirus of probable bat origin», *Nature*, 2020 ;579:270-3.

150. Voir : https://www.nature.com/articles/s41586-020-2012-7/figures/6

151. Coutard B. *et al.*, « The spike glycoprotein of the new coronavirus 2019-nCoV contains a furin-like cleavage site absent in CoV of the same clade », *Antiviral Res*, 2020 ; 176:104742.

d'insertion du site *furine* (gains de fonction) sur les coronavirus étaient en cours dans le laboratoire de Wuhan depuis quelques années[152], en collaboration avec des laboratoires américains. Par exemple, en 2014 déjà, on savait pourquoi un coronavirus conventionnel exclusivement animal pouvait devenir infectieux chez les humains[153]. Pour le virologue du CNRS, Étienne Decroly, « *on ne peut donc pas exclure que cette insertion résulte d'expériences visant à permettre à un virus animal de passer la barrière d'espèce vers l'humain...* »

Comme beaucoup d'autres[154], je penche pour une origine expérimentale, mais je suis prêt à changer d'avis. Il est peu probable que la commission d'enquête dépêchée sur place (à Wuhan) par l'OMS soit apte à régler cette question. Étant donné la difficulté de l'entreprise et la composition de la commission d'enquête, il faudrait beaucoup de temps, beaucoup de super-experts indépendants et beaucoup d'ouverture des autorités chinoises pour aboutir à quelque chose de concret. Aurons-nous jamais la clé du mystère ?

---

152. PIGENET Yaroslav, « La question de l'origine du SARS-CoV-2 se pose sérieusement », article paru le 27 octobre 2020 dans *CNRS – Le journal*.
153. YANG Y. *et al.* « Receptor usage and cell entry of bat coronavirus HKU4 provide insight into bat-to-human transmission of MERS coronavirus », *Proc Natl Acad Sci USA*, 2014 ; 111:12516-21.
154. BAKER Nicholson, « The Lab-Leak Hypothesis [...] », publié le 4 janvier 2021 sur le site du *New York Magazine*, nymag.com

CHAPITRE 12

LA QUESTION DES MUTANTS DU COVI-19

Dans ce domaine, les choses vont vite et ce que j'écris en mars 2021 sera peut-être déprécié dès l'été venu. Merci de me pardonner si je ne suis pas à chaque instant dans l'air du temps. En mars 2021, il y a deux tendances parmi les scientifiques sérieux : ceux qui disent que les virus à ARN (type coronavirus ou virus influenza) mutent beaucoup, que c'est normal et que l'on ne doit pas s'inquiéter[155] ; et ceux qui, face aux mutants britannique et sud-africain, s'affolent[156].

Je ne vais pas être exhaustif, c'est inutile puisque de nouveaux variants ne cessent d'apparaître.

Essayons d'être simple. Par exemple, selon les virologues, le nouveau variant britannique (B.1.1.7) aurait acquis dix-sept mutations différentes par rapport au COVI-19 conventionnel, huit d'entre elles concerneraient la **protéine Spike**, qui est cruciale puisque c'est elle qui ouvre la porte des cellules permettant l'entrée du virus et sa réplication dans la cellule-hôte. C'est important en clinique aussi puisque la majorité des vaccins anti-COVID a été conçue pour susciter

155. GRUBAUGH N. D. *et al.*, « We shouldn't worry when a virus mutates during disease outbreaks », *Nat Microbiol*, 2020 ; 5:529-30.

156. KUPFERSCHMIDT K., « Fast-spreading U.K. virus variant raises alarms », *Science*, 2021 ; 371:9-10.

la production d'anticorps dirigés contre la protéine Spike. Si la protéine Spike est différente dans les mutants, les anticorps vaccinaux pourront-ils la neutraliser ?

Un autre variant est apparu en Afrique du Sud et semble aussi s'imposer par rapport au COVI-19 originel. Selon le principe de sélection naturelle, un nouveau virus s'impose lorsqu'il a des avantages par rapport à ces précurseurs. L'avenir de ce virus étant de se répliquer (principe de survie minimal), et la réplication nécessitant de pénétrer les cellules humaines, nous pouvons craindre que ces nouveaux variants soient plus pénétrants et donc plus infectants que le virus originel.

Des sources variées font état de mutations sur des gènes codant pour d'autres protéines virales que la protéine Spike. Nous pouvons distinguer des protéines virales structurales et non structurales, mais fonctionnelles. Les premières participent à l'architecture du virus, sont potentiellement des antigènes, mais ne sont pas très fonctionnelles en matière d'infectiosité et de dangerosité pour l'hôte. Les protéines non structurales sont avant tout fonctionnelles et sont impliquées par exemple dans la réplication du virus. Cet aspect fonctionnel des virus est évidemment critique pour les évolutions cliniques de la pandémie. Un mutant peut être plus infectant (contagieux) tout en étant moins dangereux pour l'hôte. Mais certains sujets sont plus fragiles que d'autres, et si des portions plus importantes d'une population sont infectées par un virus moins dangereux, plus de personnes fragiles seront atteintes et, finalement, le nombre de victimes sera équivalent (ou plus important) à celui observé avec un virus moins infectant, mais plus toxique.

En théorie (en se référant aux virus de la grippe, par exemple), les virus mutants, quels que soient les bénéfices fonctionnels, sont généralement moins méchants que leurs prédécesseurs. Mais il y a une limite à ce raisonnement : sait-on vraiment quel est le COVI-19 originel ?

Nous partons du principe que le COVI-19 isolé à Wuhan est le virus originel et que tous les autres sont des mutants, en principe moins dangereux. En fait, un nouveau virus peut circuler silencieusement et apparaître en termes épidémiques ou pandémiques à la faveur de circonstances particulières – environnementales ou géographiques, ou encore par l'effet du hasard. Un virus peut se promener dans une zone où les populations sont réfractaires – par exemple, pour des raisons génétiques, comme nous allons le discuter au chapitre 13 – et donner naissance à un mutant qui va s'exprimer le premier dans une autre zone géographique sur le plan clinique faisant croire qu'il est le premier et qu'il peut servir de référence. La chronologie d'apparition des mutants par rapport au virus originel doit être minutieusement étudiée, ce qui demande du temps et des ingénieurs experts.

Des questions primordiales apparaissent donc avec chaque nouveau mutant : est-il plus contagieux que les autres ? Est-il plus dangereux ? Est-il sensible à l'effet inhibiteur (préventif) des vaccins mis sur le marché au moment de son apparition ?

Il est difficile de répondre à toutes ces questions pour chaque mutant. Par exemple, il semble que le *mutant sud-africain* soit plus contagieux (se transmette plus facilement d'une personne à l'autre) et soit résistant au vaccin AstraZeneca. J'y reviendrai au chapitre 15 en décrivant les différents vaccins disponibles en mars 2021.

Concernant le *mutant britannique*, des données épidémiologiques publiées en mars 2021 indiquent que, contrairement aux hypothèses conventionnelles, il serait associé à une augmentation de la mortalité de près de 70 % par rapport au virus originel[157]. Certes, il s'agit d'une étude d'observation *a posteriori* et cela doit être pris avec prudence, mais cela reste inquiétant – quoique la mortalité totale due au COVI-19 reste basse – et peut sans doute expliquer la sévérité de la seconde flambée au Royaume-Uni en 2021.

Dans le même temps, des investigateurs écossais rapportaient que, face au même mutant britannique, les vaccinés en Écosse semblaient avoir un moindre risque

---

157. CHALLEN R. *et al.* « Risk of mortality in patients infected with SARS-CoV-2 variant of concern 202012/1: matched cohort study », *BMJ*, 2021 ; 372:n579.

d'hospitalisation[158]. À nouveau, il faut être prudent. Ces données sont observationnelles *a posteriori* et ne concernent que le risque d'hospitalisation et non la mortalité ou les admissions en réanimation, par exemple. Je n'en ferais certainement pas, contrairement à certains experts, un argument en faveur de l'efficacité des vaccins utilisés en Écosse à cette période contre ce mutant britannique.

Un autre mutant, dit « *brésilien* », pose un autre problème : il pourrait atteindre des populations antérieurement infectées par le COVI-19 originel. Par exemple, on a observé dans la ville brésilienne de Manaus une résurgence de l'épidémie en 2021, alors que la population avait été apparemment et largement immunisée lors de la flambée précédente[159] ; comme si le mutant *brésilien* pouvait résister au système immunitaire de populations antérieurement infectées par le virus originel. C'est à nouveau inquiétant : des personnes immunisées contre un COVI-19 pourraient de nouveau contracter la maladie. Si cette observation s'avérait correcte, cela pourrait aussi indiquer que des patients vaccinés contre le COVI-19 initial pourraient quand même tomber malades à cause de ce mutant brésilien et aussi être contagieux. Si ces théories se confirmaient, elles réduiraient à néant l'espoir qu'une immunité collective (naturelle ou vaccinale) puisse stopper la pandémie dans certaines zones.

---

158. TORJESEN I., « Covid-19: First doses of vaccines in Scotland led to a substantial fall in hospital admissions », *BMJ*, 2021 ; 372:n523.
159. BUSS L. F. *et al.* « Three-quarters attack rate of SARS-CoV-2 in the Brazilian Amazon during a largely unmitigated epidemic », *Science*, 2021 ; 371:288-92.

Immédiatement, certains industriels ont publié des études visant à démontrer que leurs vaccins étaient aussi efficaces contre ce mutant *brésilien* et aussi contre d'autres mutants[160]. Ce type d'études *en éprouvette* (et sous le contrôle de l'industriel) se veulent rassurantes. Elles sont bienvenues pour les autorités sanitaires dont la priorité est de rassurer les populations, mais leur valeur scientifique est, pour un clinicien en charge de patients, très faible.

160. Liu Y. *et al.* « Neutralizing Activity of BNT162b2-Elicited Serum » publié le 17 février 2021 et mis à jour le 8 mars 2021 sur NEJM.org.

CHAPITRE 13

GÉNÉTIQUE ANTI-COVID

Cette question en rejoint une autre déjà évoquée aux chapitres 6 et 7 à propos des peuples asiatiques : l'*immunité préexistante*. Mais c'est une autre question et je la formule de façon différente : certains humains sont-ils génétiquement protégés contre la COVID-19 ?

Inversement, certains ont-ils plus de risque de développer une COVID-19 sévère du fait de leur hérédité ?

Ces deux questions sont cruciales dans un livre dédié aux vaccins. Dans les deux premières parties du livre, je n'ai pas décrit les **effets indésirables** de chaque vaccin cité et leurs éventuelles relations avec une prédisposition génétique. Cela nécessiterait un livre entier. Pour certains d'entre eux, je renvoie aux huit livres de la collection « Vaccins & Société ».

Mais avec la COVID-19, ces deux questions reviennent. Si notre génétique est impliquée (*via* notre système immunitaire) dans notre résistance ou notre vulnérabilité au virus COVI-19, elle l'est obligatoirement aussi dans nos réponses aux vaccins anti-COVID. Si nous ne sommes pas égaux face au COVI-19, nous ne sommes pas égaux face aux vaccins anti-COVID.

Mais ce sont des questions complexes nécessitant d'analyser en même temps notre génétique, notre système immunitaire, la biologie des virus et enfin les mécanismes d'*adaptation* dans le temps (des millénaires) de notre physiologie, ou plutôt de celle des mammifères en général. Je vais donc devoir simplifier.

Pour des lecteurs qui voudraient aller plus loin sur ces notions d'immunité préexistante génétiquement induite, je recommande les travaux de David Enard, de l'université Stanford en Californie, avec comme concept de base celui de *Virus-Interacting Proteins* (VIPs), et comme première lecture un article librement accessible *via* Internet[161].

Une des prédispositions génétiques qui augmenterait le risque de COVID-19 sévère serait d'avoir hérité d'un gène néanderthalien. Cela peut sembler folklorique, mais j'ai l'intuition qu'il y a quelque chose d'important avec ce concept. Je n'entre pas dans les détails, mais une étude internationale[162], qui ne couvre malheureusement pas la planète de façon homogène, apporte des informations intéressantes. Dans les deux régions, semble-t-il, les plus épargnées, l'Afrique et l'Asie de l'Est (évoquées au chapitre 6), ce gène néanderthalien serait absent. L'Europe (et les régions avec des peuples d'origine européenne) présenterait une fréquence de 8 % environ et, curieusement, ce serait l'Asie du Sud (30 % en moyenne), et particulièrement le Bangladesh (63 %), qui aurait les plus hautes fréquences (illustration ci-contre).

161. Voir : https://elifesciences.org/articles/12469

162. Zeberg H. *et al.*, « The major genetic risk factor for severe COVID-19 is inherited from Neanderthals », *Nature*, 2020 ; 587:610-23.

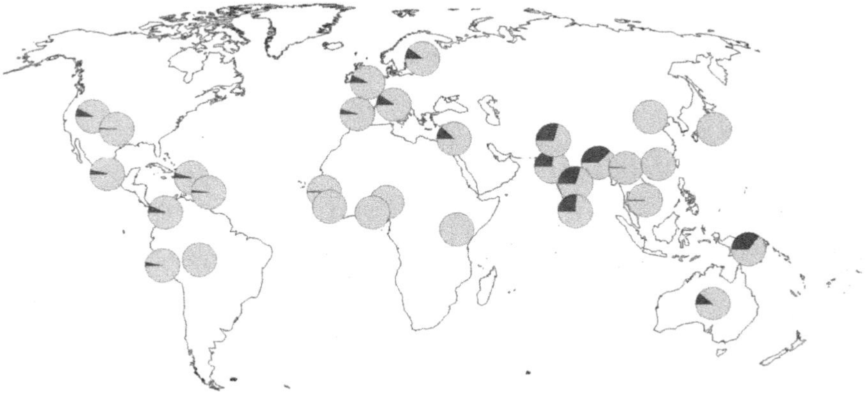

Le principal facteur de risque génétique lié à la COVID-19 sévère serait hérité des Néandertaliens.
Les graphiques à secteurs illustrent la fréquence des allèles mineurs rs35044562. Les données ont été obtenues à partir du projet 1 000 Genomes. Les données cartographiques ont été obtenues à partir d'OpenStreetMap.

Que les populations européennes soient particulièrement victimes de la COVID-19 par rapport à l'Asie de l'Est et à l'Afrique ne fait aucun doute. Nous avons pour le moment peu de données épidémiologiques sur la sévérité de la COVID-19 en Asie du Sud, sinon celles qui indiquent que la mortalité due à la COVID-19 en Inde semble modérée (en mars 2021), ce qui va à l'encontre de la théorie néanderthalienne. Inversement, la mortalité par COVID-19 chez les Bengalis immigrés au Royaume-Uni serait au moins deux fois supérieure à celle des Britanniques européens. Ces données suggèrent donc que la piste néanderthalienne est intéressante, mais que d'autres facteurs interviennent.

Une autre piste liant COVID-19, génétique et système immunitaire est celle du complexe majeur d'histocompatibilité (CMH) qui rassemble les antigènes des leucocytes humains et les gènes correspondants, d'où l'appellation de **système HLA** (pour *Human Leucocyte Antigen*). Ce complexe est capital dans la physiologie du système immunitaire, notamment dans la reconnaissance du soi (médecine des greffes) et les maladies inflammatoires et infectieuses. Certaines maladies héréditaires (hémochromatose) et auto-immunes (sclérose en plaques) sont associées à des profils HLA spécifiques. On suspecte l'existence d'associations entre la survenue de complications postvaccinales et des profils HLA spécifiques.

Certaines équipes, notamment celle de Jean-Laurent Casanova à New York, font de la génétique individuelle[163] un facteur primordial de la survenue et de la sévérité de certaines maladies infectieuses. Dans le contexte de la COVID-19, on a montré des associations très significatives[164] entre l'incidence ou la sévérité des complications respiratoires de la COVID-19 et des profils HLA aux États-Unis et en Italie[165].

Une étude internationale récente (décembre 2020) a apporté des éléments cruciaux pour comprendre

---

163. Alcaïs A. *et al.*, « Humam genetics of infectious diseases: between proof of principle and paradigm », *J Clin Invest*, 2009 ; 119 : 2506-14.

164. Nguyen A. *et al.*, « Human Leukocyte Antigen susceptibility map for severe acute respiratory syndrome coronavirus », *J Virol*, 94:e00510-20.

165. Pisanti S. *et al.*, « Correlation of the two most frequent HLA haplotypes in the Italian population to the differential regional incidence of Covid-19 », *J Transl Med*, 2020 ; 18:352.

les interactions entre notre génétique et la sévérité de la COVID-19[166]. Nous savons maintenant que la sévérité clinique de la COVID-19 dépend de deux mécanismes distincts : notre sensibilité individuelle à l'agent pathogène et notre propension à développer une réaction inflammatoire excessive avec le tableau clinique d'*orage cytokinique* et de sévères lésions pulmonaires. Ces deux mécanismes sont évidemment dépendants de notre système immunitaire, et tous les deux ont des aspects génétiques qui restent à découvrir, mais avec des implications thérapeutiques, comme l'ont montré les hésitations des réanimateurs quant à l'usage des anti-inflammatoires, en particulier des corticostéroïdes. L'étude de Pairo-Castineira contribue à cette nouvelle compréhension des maladies infectieuses et des rôles respectifs de la génétique et de l'hérédité. Je donne les principaux éléments en simplifiant. Ils ont trouvé des différences significatives pour cinq gènes chez des patients en réanimation (pour COVID-19) par rapport à une population témoin. Ces cinq gènes – IFNAR2, TYK2, OAS, DPP9, et CCR2 – pourraient au moins en partie expliquer la sévérité de la COVID-19, notamment sur le plan respiratoire. Deux de ces gènes, IFNAR2 et OAS, semblent importants dans la phase précoce de la COVID, tandis que les trois autres seraient plutôt responsables de la phase hyperinflammatoire pulmonaire de la deuxième semaine.

---

166. Pairo-Castineira E. *et al.*, « Genetic mechanisms of critical illness in Covid-19 », *Nature*, 11 décembre 2020.

Pour illustration, je prends l'exemple du gène TYK2 qui code pour des protéines impliquées dans la réponse inflammatoire, notamment les interférons et les interleukines. Comme tel, il semble important pour résister aux virus. Mais si nous héritons d'un gène variant conduisant à une réponse excessive, nous risquons de développer des pathologies auto-immunes et/ou hyperinflammatoires, notamment en réponse à un virus nouveau comme le COVI-19. Des traitements anti-TIK2 (je simplifie) – inhibiteur réversible et sélectif de Janus kinase (une famille d'enzymes impliqués dans le métabolisme des cytokines) avec des noms barbares comme baricitinib – sont proposés dans le traitement de maladies auto-immunes et, selon des données préliminaires, pourraient être utiles dans le traitement précoce de la COVID-19. À mon avis, ces données sont très préliminaires et je recommande la plus grande prudence pour le moment[167].

Dans ce contexte où les mêmes gènes semblent jouer un rôle dans des maladies auto-immunes chroniques et dans la sévérité de la COVID-19, notamment les formes pulmonaires nécessitant la réanimation, certains investigateurs postulent que la COVID-19 serait plus une maladie (une dysrégulation) de notre système immunitaire qu'une maladie infectieuse classique. Un des aspects les plus frappants concerne la survenue

---

167. Voir : https://www.covid19treatmentguidelines.nih.gov/immunomodulators/kinase-inhibitors/

de l'orage cytokinique chez certains patients où la réponse inflammatoire apparaît plus dangereuse que la maladie virale. Les corticostéroïdes à forte dose se sont révélés être un traitement salvateur, alors qu'ils sont normalement contrindiqués dans les maladies infectieuses. Parmi les armes utilisées par le système immunitaire, il y a la production d'anticorps dirigés contre le virus. Mais le système immunitaire peut se tromper (concept de dysrégulation) et produire des anticorps qui attaquent des cellules de l'organisme qu'il est censé protéger : c'est le concept de *réactions extrafolliculaires* qui peuvent aussi contribuer aux maladies auto-immunes chroniques.

Beaucoup d'inconnues persistent à ce jour (mars 2021), mais certains auteurs n'hésitent pas à faire de la COVID-19 une maladie auto-immune et du COVI-19 un virus auto-immun, un concept inédit à ma connaissance[168].

168. HALPERT G. *et al.*, « SARS-CoV-2, the autoimmune virus », *Autoimmunity Reviews*, 2020 ;19:102695.

CHAPITRE 14

LA RÉPONSE IMMUNITAIRE AU COVI-19

Comme nous l'avons vu au chapitre 13, la réponse immunitaire au COVI-19 est plus compliquée qu'avec les autres virus respiratoires. Pour clarifier, il faut expliquer un peu la biologie de ces virus face au système immunitaire.

Selon les théories actuelles, un virus s'adapte à un organisme vivant en interférant avec son immunité. La cellule infectée alerte d'abord **le système immunitaire inné**, appelé ainsi parce qu'il est génétiquement programmé pour répondre à des agents pathogènes non spécifiques. Ces alertes génèrent la production des interférons et des cytokines, qui ont des effets différents dans la réponse immunitaire. Les virus respiratoires conventionnels inhibent ces deux productions.

Le COVI-19 inhibe seulement (de façon relative) la production des interférons et ne fait rien contre les cytokines. Cette dysrégulation du système immunitaire est à l'origine du syndrome clinique de la deuxième semaine, appelé orage cytokinique, avec de dangereuses lésions pulmonaires pouvant nécessiter la réanimation, mais aussi des lésions vasculaires et microvasculaires.

Mais certains patients vont faire une COVID-19 sévère dès la première semaine du fait d'un déficit précoce en interférons favorisé par des prédispositions génétiques – inefficacité du TLR7 ou du TLR3, en faisant simple – ou par l'inhibition des interférons par des autoanticorps.

Pour le moment (mars 2021), certains immunologistes décrivent la COVID-19 comme une pathologie inflammatoire avec des niveaux trop bas d'interférons (notamment des types 1 et 3) et trop hauts de certaines cytokines, notamment l'interleukine 6. C'est le système immunitaire inné qui serait en cause.

Toutefois, pour la majorité des immunologistes, une réponse immunitaire adaptée à un agent infectieux dépend surtout du système immunitaire *adaptatif* dont les principaux composants sont les lymphocytes, classiquement séparés en lymphocytes T (immunité à médiation cellulaire) et en lymphocytes B (immunité à médiation humorale avec production d'anticorps). Cette immunité *adaptée* prend quelques jours pour s'installer.

En vaccinologie conventionnelle, c'est presque exclusivement les anticorps produits en réponse à un vaccin qui constituent la réponse immunitaire salvatrice. C'est une approche naïve de notre système immunitaire (qui évolue rapidement par ces temps de COVID-19), mais elle doit être envisagée dans un livre dédié aux vaccins en temps de COVID.

En épidémiologie, la mesure des anticorps (voir chapitre 9) permet d'évaluer le niveau d'immunité contre la COVID-19.

L'idée générale est que lorsqu'un pourcentage significatif de la population est immunisé – avec une concentration d'anticorps spécifiques jugée *suffisante* chez les individus testés – l'épidémie s'éteint. Ce niveau *suffisant* d'anticorps chez un pourcentage *suffisant* de la population peut s'obtenir soit de façon naturelle par l'exposition de la population au virus sauvage, soit par la vaccination.

On peut en déduire – mais c'est très théorique – que si les infectés COVID-19 (symptomatiques ou pas) ne récidivent pas, la vaccination pourrait empêcher la survenue d'une première infection.

Certains s'inquiètent d'une diminution rapide des anticorps spécifiques après la COVID-19 chez un nombre non négligeable de patients, y compris chez ceux sévèrement atteints. C'est difficile à interpréter, mais cela ne signifie pas que l'immunité acquise soit perdue. En effet, le système immunitaire *mémorise* ses réactions passées et devrait réagir de façon appropriée en cas de réexposition au virus. S'il s'agit d'un variant, la réponse est peut-être moins simple et dépend du nombre de mutations et quel est l'antigène touché par les mutations.

En fait, on dispose de peu d'études et elles sont soit observationnelles, donc faibles, soit conduites en éprouvettes, donc encore plus faibles. J'en cite deux.

Une grande étude épidémiologique danoise[169] indique qu'environ 20 % de patients testés positifs peuvent se réinfecter. Chez les plus de 65 ans, ce risque de réinfection approche les 50 %.

Une autre étude a évalué la capacité des mutants à échapper au système immunitaire[170]. Les auteurs concluent qu'après vaccination avec des vaccins à ARN messager (voir chapitre 15), les virus mutants peuvent être résistants au système immunitaire des vaccinés. Plus ils ont de mutations, plus ils sont résistants. Je note que ce type d'étude *in vitro* utilise des *pseudovirus* construits en éprouvette et que ces résultats doivent être pris avec prudence.

D'autres observations concernant la diminution des anticorps ne disent rien sur le risque de réinfections, mais indiquent au moins qu'il faut interpréter les tests sérologiques (vus au chapitre 9) avec prudence.

Les anticorps importants sont ceux dits « neutralisants ». Ils sont généralement dirigés contre la protéine Spike du virus. Ce sont des immunoglobulines G dont le maximum dans le sang survient autour de la septième semaine. Ils ont presque (pas totalement) disparu du sang à trois mois, et on estime que les cellules qui les produisent ont mémorisé l'antigène. En réponse à l'exposition au COVI-19, des lymphocytes T (CD4+ et CD8+) participent au système de défense,

---

169. HOLM Hansen C. *et al.* « Assessment of protection against reinfection with SARS-CoV-2 among 4 million PCR-tested individuals in Denmark in 2020: a population-level observational study », *The Lancet*, publié en ligne le 17 mars 2021.
170. GARCIA-BELTRAN W. F. *et al.* « Multiple SARS-CoV-2 variants escape neutralization by vaccine-induced humoral immunity », *Cell*, 2021 ; 184:1-12.

notamment en produisant des cytokines. Mais une des caractéristiques des COVID-19 sévères est une précoce lymphopénie initiale (diminution des lymphocytes dans le sang) affectant surtout les lymphocytes CD8+[171]. À mon avis, tout cela demande confirmation.

Néanmoins, l'ensemble de ces données indiquent que **le COVI-19 induit une réponse immunitaire inattendue** et mal expliquée, ce qui conduit à une multitude de questions et à des réponses peu satisfaisantes, voire inquiétantes, à ce jour (mars 2021). Je vais en énumérer quelques-unes.

Une question primordiale concerne l'infectivité des **patients asymptomatiques**. On les appelle les **porteurs sains**, j'en ai parlé tout au long de ce livre, notamment à propos de la variole dans la première partie. Transmettent-ils le virus ?

Autre question sans réponse : **les enfants** étant généralement asymptomatiques, sont-ils transmetteurs quand même ?

Si la réponse immunitaire *naturelle* est insuffisante chez certains, l'immunité *vaccinale* peut-elle être plus efficace chez ces personnes ?

Faut-il cumuler une immunité naturelle avec une immunité vaccinale chez certaines personnes qui présentent des risques de récidive ?

Si la réponse naturelle est insuffisante chez certains, peut-on espérer une immunité *collective* ?

---

171. Chen Z. *et al.*, « T cell responses in patients with COVID-19 », *Nature Reviews Immunology*, 2020 ;20:529-36.

Une campagne de vaccination efficace pourrait-elle générer une immunité collective ?

On sait que les séniors sont plus à risque de COVID-19 sévères, et ce risque est attribué à un système immunitaire moins efficace. Cette faiblesse relative du système immunitaire chez les séniors est mal décrite. Qu'est-ce qui est affaibli ? Un sénior a-t-il plus de risques d'être réinfecté ? Le système immunitaire d'un sénior répondra-t-il suffisamment à la vaccination ? Seulement à certains vaccins ?

Pour une vision à long terme, la question primordiale concerne néanmoins le rôle de l'*immunité collective* ainsi que son rôle possible dans l'extinction de la pandémie et la prévention de récidives plus ou moins saisonnières. Beaucoup d'épidémiologistes s'inquiètent, et je ne leur donne pas tort. Un récent article publié dans une revue internationale fait le point et s'avère bien pessimiste[172]. Je résume en quelques mots l'*état de la science* sur cette question en mars 2021. Quand j'écris « *état de la science* », je veux parler de la façon dont des experts très conventionnels (et très *provax*) voient les choses. Je ne partage pas leur avis (ni ceux des *antivax*), mais il est intéressant d'analyser comment des experts qui n'ont aucun doute sur l'efficacité des vaccins anti-COVID proposés en mars 2021 – question que nous allons analyser au chapitre 15 – voient l'avenir de l'*immunité collective*.

Ils commencent par une sorte d'axiome : les vaccins protègent les individus. Puis, ils admettent ne pas savoir si ces

---

172. ASCHWANDEN C., « Five reasons why COVID herd immunity is probably impossible », *Nature*, 2021 ; 591:520-2.

vaccins empêchent la transmission du virus d'une personne vaccinée à d'autres. C'est la question récurrente des **porteurs sains**. Ils admettent aussi qu'il n'est guère utile d'obtenir une couverture vaccinale optimale (ils évoquent sans argument solide les chiffres de 60 ou 70 %) dans une communauté si une communauté voisine n'est pas aussi bien vaccinée. Ils prennent comme exemple l'état d'Israël (avec un taux de vaccination très élevé) entouré de pays (Liban, Égypte, Jordanie…) où la vaccination a été peu pratiquée, pour diverses raisons. Ils rappellent ensuite qu'aucun vaccin à ce jour n'est autorisé chez les enfants, ce qui induit que, pour arriver à un niveau de couverture de la population totale de 60 ou 70 %, il faudrait que tous les adultes soient vaccinés. On sait que de forts pourcentages des populations dans tous les pays sont sceptiques, voire hostiles (les fameux *antivax*) à la vaccination. Ils admettent aussi que les nouveaux mutants seront peut-être résistants aux vaccins actuels et que certains vaccinés verront leur immunité initiale, naturelle (post-infection) ou vaccinale s'amoindrir ou disparaître. Ces vaccinés, symptomatiques ou non, seraient des **porteurs sains** susceptibles de transmettre le virus. Ils concluent que, malgré les effets spectaculaires de la vaccination (ce qui reste à analyser sereinement), il est peu probable qu'une *immunité collective* solide s'installe dans la durée. Pour eux, la COVID-19, sous la forme actuelle ou sous d'autres formes, va devenir une maladie endémique, un peu comme la grippe. Je les trouve trop pessimistes, ces virus COVI – l'originel puis ses successeurs – nous réservent sans doute des surprises. Pourquoi pas de bonnes surprises ?

CHAPITRE 15

LA VACCINATION ANTI-COVID

Divers aspects technologiques et commerciaux

Pour analyser la vaccination anti-COVID, il ne faut surtout pas la considérer seulement en théorie, mais de façon pragmatique : il faut **analyser séparément chacun des vaccins** proposés par l'industrie. Chaque vaccin est différent des autres, quoique certains se ressemblent beaucoup.

Si des petites entreprises (des start-up) ou des laboratoires de recherche ont pu participer à l'élaboration de certains vaccins anti-COVID, leur industrialisation et leur commercialisation sont du ressort de l'industrie pharmaceutique, car des investissements considérables et risqués sont nécessaires. Nous sommes dans un **monde de concurrence** exacerbée. Rien n'est laissé au hasard et seuls les plus malins sauront produire les profits leur permettant de fructueux **retours sur investissement**. Toutes les ruses propres à ce monde industriel intelligent et dynamique, néanmoins mercantile, seront mises à profit pour générer les bénéfices qu'exigent les actionnaires.

Un autre aspect majeur de la vaccination anti-COVID est qu'elle fait jaillir au grand jour le fait que la **technologie des**

vaccins a fait un bond qualitatif fabuleux au cours de la dernière décennie. Ainsi, au moment de cette pandémie de COVID-19, la médecine des vaccins est en train de vivre une révolution.

Toutes les grandes compagnies industrielles du vaccin dans presque tous les grands pays développés ou en voie de développement accéléré proposent un ou plusieurs vaccins anti-COVID. Ce livre n'ayant pas de prétention encyclopédique, je vais résumer.

Je vais présenter les nouvelles technologies vaccinales de façon chronologique, en commençant par les premiers arrivants sur les marchés. J'éviterai les aspects commerciaux caricaturaux, je resterai scientifique.

Quelques généralités d'abord. À la fin de l'année 2020, pas moins de 63 vaccins anti-COVID étaient en cours d'*expérimentation humaine* dans des essais cliniques et au moins 85 autres vaccins étaient en phase d'expérimentation préclinique. Jamais la recherche médicale n'avait connu une telle exaltation.

En fait, il y a sans cesse de nouveaux projets et les autorités sanitaires françaises – voir le site MesVaccins.net qui assure plus ou moins officiellement la communication des industriels – ont renoncé à faire une mise à jour régulière, ce qui n'est pas d'un intérêt primordial. Nous pouvons consulter un de ces sites[173] qui renvoie lui-même vers d'autres où l'on trouve la liste des vaccins connus à un moment donné.

---

173. Voir : https://www.mesvaccins.net/web/news/16696-l-arn-est-il-l-avenir-des-vaccins

Certains vaccins sont disponibles en France à une date déterminée, mais cela ne cesse de changer[174].

Ainsi, en mars 2021, deux vaccins à **ARN messager** étaient disponibles : le **Comirnaty** de BioNTech-Pfizer et le **COVID-19 Vaccine Moderna**. Un autre vaccin commercialisé par **AstraZeneca** était aussi proposé en Europe à la même période.

Les **vaccins à ARN messager** rentrent dans la catégorie des postmodernes que j'ai décrite dans la deuxième partie (page 231 et suivantes). Ils sont constitués d'ARN - abrégé d'acide ribonucléique - qui sont des molécules intermédiaires dans la synthèse des protéines à partir des gènes, eux-mêmes constitués d'ADN (acide désoxyribonucléique) dans nos cellules. Je note que l'information génétique des coronavirus est sous forme d'ARN, comme d'autres virus, par exemple ceux de la grippe influenza. Les ARN ne sont pas de véritables antigènes, contrairement aux protéines habituellement utilisées dans les vaccins conventionnels. L'astuce technique des vaccins à ARN messager est qu'en les injectant (plutôt que des antigènes protéiques) dans le muscle, on espère qu'ils provoqueront la synthèse de l'antigène protéique par des cellules présentes dans le muscle. Les cellules du système immunitaire présentes dans le muscle captent les nanoparticules vaccinales contenant les ARN et produisent l'antigène. Ainsi, simplification majeure

174. Voir : https://www.mesvaccins.net/web/vaccines?utf8=%E2%9C%93&-name_or_disease=disease&search-by-name=&search-by-disease=57&-search-by-age=&age_unit=ans%C2%AC_commercialized=true&include_foreigns=true&commit=Chercher

du procédé de fabrication, plutôt que de fabriquer l'antigène dans une usine et à grands frais, on le fait fabriquer par le vacciné lui-même en lui procurant le modèle à copier sous forme d'ARN.

Évidemment, il y a une multitude de difficultés à contourner. Il faut notamment empêcher que l'ARN injecté ne soit détruit avant de pénétrer dans les cellules qui vont le capter et surtout faire pénétrer cet ARN dans les cellules qui vont ensuite présenter l'antigène qu'elles ont fabriqué aux cellules spécialisées du système immunitaire. Les inventeurs de ce type de vaccin ont mis trente ans pour y parvenir. Une bonne synthèse de cette aventure se trouve dans un article récent[175].

La technique privilégiée pour protéger l'ARN et le faire pénétrer dans les cellules cibles est de l'enrober dans des nanoparticules lipidiques elles-mêmes stabilisées grâce à du polyéthylène glycol, une substance potentiellement allergisante. La synthèse en laboratoire de l'ARN vaccinal – qui sert de modèle aux cellules dites « présentatrices d'antigènes » qui captent les nanoparticules – n'est pas compliquée et peu coûteuse. En plus, il est possible de modifier un peu cet ARN vaccinal par rapport au modèle naturel et de rendre la protéine vaccinale – la protéine Spike – plus antigénique que la protéine naturelle. Par exemple, on multiplie les sites antigéniques reconnus par le système

175. VERBEKE R. *et al.*, « Three decades of messenger RNA vaccine development », *Nano Today*, 2019 ; 28:100766.

immunitaire du vacciné, ce qui augmente la production d'anticorps protecteurs. Outre l'ARN codant pour la protéine Spike, on peut mettre d'autres ARN ou fragments d'ARN qui facilitent la traduction de l'ARN messager vaccinal en protéines, ou qui facilitent l'extériorisation de la protéine hors de la cellule pour qu'il joue son rôle d'antigène. On peut même insérer des fragments d'ARN qui permettent la réplication de cet ARN modèle lui-même, ce qui amplifie tout le processus de production de l'antigène. On comprend que toutes ces manipulations sont faisables dans n'importe quel bon laboratoire de biologie moléculaire, mais il faut trouver les bonnes combinaisons. Ces astuces technologiques ne sont pas divulguées par les ingénieurs qui ont mis au point ces vaccins, secret industriel oblige. Une fois la bonne recette déterminée, elle est adaptable à d'autres virus proches, par exemple, à des variants du COVI-19 avec quelques modifications mineures. À ce jour (mars 2021), les vaccins à ARN messager mis sur le marché – et que je vais présenter – sont relativement simples par rapport à ce qui se prépare dans les laboratoires spécialisés, par exemple, les vaccins à *ARN autoréplicatif* ou les vaccins à *ARN* **trans.** On pourra aussi cibler les cellules les plus adaptées – les cellules dendritiques présentent l'antigène aux lymphocytes T – à la synthèse des antigènes/protéines à partir de l'ARN messager vaccinal.

À mon avis, outre la présence de substances chimiques nécessaires à la préservation des ARN, le principal problème logistique de ces nouveaux vaccins concerne leur stockage et leur transport. Pour ne pas être accusé de pessimisme, je copie un paragraphe du texte du site *MesVaccins.net* cité plus haut.

« La conservation et la distribution du vaccin poseront plus de problèmes. L'ARN est un composé fragile, particulièrement sensible à des nucléases (les RNAses) présentes partout dans l'environnement et difficiles à éliminer. Seule une congélation à très basse température (-70 °C) peut en garantir la préservation. Les conséquences de phénomènes de décongélation-recongélation sont particulièrement à redouter. Une chaine de grand froid devra donc être établie, sans rupture, depuis la sortie de la chaîne de production jusqu'aux utilisateurs. Des solutions existent, mais elles sont coûteuses et imposent une logistique sophistiquée et encore peu répandue. La stabilisation de l'ARN annoncée par Moderna, grâce à un procédé qui n'est pas dévoilé, constitue à l'évidence un avantage considérable : le vaccin pourrait être conservé à -20 °C pour 6 mois, et même entre 4 et 8 °C pour 30 jours. Il reste cependant possible que ce problème de la conservation constitue un frein à une utilisation généralisée des vaccins ARN[176]. »

Si je laisse de côté ces aspects de congélation/conservation, ce type de vaccin est en théorie une recette quasi

176. Voir : https://www.mesvaccins.net/web/news/16696-l-arn-est-il-l-avenir-des-vaccins

miraculeuse qui n'attendait qu'une occasion pour obtenir toutes les dérogations nécessaires et être testée sur un échantillon important de façon accélérée par rapport aux procédures habituelles.

La crise de la COVID-19 a permis cette accélération. Les études de phase 1 et 2 – sur petits échantillons – ont été conduites en quelques semaines : elles ont montré que ces vaccins induisaient la production d'anticorps contre la protéine Spike chez des humains et que la fréquence et la sévérité des effets indésirables étaient comparables à ceux observés avec des vaccins conventionnels. Cette comparaison ne garantit pas l'innocuité de ces vaccins mais permet aux industriels et aux autorités sanitaires de s'abriter derrière l'idée étrange que *ce n'est pas pire qu'avec les autres*. J'ai analysé la toxicité des *autres* vaccins présents sur le marché dans les **livres 2 à 8** de la collection « Vaccins & Société » et je n'y reviens pas ici ; chacun doit se faire sa propre opinion.

On est ainsi rapidement passé aux essais cliniques de phase 3 (sur des échantillons de plusieurs milliers de volontaires), seule façon de tester l'efficacité clinique réelle de ces vaccins. C'est le principe de l'essai randomisé en double aveugle avec un groupe contrôle recevant un placebo. J'ai déjà parlé des principes de base des essais cliniques avec la nécessité de respecter la sacro-sainte **hypothèse primaire** dans différents livres, par exemple dans le **livre 1** de la collection « Vaccins & Société ». Ces règles sont valables pour toutes les formes de recherche médicale, y compris celle sur les vaccins. Nul ne devrait y déroger.

Je note que les industriels qui ont commercialisé les premiers **vaccins à ARN messager** ont visiblement compris ces principes et ont affirmé les avoir scrupuleusement respectés. Les autorités sanitaires internationales et nationales qui les avaient exigées ont aussi clamé qu'elles avaient elles-mêmes vérifié que ces principes étaient respectés. Nous allons examiner ces divers points dans les sections suivantes ; c'est généralement inexact.

Ces proclamations de rigueur scientifique et éthique et de transparence totale indiquent que ce ne fut pas toujours le cas dans la médecine des vaccins et que les experts et académiciens très *vaccinalistes* le savent. On devra s'en souvenir une fois la crise de la COVID-19 passée.

Je vais examiner les deux essais cliniques – celui de BioNTech-Pfizer et celui de Moderna – qui leur ont permis d'obtenir des autorisations de mise sur le marché selon des procédures d'urgence sanitaire exceptionnelles appelées *emergency use authorization* aux États-Unis. La Commission européenne délivre de son côté une CMA (ou *conditional marketing authorization*), ce qui revient à peu près au même. Ces procédures ne garantissent pas la qualité des produits, malgré les déclarations des autorités sanitaires des deux côtés de l'Atlantique.

Conformément à toutes mes analyses précédentes (que l'on peut retrouver dans mes livres de la collection « Vaccins & Société »), je resterai strict sur les principes scientifiques et méthodologiques et j'éviterai les aspects émotionnels en rapport avec la crise sanitaire qui accable nos sociétés.

J'ai conscience de l'urgence de trouver des solutions à la crise, mais je ne ferai aucune concession sur les principes éthiques et scientifiques de la recherche médicale.

Le vaccin à ARN messager de Pfizer

Je commence par l'essai de BioNTech-Pfizer publié en décembre 2020.

Je note d'emblée que cet essai clinique est en fait une étude commerciale puisque la très grande majorité des investigateurs sont liés de près ou de loin aux industriels qui ont financé l'étude (ci-dessous).

Author Affiliations

From Fundacion INFANT (F.P.P.) and iTrials-Hospital Militar Central (G.P.M.), Buenos Aires; State University of New York, Upstate Medical University, Syracuse (S.J.T.), and Vaccine Research and Development, Pfizer, Pearl River (J.A., A.G., K.A.S., K.K., W.V.K., D.C., P.R.D., K.U.J., W.C.G.) — both in New York; Vaccine Research and Development, Pfizer, Hurley, United Kingdom (N.K., S.L., R.B.); Vaccine Research and Development (J.L.P., P.L.) and Worldwide Safety, Safety Surveillance and Risk Management (S.M.), Pfizer, Collegeville, PA; Associação Obras Sociais Irmã Dulce and Oswaldo Cruz Foundation, Bahia (E.D.M.), and Centro Paulista de Investigação Clinica, São Paulo (C.Z.) — both in Brazil; Global Product Development, Pfizer, Peapack, NJ (S.R.); Cincinnati Children's Hospital, Cincinnati (R.W.F.); Johns Hopkins Bloomberg School of Public Health, Baltimore (L.L.H.); BioNTech, Mainz (ÖT., U.Ş.), and Medizentrum Essen Borbeck, Essen (A.S.) — both in Germany; Tiervlei Trial Centre, Karl Bremer Hospital, Cape Town, South Africa (H.N.); Hacettepe University, Ankara, Turkey (S.Ü.); and Worldwide Safety, Safety Surveillance and Risk Management, Pfizer, Groton, CT (D.B.T.).

De plus, l'étude est sous le contrôle total des industriels. Je copie un paragraphe de la page 2 de l'article :

> « *Pfizer was responsible for the design and conduct of the trial, data collection, data analysis, data interpretation, and the writing of the*

manuscript. BioNTech was the sponsor of the trial, manufactured the BNT162b2 clinical trial material, and contributed to the interpretation of the data and the writing of the manuscript[177]. »

Peut-on être plus explicite ? C'est une étude conduite par des employés des industriels impliqués. Aucune trace de la moindre indépendance.

Comme l'article est librement accessible *via* Internet[178], je laisse le soin au lecteur d'aller vérifier les liens de chaque investigateur avec les sponsors quand ils ne sont pas (pour beaucoup) des employés du sponsor. Je ne fais pas de procès d'intention et je ne remets pas en question la bonne foi et l'honnêteté des investigateurs et des sponsors, mais je constate que tous ont intérêt à ce que cette expérience soit positive – que le vaccin soit démontré efficace – et permette la mise sur le marché du produit le plus rapidement possible.

Impossible de faire mieux en matière de conflits d'intérêts.

Je remercie les sponsors et les investigateurs pour la transparence dont ils font preuve. Mais il aurait été préférable que l'essai soit conduit par des investigateurs indépendants et selon des procédures indépendantes des sponsors.

177. Traduire par : « Pfizer était responsable de la conception et de la conduite de l'essai, de la collecte des données, de l'analyse des données, de l'interprétation des données et de la rédaction du manuscrit. BioNTech était le commanditaire de l'essai, a fabriqué le matériel d'essai clinique BNT162b2 et a contribué à l'interprétation des données ainsi qu'à la rédaction du manuscrit. »

178. Voir : https://www.nejm.org/doi/full/10.1056/NEJMoa2034577

Ce n'est pas, à notre époque, la pratique habituelle : les sponsors industriels ont des intérêts financiers importants dans ces études, ils ne font pas confiance à d'autres investigateurs que les leurs et, surtout, ils veulent savoir rapidement si leur produit a un réel avenir commercial. Faute de quoi, il serait inutile de prolonger l'essai. C'est pourquoi les essais sont conduits de façon à ce que le sponsor sache presque au jour le jour comment se déroule l'expérience (contrairement à ce qui est proclamé). C'est normal, d'un point de vue commercial et industriel. S'il s'avérait que leur produit est toxique ou faiblement efficace, ils décideraient de stopper l'essai immédiatement sans attendre la fin programmée de l'essai dont le respect est pourtant impératif pour tester **l'hypothèse primaire**.

Cela dit, en cas de conflit d'intérêts et pour se prémunir (au minimum) de biais non intentionnels, il est impératif de respecter scrupuleusement le principe de l'étude en double aveugle. Cela permet de minimiser (mais pas d'empêcher totalement) les inévitables biais non intentionnels. Il est également impératif d'adhérer aux principes basiques de l'essai clinique avec une **hypothèse primaire** clairement formulée, une taille d'échantillon et une durée de suivi calculées *a priori* pour tester cette hypothèse primaire. C'est la seule façon de faire obstacle au pire ennemi des scientifiques, le hasard !

Force est de constater qu'aucune de ces précautions élémentaires n'a été respectée dans cet essai clinique de BioNTech-Pfizer.

La première phrase du résumé de l'article en dit déjà beaucoup : « *In an ongoing multinational, placebo-controlled,* ***observer-blinded****, pivotal efficacy trial, we randomly assigned*[179] [...]. »

Si c'est *observer-blinded* ce n'est pas *double-blinded*. Contrairement à ce qui est exigé par les autorités sanitaires et répété dans les médias, **ce n'est pas un essai en double aveugle**. C'est une simple étude clinique randomisée ouverte aux quatre vents des biais possibles.

En lisant l'article, nous avons la triste impression d'être revenus au temps des premières études des années 1950 où les vaccins étaient testés sur des enfants orphelins (ou handicapés) et dont les résultats étaient miraculeux. Les évidences cliniques sur le terrain ramenaient rapidement aux réalités et l'on oubliait les miracles. Ces péripéties vaccinales sont racontées dans mes livres sur la rougeole (**livre 6**) ou la coqueluche (**livre 4**) de la collection « Vaccins & Société ». Les fabricants étaient incités à concevoir de nouveaux vaccins pour remplacer les précédents pourtant miraculeux. Faut-il le rappeler, il n'y a pas de miracle en médecine. Quand des industriels annoncent des réductions de risque de 95 % ou plus, la première réaction doit être de douter !

On croit comprendre (*observer-blinded*) que les vaccinés savent qu'ils reçoivent le vaccin et pas le placebo (du sérum physiologique). On sait que le flacon de sérum est clair et que

179. Traduire par : « Dans le cadre d'un essai pivot d'efficacité multinationale, contrôlé par placebo et en aveugle pour les observateurs, nous avons tiré au sort [...]. »

celui du vaccin décongelé est blanc opaque. Apparemment, le sérum placebo n'a pas été lui-même congelé/décongelé, et la personne qui doit préparer les seringues et injecter le vaccin ou le placebo ne travaille pas en aveugle. En conséquence, le vacciné n'est pas *aveuglé* avec un minimum de sécurité. On comprend aussi que les superviseurs sur chaque site ne travaillent pas en aveugle et que les données cliniques brutes sont sélectionnées avant d'être enregistrées dans la base de données. Faute de *double aveugle* avéré et sécurisé, le biais majeur qu'est l'effet placebo n'est pas sous contrôle.

On comprend aussi – c'est annoncé dans le titre où la sécurité (*safety*) est priorisée par rapport à l'efficacité (*efficacy*) – que l'étude vise surtout à rassurer les prescripteurs et les populations vis-à-vis des effets indésirables comme s'il ne faisait aucun doute que l'efficacité soit maximale. De même dans la section décrivant la méthodologie (*methods*), il est écrit au troisième paragraphe (*safety*) que : « *The* ***primary end points*** *of this trial were solicited, specific local or systemic adverse events* [...]. » Indiquant ainsi sans ambiguïté que l'objectif primaire de l'étude est d'identifier les effets indésirables.

Chaque essai clinique testant un produit de santé doit énoncer une **hypothèse primaire** qui est toujours un paramètre d'efficacité. Il n'est pas éthique d'initier un essai clinique pour vérifier la toxicité du produit testé. La primauté doit évidemment être donnée à l'efficacité, ce qui n'est pas le cas de l'essai Pfizer. À quoi servirait un vaccin (même faiblement) toxique si ce vaccin n'avait aucune utilité clinique ?

L'hypothèse primaire doit être quantifiée afin de calculer le nombre de patients à inclure et la durée du suivi. Et ces deux paramètres doivent être respectés sous peine de mettre l'essai en danger d'invalidité.

Dans le quatrième paragraphe (*efficacy*), les auteurs abordent enfin la question de l'efficacité du vaccin : « *The first primary end point was the efficacy of BNT162b2 against confirmed Covid-19 with onset at least 7 days after the second dose in participants*[180] [...]. »

Mais aucune hypothèse – par exemple, en matière de réduction de risque – n'est avancée. On comprend que l'étude est lancée selon le principe du « allons-y et on verra bien », ce qui est la négation des principes basiques de la recherche médicale où **tout est fait pour ne rien laisser au hasard.** Finalement, dans la section *Statistical Analysis*, les auteurs admettent qu'aucune hypothèse primaire n'a été clairement formulée sauf qu'après avoir enregistré environ 150 cas de COVID-19, on fera un bilan d'efficacité. Ils admettent que l'efficacité du vaccin contre placebo donnée dans l'article est une estimation dans le cadre d'une analyse intermédiaire.

C'est très décevant et, hormis l'argument de l'urgence à commercialiser un vaccin, **rien ne justifie un tel laxisme**.

Qu'aucune voix ne se soit fait entendre du côté des autorités sanitaires pour émettre des doutes concernant

180. Traduire par : « Le premier et principal critère d'évaluation était l'efficacité du BNT162b2 contre les cas de Covid-19 avérés, avec un contrôle effectué au moins 7 jours après la deuxième dose administrée aux participants. »

l'ensemble des procédures suggère une profonde inculture de la recherche médicale. Peut-être s'agit-il d'une sorte de connivence avec les industriels. Il est difficile d'imaginer que personne parmi les nombreux experts qui peuplent ces bureaucraties n'ait eu conscience des faiblesses affligeantes de cette étude.

Dans ce contexte, il n'est pas étonnant que les résultats publiés soient pour le moins douteux. Il est difficile de savoir quel fut le suivi moyen sinon qu'à la date de l'analyse intermédiaire (9 octobre 2020), 37 706 patients sur les 43 548 randomisés avaient été suivis environ deux mois après la seconde dose.

Dans deux articles, très modérés dans leur forme, le Dr Peter Doshi (université du Maryland à Baltimore) résume les problèmes méthodologiques soulevés par cette étude[181]. Selon lui, les deux principales questions posées par les vaccins anti-COVID sont de savoir s'ils réduisent le risque de formes graves ou fatales et s'ils empêchent la transmission du virus. Outre ses faiblesses méthodologiques, l'essai Pfizer ne permet pas de répondre à ces deux questions. On verra qu'il en est de même pour l'essai Moderna.

Les effets indésirables – dont la description était implicitement le but principal de l'étude – sont rapportés de façon un peu naïve dans cette étude. De plus, 45 % des vaccinés

181. Doshi Peter, « Will covid-19 vaccines save lives? Current trials aren't designed to tell us », *BMJ*, 2020 ; 371:m4037 et https://blogs.bmj.com/bmj/2021/01/04/peter-doshi-pfizer-and-modernas-95-effective-vaccines-we-need-more-details-and-the-raw-data/

de moins de 55 ans et 38 % des plus de 55 ans ont consommé des médicaments contre la fièvre ou contre la douleur après la seconde injection, ce qui fausse la réalité des réactions postvaccinales.

Néanmoins, il est admis que 64 vaccinés ont développé une adénopathie axillaire, contre seulement 6 chez ceux recevant le placebo. Si l'on ne peut exclure que dans le groupe placebo, l'adénopathie était préexistante ou secondaire à une injection septique (malpropre) et que les mêmes circonstances sont survenues chez les vaccinés, il faut admettre dix fois plus de réactions régionales chez les vaccinés.

Les signes locaux (douleur, rougeur, œdème, par exemple) sont beaucoup plus importants chez les vaccinés comme indiqué sur le graphique ci-contre, où sont représentés (pour simplifier l'exposé) seulement les plus de 55 ans après la seconde dose : 66 % des vaccinés se plaignent de douleur au point d'injection contre 8 % de ceux qui reçoivent le placebo. Ce point est capital dans une étude où l'effet placebo n'est pas contrôlé par le *double aveugle*. En effet, les vaccinés se voient ainsi confirmer qu'ils ont reçu le vaccin (pour certains, plus les signes locaux sont importants et plus ils se croient protégés) et, en conséquence, considèrent qu'ils sont vraiment protégés par le vaccin, origine d'un puissant effet placebo, le pire des biais en recherche médicale.

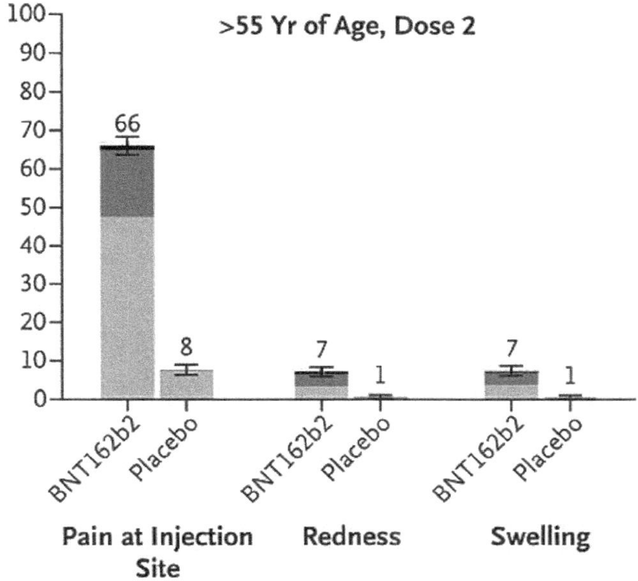

Bilan des réactions reportées dans les 7 jours qui ont suivi l'injection du BNT162b2 ou du placébo selon la catégorie d'âge.
En gris clair : température entre 38 °C et 38,4 °C
En gris foncé : température entre 38,4 °C et 38,9 °C
En noir : température entre 38,9 °C et 40 °C
Source : https://www.nejm.org/doi/full/10.1056/NEJMoa2034577

Il est donc difficile de se mettre dans des conditions plus optimales pour stimuler un effet placebo. Comme la maladie, quand elle survient, est généralement bénigne et brève, l'effet placebo – généralement transitoire et surtout efficace contre les pathologies bénignes – joue à plein dans le groupe vacciné dans cette étude. D'autre part – voir le graphique suivant, où sont seulement représentées les données chez les plus de 55 ans après la seconde dose – tenant compte de la jeunesse relative des participants et de l'usage immodéré de médicaments contre la fièvre et la douleur, les signes généraux sont beaucoup plus fréquents chez les vaccinés, ce qui renforce immanquablement l'effet placebo chez ces derniers.

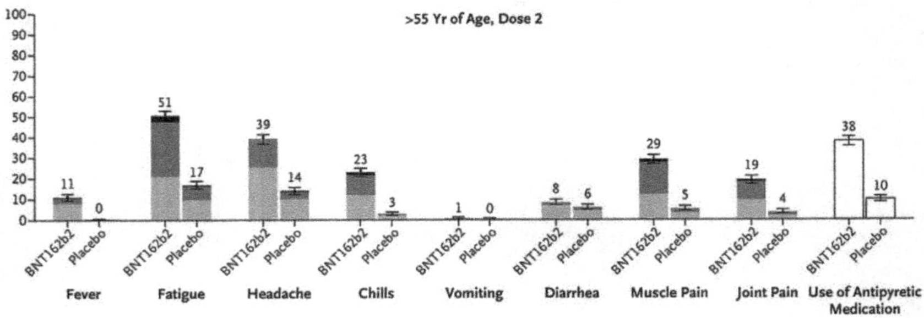

En gris clair : température entre 38 °C et 38,4 °C
En gris foncé : température entre 38,4 °C et 38,9 °C
En noir : température entre 38,9 °C et 40 °C

Sachant l'absence du *double aveugle* et la tendance spontanée (et en toute bonne foi) des investigateurs à minimiser les effets indésirables postvaccinaux, nous notons que : plus de 50 % des vaccinés se sont dits fatigués, 39 % ont eu un mal de tête, 29 % des douleurs musculaires et 19 % des douleurs articulaires. Tous ces symptômes, apparemment bénins, témoignent en fait d'une réaction immunitaire et inflammatoire importante beaucoup plus fréquente chez les vaccinés, ce qui n'est pas inattendu. De façon générale, une fois soustraite la prévalence de ces signes généraux observés dans le groupe placebo, on peut conclure qu'environ 30 % des vaccinés ont – malgré la prise de médicaments préventifs ou curatifs – plutôt mal supporté ce vaccin, ce qui est considérable. Si l'on peut espérer que la majorité de ces vaccinés se rétabliront sans séquelles, nul ne peut prédire combien d'entre eux développeront une pathologie immunitaire différée avec un délai variable. Pour ceux qui connaissent l'histoire des vaccins, c'est le véritable enjeu médical et scientifique de la vaccination de masse.

Ce risque inéluctable d'effet indésirable différé, quoique non quantifiable avec ce type d'étude commerciale, doit être pesé par rapport aux bénéfices éventuels du vaccin. Les données publiées concernant l'efficacité sont probablement biaisées en faveur du vaccin – une miraculeuse efficacité de 95 % d'un produit de santé n'existe pas dans la vraie vie – tellement elles sont caricaturales.

Si ce vaccin ne protège que contre des formes mineures de COVID-19, il est de peu d'intérêt. Sur la figure publiée (et reproduite ci-dessous), les auteurs ont représenté les formes sévères – celles qu'il est important de prévenir – et tous les autres cas supposés mineurs.

Faute d'avoir les données cliniques brutes de chaque patient, on ne sait pas très bien ce qu'étaient ces formes sévères.

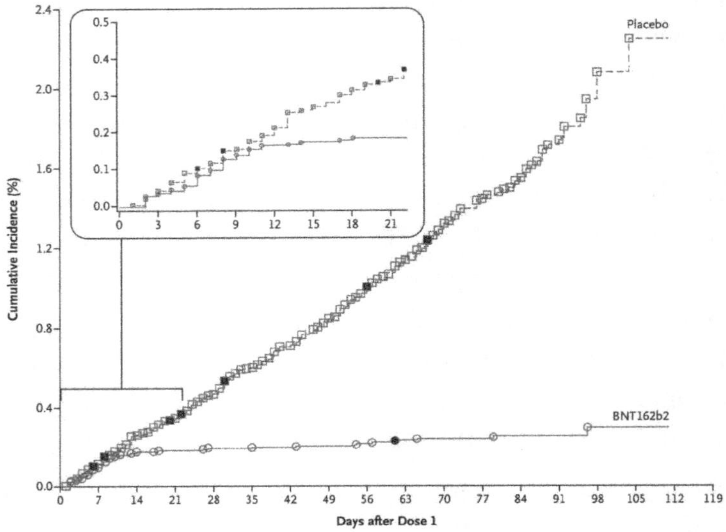

Efficacy End-Point Subgroup	BNT162b2, 30 μg (N=21,669)		Placebo (N=21,686)		VE (95% CI)
	No. of participants	Surveillance time	No. of participants	Surveillance time	
		person-yr (no. at risk)		*person-yr (no. at risk)*	*percent*
Covid-19 occurrence					
After dose 1	50	4.015 (21,314)	275	3.982 (21,258)	82.0 (75.6–86.9)
After dose 1 to before dose 2	39		82		52.4 (29.5–68.4)
Dose 2 to 7 days after dose 2	2		21		90.5 (61.0–98.9)
≥7 Days after dose 2	9		172		94.8 (89.8–97.6)

Efficacité du BNT162b2 contre la COVID-19 après la première dose.

Nous voyons immédiatement qu'il y a sept cas sévères chez les témoins contre un seul chez les vaccinés. Ce sont de très petits chiffres et la différence est peut-être due au hasard, les conditions rocambolesques (étude commerciale, pas de *double aveugle*, effet placebo majeur) de l'étude ne permettent pas de l'exclure.

D'autre part, une fois exclus les deux premiers cas sévères survenus autour du septième jour après la première injection et sans doute sans rapport avec le vaccin, il reste cinq cas dans le groupe placebo contre un cas chez les vaccinés. On peut certes en faire une interprétation favorable au vaccin, mais en aucun cas plaider au miracle. Sur la base d'une efficacité aussi aléatoire, le rapport bénéfice/risque semble difficile à évaluer.

Il ne faut pas négliger que ces vaccins contiennent, outre les ARN messagers incorporés dans les nanoparticules lipidiques, des composants susceptibles d'être mal tolérés par certains vaccinés. Je copie la notice du fabricant à propos du composant ALC-0159 « qui contient des molécules de polyéthylène glycol (PEG) [...] qui pourraient être à l'origine des rares cas d'anaphylaxie (réaction allergique grave) rapportés (fréquence d'environ un cas pour 100 000 vaccinations) ».

Finalement, en l'absence de décès dus à la COVID-19 dans cette étude – au moins sur la courte période de surveillance publiée –, il est difficile de comprendre pourquoi les médias et les autorités sanitaires prétendent que ce vaccin **Comirnaty** de BioNTech-Pfizer peut sauver des vies. Il est également difficile de comprendre pourquoi il est tant espéré que la dissémination du virus puisse être freinée par ce vaccin. C'est très hypothétique, voire aléatoire.

L'impression générale laissée par cette étude est que, faute de *double aveugle* laissant la porte ouverte à un effet placebo majeur, l'efficacité de ce vaccin reste douteuse. Cela ne veut pas dire qu'il est inefficace, cela veut seulement dire que l'on n'en sait rien, que l'effet placebo ne peut être exclu et qu'il peut à lui seul expliquer en grande partie la différence entre les deux groupes, telle que rapportée par les investigateurs.

En l'absence d'efficacité démontrée, il n'est pas éthique de faire courir un risque d'effet indésirable aux vaccinés.

Le vaccin à ARN messager de Moderna

Examinons l'autre vaccin à ARN messager mis sur le marché au début de l'année 2021, le **COVID-19 Vaccine Moderna**. L'article de référence est publié le 30 décembre 2020. Comme l'article est librement accessible *via* Internet, chaque lecteur peut vérifier mes observations. L'étude ressemble beaucoup à la précédente sur le **Comirnaty** de BioNTech-Pfizer. Pour simplifier la lecture de mes analyses, je vais comparer ce qui est dit dans cet article[182] avec ce qui est dit dans l'article précédemment analysé.

Editor's Note: This article was published on December 30, 2020, at NEJM.org.

ORIGINAL ARTICLE

Efficacy and Safety of the mRNA-1273 SARS-CoV-2 Vaccine

Lindsey R. Baden, M.D., Hana M. El Sahly, M.D., Brandon Essink, M.D., Karen Kotloff, M.D., Sharon Frey, M.D., Rick Novak, M.D., David Diemert, M.D., Stephen A. Spector, M.D., Nadine Rouphael, M.D., C. Buddy Creech, M.D., John McGettigan, M.D., Shishir Khetan, M.D., et al., for the COVE Study Group*

Dans le titre de l'article et contrairement au précédent, l'item d'efficacité (*efficacy*) est cité avant celui de sécurité/innocuité (*safety*). Nous allons vérifier si tous les critères - essai clinique randomisé en *double aveugle* avec groupe placebo et formulation d'une **hypothèse primaire** quantifiée - permettant d'examiner l'efficacité d'un produit de santé sont réunis.

182. Voir : https://www.nejm.org/doi/full/10.1056/NEJMoa2035389

L'essai est conduit par un COVE Study Group dont l'identité exacte est difficile à cerner. L'essai est supporté (c'est-à-dire financé) par une constellation de sponsors donnant l'impression qu'il est conduit indépendamment de tout intérêt financier et commercial, contrairement à l'essai Pfizer. Toutefois, le premier sponsor – The Office of the Assistant Secretary for Preparedness and Response, **Biomedical Advanced Research and Development Authority** (BARDA) – est une émanation du BARDA dont les liens avec l'industrie et les sociétés d'investissement privées ne sont un secret pour personne[183], comme on peut le constater dans la description :

> « *BARDA Ventures will work with the venture capital community* **to invest in promising products and technologies**, *driving them to the* **marketplace to transform and enhance national health security** »

C'est une façon originale d'être sponsorisé indépendamment de grands groupes pharmaceutiques et cela donne une information sur l'évolution du capitalisme américain qui, de concert avec la puissance publique (qui constitue une garantie pour les investisseurs), investit dans de nouvelles branches de l'industrie des produits de santé.

Le deuxième sponsor est le National Institute of Allergy and Infectious Diseases (ou NIAID), qui est une agence du ministère américain de la Santé. On pourrait croire à son indépendance mais, en fait, le NIAID se décrit comme « travaillant

183. Voir : https://www.medicalcountermeasures.gov/bardas

en étroite collaboration avec des partenaires issus du milieu universitaire, de l'industrie, du gouvernement et des organisations non gouvernementales à travers des efforts multidisciplinaires[184] [...] ». Nous sommes, comme avec le BARDA, au cœur du réacteur d'un nouveau capitalisme financier et industriel qui, sous couvert (ou de concert avec) des progrès médicaux et scientifiques, fait du business dans le secteur très profitable de la santé. Les autres sponsors déclarés sont des seconds couteaux.

L'essai testant le COVID-19 Vaccine Moderna est donc une étude commerciale.

Dans la section méthodologie (*METHODS*), nous trouvons quelques précisions supplémentaires concernant la conduite de l'étude : « *The trial Investigational New Drug sponsor, Moderna, was responsible for the overall trial design (with input from the Biomedical Advanced Research and Development Authority, the NIAID)*[185] [...]. »

Nous comprenons ainsi que, sur le terrain, c'est le propriétaire du brevet et du produit (Moderna) qui conduit les opérations en toute liberté.

Malgré les apparences, l'essai Moderna est typiquement une étude commerciale portée par l'espoir de retours sur investissements conséquents pour les différents partenaires.

---

184. Voir : https://www.nih.gov/about-nih/what-we-do/nih-almanac/national-institute-allergy-infectious-diseases-niaid

185. Traduire par : « Le sponsor de "*l'essai expérimental pour un nouveau médicament*", Moderna, était responsable de la conception globale de l'essai (avec la contribution de la Biomedical Advanced Research and Development Authority, NIAID [...]. »

Nous pouvons aussi espérer que ces investissements conduisent à de réels progrès médicaux. Tous les partenaires ont intérêt à ce que ce vaccin soit efficace et sûr !

Il est difficile de faire mieux en matière de conflits d'intérêts.

Ce n'est pas interdit, mais il est impératif que toutes les précautions soient prises pour qu'aucun biais non intentionnel ne soit introduit dans la conduite de l'essai. C'est une problématique comparable à celle testant le vaccin BioNTech-Pfizer. La première des priorités est que l'étude réponde aux critères basiques de l'essai clinique randomisé en *double aveugle* avec une hypothèse primaire clairement formulée, comme nous l'avons déjà souligné pour l'essai Pfizer.

Dès les premiers paragraphes, le doute s'insinue. Les auteurs écrivent : « *The Coronavirus Efficacy (COVE) phase 3 trial was launched in late July 2020 to assess the safety and efficacy of the mRNA-1273 vaccine*[186] [...]. » C'est donc l'item d'innocuité (*safety*) qui est priorisé, comme dans l'étude **Comirnaty** de BioNTech-Pfizer.

Les auteurs écrivent ensuite : « *An independent data and safety monitoring board determined that the vaccine met the prespecified efficacy criteria at the first interim analysis*[187]. »

186. Traduire par : « L'essai de phase 3 (COVE) a été lancé fin juillet 2020 pour évaluer l'innocuité et l'efficacité du vaccin. »

187. Traduire par : « Un comité indépendant de surveillance des données et de l'innocuité a déterminé que le vaccin répondait aux critères d'efficacité prédéfinis lors de la première analyse intermédiaire. »

Et enfin : « *This phase 3 randomized, stratified, observer blinded, placebo-controlled trial*[188] [...]. »

Je résume pour les non-anglophones. Cet essai de phase 3 **n'est pas conduit en *double aveugle***. En cela, il est comparable à l'étude **Comirnaty** de BioNTech-Pfizer. Les vaccinés savent - ou peuvent savoir - qu'ils reçoivent le vaccin.

Quelle que soit la présentation des faits (section *méthodologie*), nous comprenons que cette étude est ouverte aux quatre vents des biais possibles. Le placebo est du sérum physiologique. Les professionnels de santé qui injectent le vaccin sont aussi ceux qui préparent (décongélation) les seringues vaccinales et, apparemment, les seringues vaccinales sont reconnaissables. L'analyse publiée est une analyse intermédiaire, comme dans l'essai Pfizer avec comme seule justification la survenue d'environ 150 cas de COVID-19, ce qui implique d'ouvrir les listes de randomisation, donc *désaveugler*. Cet aspect est secondaire puisque la majorité des intervenants, notamment les superviseurs, savent qui reçoit le vaccin et qui reçoit le placebo.

Dans la section *Statistical Analysis*, les auteurs écrivent que pour tester leur hypothèse - je n'entre pas dans les détails -, il leur suffira d'enregistrer 151 cas de COVID-19 (dans les deux groupes) avec une différence de 60 % entre les deux groupes pour avoir vérifié leur hypothèse d'efficacité. Pour un scientifique, l'ensemble de la procédure n'est pas sérieux. Seuls des amateurs peuvent s'en contenter.

188. Traduire par : « Cet essai de phase 3 a été randomisé, stratifié, effectué en simple aveugle (côté observateur), contrôlé par placebo [...]. »

Cette procédure est toutefois devenue banale dans les essais conduits par l'industrie pharmaceutique, car elle permet d'arrêter prématurément les essais cliniques et ainsi de limiter les coûts liés à leur conduite.

Les auteurs, pleinement satisfaits (de même que leurs sponsors), peuvent ainsi écrire : « *At the first interim analysis on November 15, 2020, vaccine efficacy had been demonstrated in accordance with the prespecified statistical criteria*[189]. »

Autrement dit, il aura suffi de 151 cas identifiés – finalement, 196 cas seront inclus dans l'analyse – parmi plus de 30 000 sujets randomisés entre le 27 juillet et le 23 octobre (avec un suivi moyen de 64 jours) pour arriver à la conclusion que le vaccin est efficace à 94 %. Ce chiffre reflète en fait une diminution du risque relatif qui a peu de sens en recherche médicale.

Cette façon de calculer (et d'exprimer l'effet du vaccin en termes de diminution du **risque relatif**) ne peut abuser que des amateurs. Pour comprendre l'utilité réelle d'un produit de santé, les professionnels calculent le **risque absolu** et sa diminution. Comment fait-on ? On raisonne sur les nombres réels. On comprend ici l'importance d'avoir formulé une **hypothèse primaire** avec le calcul précis des échantillons (nombre de sujets recrutés) et des durées de suivi nécessaires pour tester cette hypothèse primaire. C'est la seule façon d'obtenir une vision réaliste de l'effet réel du produit testé.

---

189. Traduire par : « Lors de la première analyse intermédiaire effectuée le 15 novembre 2020, l'efficacité du vaccin avait été démontrée conformément aux critères statistiques prédéfinis. »

Je reste schématique : il y a eu 90 cas de COVID-19 dans un groupe placebo de 15 000 individus, selon les auteurs, donc une fréquence de 0,006. Il y a eu 5 cas de COVID-19 dans le groupe vacciné de 15 000 individus, soit une fréquence de 0,00033. Il y a donc une réduction du **risque absolu** de 0,00567 (0,006 moins 0,00033) ou de 0,56 %, si l'on veut exprimer cette réduction en pourcentage. Cela n'a rien à voir avec les 94 % affichés par les investigateurs, mais c'est la réalité, c'est-à-dire la réduction du **risque absolu**, le seul qui importe dans la vie réelle. Cela est dérisoire et peut difficilement justifier un usage massif de ce vaccin pour des raisons médicales ou scientifiques. J'ai conscience que les arguments commerciaux et politiques sont d'une tout autre dimension.

Selon les auteurs, 30 cas sévères de COVID-19 (non décrits dans la publication) sont survenus pendant cette courte période, tous dans le groupe recevant le placebo. Sans revenir sur le raisonnement déployé à propos du *double aveugle* et de l'effet placebo dans l'étude **Comirnaty** de BioNTech-Pfizer, ces données sont douteuses.

Je reproduis un des graphiques de l'article où les petites flèches représentent les jours d'injection du vaccin (jour 1 et jour 29) et où la ligne verticale pointillée représente le jour 42 quand commence l'enregistrement des cas en fonction de l'effet protecteur supposé du vaccin. Cela peut ressembler à un miracle d'efficacité mais, pour un professionnel et faute de *double aveugle* et d'indépendance des investigateurs, ces données sont peu crédibles. Pour espérer être crédible, il faut scrupuleusement respecter les règles de la recherche médicale.

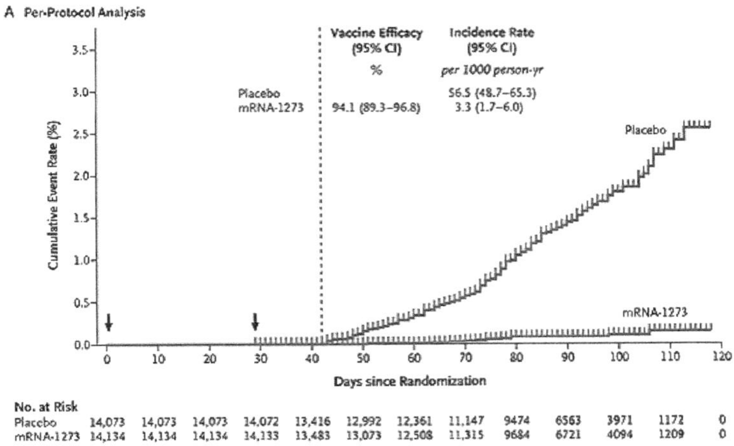

Efficacité du mRNA-1273 dans la prévention de la COVID-19.

Concernant la toxicité du vaccin, si on laisse de côté les réactions très locales (rougeur et douleur au point d'injection) qui favorisent l'effet placebo dans le groupe vacciné, je note que les effets indésirables généraux – ceux qui peuvent annoncer des effets différés sous forme de pathologies chroniques – sont plus fréquents après la seconde injection et nettement plus fréquents dans le groupe vacciné.

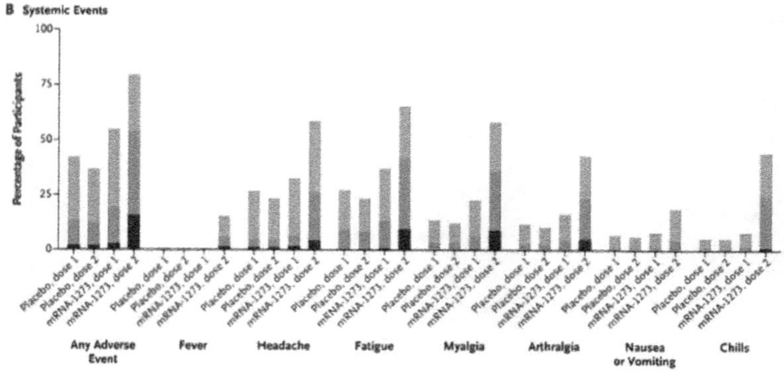

Effets indésirables (locaux et systémiques).
En gris clair : grade de sévérité des effets 1
En gris foncé : grade de sévérité des effets 2
En noir : grade de sévérité des effets 3

Par exemple, environ 50 % des vaccinés (contre 20 % des témoins recevant le placebo) se plaignent après la seconde injection de mal de tête, de fatigue (près de 60 % contre 20 % des témoins), de douleurs musculaires (50 % contre 20 %) et de douleurs articulaires (près de 40 % contre 10 %) témoignant d'une forte réaction immunitaire/inflammatoire ; des chiffres comparables à ceux du vaccin **Comirnaty** de BioNTech-Pfizer.

Cela ne veut pas dire que toutes ces personnes vont développer une pathologie chronique, mais certaines d'entre elles (probablement prédisposées) pourraient avoir une réponse négative et différée à cette vaccination. Une évaluation objective du rapport bénéfice/risque serait d'une grande utilité, mais elle est inaccessible pour le moment et probablement dans le futur vu la défaillance chronique de la pharmacovigilance.

Bien que cet article ne donne que des données très préliminaires (un suivi moyen de deux mois), le vaccin Moderna ressemble beaucoup au vaccin Pfizer, notamment en matière d'effets indésirables. Aucun accident grave n'est survenu à la suite des injections et aucun décès (sauf un) n'a été attribué à la COVID-19. Il est donc peu rationnel, à ce stade de développement du produit, de prétendre que ce vaccin peut être dangereux à court terme.

Mais, comme noté pour **Comirnaty** de BioNTech-Pfizer, il est non moins irrationnel de prétendre que ce vaccin peut sauver des vies ou interrompre la dissémination du virus.

Comme dans **Comirnaty**, vu le contexte de maladie brève et bénigne, l'absence de *double aveugle* et la probabilité d'un puissant effet placebo dans le groupe vacciné ruinent la crédibilité d'un effet miraculeux du vaccin Moderna.

Je note une possible différence entre ces deux vaccins concernant les formes sévères, bien qu'elles ne soient pas décrites correctement dans les deux publications. Dans l'étude Moderna, trente cas de COVID-19 sévères ont été identifiés dans le groupe témoin contre zéro chez les vaccinés. À nouveau, l'absence de *double aveugle* et l'effet placebo rendent ces données douteuses. Elles exigent confirmation dans le cadre d'un essai clinique conduit de façon optimale.

Ce vaccin Moderna, comme celui de BioNTech-Pfizer, aurait dû être l'occasion de conduire un essai clinique techniquement parfait. Rien ne l'empêchait. Dans les deux cas, il s'agit d'études commerciales où le sponsor (ses employés) a un total contrôle des procédures. De plus, il n'y a pas d'hypothèse primaire (pas de calculs d'échantillon et de durée de suivi nécessaires), pas de *double aveugle*, et les conflits d'intérêts sont omniprésents. Enfin, l'essai est interrompu sans solide justification. Les données cliniques publiées sont donc hautement suspectes.

Dans cette ambiance de quasi-tragédie sanitaire, de panique des autorités et des politiques, de concurrence exacerbée entre industriels et de perspective de profits mirifiques, nous ne pouvons pas exclure que des investigateurs de bonne foi aient été tentés de magnifier une protection clinique (rapport bénéfice/risque) mal démontrée et probablement modeste.

Étant donné le climat très émotionnel de l'année 2020, il était impératif que les autorités sanitaires gardent la tête froide et fussent particulièrement exigeantes vis-à-vis des industriels afin de ne pas ajouter du fantasme et des illusions à l'anxiété générale et à la crise économique et sociale qui s'annonce.

Je résume nos connaissances actuelles (mars 2021) sur les **vaccins à ARN messager** : cette nouvelle technologie ouvre des perspectives pour la médecine des vaccins, en particulier pour essayer de neutraliser le virus COVI-19. Deux essais cliniques commerciaux ont été publiés qui rapportent des résultats miraculeux : une efficacité de l'ordre de 95 %. Les miracles n'existant pas en médecine, il est impératif de vérifier scrupuleusement la qualité technique de ces deux essais.

Le constat est accablant. Les investigateurs et leurs sponsors se sont avérés incapables de conduire des essais cliniques selon les règles de l'art, ce que cette nouvelle technologie vaccinale aurait exigé.

En conséquence, je ne peux pas répondre aux deux questions cruciales soulevées désormais par la problématique des **vaccins à ARN messager,** et que j'expose ci-dessous.

- Pourquoi les investigateurs et leurs sponsors ont-ils si mal travaillé et pourquoi les autorités sanitaires, les académiciens et les universitaires refusent-ils (ou sont-ils incapables) de voir et de dénoncer ces évidences ?
- Que pouvons-nous garder de ces deux essais cliniques qui peuvent être utiles pour la gestion de la crise de la COVID-19 ?

J'esquisse une brève réponse pour cette seule deuxième question.

La rigueur scientifique et l'éthique médicale auraient exigé une confirmation de ces résultats avant d'autoriser l'utilisation de ces vaccins à grande échelle. Cette procédure n'a pas été suivie. Je crains qu'il n'y ait **jamais de confirmation**, car les investigateurs et leurs sponsors ont déjà annoncé qu'ils ne pourraient, face à ces résultats miraculeux, continuer à injecter un placebo dans le groupe témoin[190]. Fin de discussion !

C'est une nouvelle et irrémédiable défaite de la médecine scientifique : nous allons devoir vivre avec des illusions.

Comment parvenir à des compromis quand manquent des références scientifiques ?

Dans le brouillard ainsi créé – je n'ose évoquer qu'il y ait eu intention –, les disputes et controverses pourront perdurer. Ainsi vont les guerres de religion dans l'histoire de l'humanité !

Un dernier point mérite d'être souligné en relation avec l'impérieuse nécessité de conserver et transporter les **vaccins à ARN messager** dans des conditions de température exigeantes. Si cette précaution n'est pas respectée, les ARN qui constituent la substance vaccinale peuvent se dégrader. Ces ARN sont très fragiles et si la proportion d'ARN intact dans une seringue n'est pas suffisante, le vaccin n'est pas actif.

Évidemment, il faut aussi que les très strictes conditions de fabrication soient respectées, ce qui n'est pas aisé quand la production est massifiée. Cette instabilité des ARN a fait l'objet de discussions intenses entre les industriels et les autorités sanitaires[191].

---

190. Rid A. *et al.*, « The Ethics of Continuing Placebo in SARS-CoV-2 Vaccine Trials », *JAMA*, 2021 ; 325:219-20.

191. Tinari S., « The EMA covid-19 data leak, and what it tells us about mRNA instability », *BMJ*, 2021 ; 372:n627.

Mon impression, faute de documents solides de la part des industriels, est que les fonctionnaires des agences sanitaires ne sont pas rassurés par les procédures de vérification actuelles.

Les autres vaccins anti-COVID

À la suite des deux **vaccins à ARN messager**, de nombreux autres vaccins ont demandé (ou vont demander) leur mise sur le marché dans différents pays.

Chaque grande nation industrielle va prétendre avoir son vaccin anti-COVID national. C'est une situation inédite dans l'histoire de la médecine, mais le marché du vaccin anti-COVID est planétaire, et chacun peut espérer trouver sa place, au moins dans son pays et avec l'aide des politiciens locaux.

Que le vaccin soit devenu un objet nationaliste, voire patriotique, est un curieux phénomène.

Ce n'est pas une exclusivité des pays en développement (Russie ou Chine). Aux États-Unis, au Royaume-Uni ou en France, on essaie de pousser les champions nationaux. C'est normal, aucun grand pays ne souhaite dépendre de l'étranger pour protéger sa population. Nous aurons donc des vaccins américain, russe, chinois (probablement plusieurs), indien et anglais.

À ce jour (mars 2021), plusieurs nouveaux vaccins semblent susceptibles de passer les supposées rigides barrières que doivent franchir les candidats pour accéder au Graal du marché international. Je ne vais pas tous les décrire mais en sélectionner certains du fait de l'originalité de la technologie mise en œuvre.

Commençons par le **ChAdOx1 nCoV-19**, produit conjointement par l'industriel AstraZeneca et l'université d'Oxford au Royaume-Uni.

L'essai clinique fondateur est conduit sous l'égide de l'Oxford COVID Vaccine Trial Group dont la composition pléthorique laisse penser qu'il s'agit d'un savant amalgame d'intérêts industriels plus ou moins déguisés en institutions indépendantes. Personne n'est dupe.

L'essai clinique testant le **ChAdOx1 nCoV-19** que je vais analyser est un essai commercial comme ceux qui ont testé les **vaccins à ARN messager** évoqués dans les sections précédentes. Les sponsors ne laissent rien au hasard.

L'étude qui devait permettre la mise sur le marché du vaccin Oxford/AstraZeneca a été publiée le 8 décembre 2020 dans le journal britannique *The Lancet*[192], désormais célèbre pour ses publications/rétractions, témoignant de curieux processus d'arbitrage (on dit « *reviewing* » entre professionnels).

---

192. Voysey M. *et al.*, « Safety and efficacy of the ChAdOx1 nCoV-19 vaccine (AZD1222) against SARS-CoV-2: an interim analysis of four randomised controlled trials in Brazil, South Africa, and the UK », *The Lancet*, 2021 ; 397:99-111.

Safety and efficacy of the ChAdOx1 nCoV-19 vaccine (AZD1222) against SARS-CoV-2: an interim analysis of four randomised controlled trials in Brazil, South Africa, and the UK

Merryn Voysey, Sue Ann Costa Clemens*, Shabir A Madhi*, Lily Y Weckx*, Pedro M Folegatti*, Parvinder K Aley, Brian Angus, Vicky L Baillie, Shaun L Barnabas, Qasim E Bhorat, Sagida Bibi, Carmen Briner, Paola Cicconi, Andrea M Collins, Rachel Colin-Jones, Clare L Cutland, Thomas C Darton, Keertan Dheda, Christopher J A Duncan, Katherine R W Emary, Katie J Ewer, Lee Fairlie, Saul N Faust, Shuo Feng, Daniela M Ferreira, Adam Finn, Anna L Goodman, Catherine M Green, Christopher A Green, Paul T Heath, Catherine Hill, Helen Hill, Ian Hirsch, Susanne H C Hodgson, Alane Izu, Susan Jackson, Daniel Jenkin, Carina C D Joe, Simon Kerridge, Anthonet Koen, Gaurav Kwatra, Rajeka Lazarus, Alison M Lawrie, Alice Lelliott, Vincenzo Libri, Patrick J Lillie, Raburn Mallory, Ana V A Mendes, Eveline P Milan, Angela M Minassian, Alastair McGregor, Hazel Morrison, Yama F Mujadidi, Anusha Nana, Peter J O'Reilly, Sherman D Padayachee, Ana Pittella, Emma Plested, Katrina M Pollock, Maheshi N Ramasamy, Sarah Rhead, Alexandre V Schwarzbold, Nisha Singh, Andrew Smith, Rinn Song, Matthew D Snape, Eduardo Sprinz, Rebecca K Sutherland, Richard Tarrant, Emma C Thomson, M Estée Török, Mark Toshner, David P J Turner, Johan Vekemans, Tonya L Villafana, Marion E E Watson, Christopher J Williams, Alexander D Douglas*, Adrian V S Hill*, Teresa Lambe*, Sarah C Gilbert*, Andrew J Pollard* on behalf of the Oxford COVID Vaccine Trial Group†*

Ce vaccin, et aussi l'essai clinique qui a permis de le tester, suscite curieusement l'admiration des experts et de grands espoirs chez les politiciens britanniques et européens.

En effet, la logistique nécessaire à son déploiement est plus simple que celle des **vaccins à ARN messager**, notamment (en simplifiant) en matière de stockage et de transport : pas de congélation. C'est un concurrent dangereux pour les **vaccins à ARN messager,** qui vont devoir défendre leur position.

De mon côté et conformément à la rudesse habituelle de mes analyses des essais cliniques, je vais faire court, car cet essai réunit tous les défauts qu'il aurait fallu éviter.

D'ailleurs, ce vaccin a immédiatement (dès la fin de l'année 2020) été suspect aux yeux de beaucoup d'observateurs[193].

---

193. ROBBINS Rebecca et MUELLER Benjamin, « After Admitting Mistake, AstraZeneca Faces Difficult Questions About Its Vaccine », publié le 25 novembre 2020 et mis à jour en mars 2021 dans le *New York Times*.

Mais, en février 2021, du fait de la pénurie générale en vaccins anti-COVID et de l'impérieuse nécessité de rassurer le public, les gouvernants et leurs complices académiques ont tout fait pour faire oublier ces débuts calamiteux.

Quelles que soient les véritables raisons de cette suspicion, je vais examiner les simples faits accessibles à chacun et disposant d'un minimum d'esprit critique.

Déjà, le titre de l'article (en note) en dit beaucoup. C'est à nouveau – comme dans les essais des vaccins à ARN messager – l'innocuité (*safety*), citée en premier dans le titre, qui constitue le principal objectif de l'étude, sans que ce soit explicite. Il n'y a pas d'**hypothèse primaire** clairement formulée (avec calculs des effectifs et des durées de suivi nécessaires) pour tester l'efficacité. Rien d'étonnant puisque c'est un aspect secondaire de l'étude. De plus, il s'agit de **quatre études différentes réunies en une seule**. Or, il est impossible de formuler une seule hypothèse primaire pour quatre études différentes.

C'est en fait une analyse *a posteriori* de quatre essais cliniques randomisés conduits dans différentes parties du globe. Les investigateurs ont reconstitué leurs cohortes de patients dans une base de données unique et ont recommencé les analyses en l'absence d'*aveugle* et sans la moindre précaution. Dans le cadre d'une étude commerciale, la crédibilité de ces analyses est très faible.

Puisque c'est une base de données *reconstituée*, **ce n'est pas un essai en *double aveugle***, selon la définition conventionnelle.

Dans trois des quatre essais, le groupe témoin n'est pas un vrai témoin, puisque les volontaires de ce groupe ne reçoivent pas un placebo, mais un vaccin antiméningocoque connu pour sa toxicité neurologique (décrite dans le **livre 5** de la collection « Vaccins & Société »).

Dans le quatrième essai (en Afrique du Sud), les témoins reçoivent une seringue de sérum physiologique. Cela justifierait de ne pas constituer un seul groupe à partir des témoins des quatre études. Les auteurs écrivent naïvement qu'ils ont obtenu la permission du comité scientifique (recruté par le sponsor).

L'essai sud-africain est apparemment le seul des quatre qui ait été conduit en **double aveugle**. Les auteurs de l'étude synthétique des quatre essais (Voysey et collègues, cités ci-dessus) écrivent eux-mêmes que les trois essais conduits au Royaume-Uni et au Brésil n'étaient pas en double aveugle.

En fait, les données de l'essai sud-africain ont été incluses dans l'étude synthétique de Voysey, mais ne sont pas décrites correctement dans cet article.

Elles font l'objet d'une publication séparée[194].

Parmi les études publiées sur les vaccins anti-COVID, cet essai clinique sud-africain semble être à ce jour (mars 2021) le seul qui ait été conduit en double aveugle en prenant (apparemment) les précautions nécessaires pour que les vaccinés ne comprennent pas qui reçoit le vaccin ou

194. Madhi S. A. *et al.*, « Efficacy of the ChAdOx1 nCoV-19 Covid-19 Vaccine against the B.1.351 Variant », publié le 16 mars 2021 sur le site du *NEJM*.

le placebo. De plus, l'échantillon est important : plus de 2 000 volontaires.

Dans ce contexte, on peut penser que, contrairement aux essais testant les **vaccins à ARN messager** ou les trois autres essais testant le **ChAdOx1 nCoV-19** d'AstraZeneca, l'effet placebo est probablement sous contrôle dans l'essai sud-africain.

Les investigateurs sud-africains constatent que deux doses du vaccin **ChAdOx1 nCoV-19** sont inefficaces : il n'y a pas de différence entre le groupe vacciné et le groupe témoin.

Ils attribuent cet échec à la présence d'un mutant résistant au vaccin à cette époque en Afrique du Sud. C'est possible, mais il n'est pas certain que ce soit la cause de l'échec.

L'hypothèse alternative est simplement que ce vaccin anti-COVID ne soit pas efficace du tout, hypothèse que l'étude de Voysey ne permet pas de rejeter.

Ce résultat négatif de l'essai sud-africain jette un sérieux doute sur tous les autres vaccins anti-COVID. En effet, parmi tous ceux publiés à ce jour (mars 2021), l'essai sud-africain s'avère le plus crédible sur le plan méthodologique. Il est curieux, voire pitoyable, que les autorités sanitaires et les experts académiques fassent comme si cette publication n'existait pas.

Laissons ces aspects *essentiellement politiques* et revenons au vaccin ChAdOx1 nCoV-19 lui-même.

Au-delà des limites méthodologiques soulignées plus haut et de la négativité de l'essai sud-africain, une des critiques formulées par divers experts contre ce vaccin est que les personnes testées étaient jeunes en général et que la proportion de sujets âgés de plus de 65 ans était trop faible pour que l'on puisse juger de l'efficacité du vaccin dans cette catégorie d'âge. Dans certains pays, il a été décidé de réserver ce vaccin aux moins de 65 ans.

Ces critiques ont été balayées par les autorités sanitaires[195], ce qui n'est pas étonnant vu le laxisme dont ces autorités ont fait preuve vis-à-vis des autres aspects méthodologiques des évaluations de ce vaccin.

Un autre épisode comicotragique a jeté un soupçon supplémentaire sur ce vaccin d'AstraZeneca, concernant non pas son efficacité mais son innocuité. J'en dis quelques mots ici, car il n'y a pas de données scientifiques, seulement des communiqués des autorités sanitaires et des agences de presse, donc à prendre avec prudence. Cette prudence devrait être le réflexe élémentaire de toute autorité ou de tout média mais, par ces temps de COVID, l'émotionnel et le tragique sont généralement au premier plan.

Ce sont des Norvégiens qui ont donné l'alerte, autour du 10 mars 2021, en annonçant plusieurs cas de pathologie thromboemboliques chez des individus à qui l'on avait récemment injecté le vaccin d'AstraZeneca[196].

---

195. TORJESEN I., « Covid-19: AstraZeneca vaccine is approved in EU with no upper age limit », *BMJ*, 2021 ; 372:n295.

196. HIVERT Anne-Françoise, « AstraZeneca : des chercheurs norvégiens établissent un lien entre le vaccin et les thromboses », article publié le 18 mars 2021 sur le site du journal *Le Monde*.

Les autorités sanitaires norvégiennes puis danoises décidèrent de suspendre l'administration de ce vaccin jusqu'à obtenir de plus amples informations ; ce qui est une précaution minimale, d'autant que les Norvégiens documentent chez les victimes une très forte réaction immunitaire et un déficit en plaquette sanguines (je n'entre pas dans les détails), ce qui rend évidemment le vaccin très suspect d'être la cause (ou un facteur déclenchant) de ces complications. Dans les autres pays, on fait d'abord silence, comme si de rien n'était, jusqu'à un communiqué[197] du 16 mars du très vaccinaliste Paul-Ehrlich-Institut (une sorte d'Institut Pasteur allemand, donc très respectable et très respecté) recommandant lui aussi la suspension du vaccin AstraZeneca après plusieurs déclarations de formes particulières de thromboses veineuses cérébrales chez des vaccinées. Les autorités sanitaires de nombreux pays européens (Allemagne, Italie, France) s'affolent et suivent la recommandation de l'Institut allemand, au grand désespoir de toutes les tribus *provax* européennes. Dès ce moment, commence pour plusieurs jours dans les médias un festival de commentaires absurdes (en l'absence de données documentées accessibles), concernant notamment la catastrophe sanitaire que constitue cet usage abusif du principe de précaution. Cette hystérie collective culmine avec les déclarations d'universitaires consignant les nombres exacts de décès que l'on aurait à déplorer à cause de cette suspension du vaccin AstraZeneca, alors qu'aucune donnée solide

197. Voir : https://www.pei.de/EN/newsroom/hp-news/2021/210315-pei-informs-temporary-suspension-vaccination-astra-zeneca.html

n'a à ce jour rapporté d'effet sur la mortalité pour ce vaccin anti-COVID. Finalement, suite à des recommandations lénifiantes (et très politiques) de l'Agence européenne du médicament, la suspension est levée le 20 mars. En France, la Haute autorité de santé recommande de n'utiliser ce vaccin que chez les plus de 55 ans, alors qu'il était initialement expressément recommandé chez les moins de 65 ans, du fait du manque de données concernant les plus de de 65 ans.

Je laisse de côté ces paradoxes et gesticulations et je reviens aux données scientifiques, plus ou moins solides, concernant le vaccin AstraZeneca.

Je note que ce vaccin Oxford/AstraZeneca entre dans la catégorie des vaccins recombinants – ce qui signifie que l'on injecte la protéine Spike synthétisée en laboratoire après l'avoir insérée dans un **vecteur viral**. C'est un point important en termes de technologie vaccinale, car on associe deux modernités dans la même seringue : un antigène de *synthèse* (la protéine Spike) et un *transporteur* particulier, un virus vivant.

Le vecteur viral choisi par l'université d'Oxford est un adénovirus. Il y a de nombreux adénovirus dans notre environnement, et beaucoup parmi nous sont porteurs d'anticorps dirigés contre ces virus. Les investigateurs d'Oxford, craignant que leur virus vecteur ne soit détruit (par nos anticorps) avant de délivrer l'antigène dont il est porteur, ont bricolé un adénovirus de singe pour apporter la protéine Spike. Nous n'avons pas, en principe, d'anticorps dirigés contre un virus qui ne nous infecte pas, nous ne sommes pas des singes. Nous sommes donc en présence d'un organisme génétiquement modifié (OGM). Il y a des règles de production des OGM dans l'agriculture européenne, mais pas pour la santé des Européens ! Autrement dit, on s'inquiète des OGM dans nos aliments, mais on autorise leur injection dans nos muscles.

Les investigateurs d'Oxford, craignant que ce virus vivant ne se multiplie (se réplique) chez les vaccinés, l'ont génétiquement modifié pour qu'il en soit incapable. Rien ne garantit toutefois qu'il ne rencontre pas un autre virus qui lui fera cadeau de son gène de réplication. Rien ne garantit non plus que ces adénovirus – dont l'information génétique est stockée sous forme d'ADN – ne transfèrent pas certains de leurs gènes à des cellules du vacciné et qu'ils ne provoquent pas ainsi l'apparition de nouvelles cellules *transformées* et potentiellement dangereuses. Ce n'est pas un risque abstrait, quoi qu'en disent les virologues. Chacun peut vérifier l'existence de ce genre de risques dans quelques publications[198].

On peut, peut-être, prendre ce risque, à condition que les bénéfices espérés soient considérables.

Nous devons exiger que la démonstration de ces bénéfices soit au-dessus de tout soupçon. Malheureusement, l'étude testant le **ChAdOx1 nCoV-19** d'Oxford/AstraZeneca est loin de réunir les conditions minimales d'un essai clinique moderne.

---

198. J'en cite une parmi d'autres : STEPHEN S. L. *et al.* « Chromosomal integration of adenoviral vector DNA in vivo », *J Virol*, 2010 ; 84:9987-94.

De plus, la meilleure étude qui ait testé son efficacité (en Afrique du Sud) est négative.

Je ne vais donc pas plus loin dans l'analyse de ce vaccin.

Au risque de déplaire à quelques académiciens et au nom de la liberté d'expression et d'information, je déconseille formellement son administration à qui que ce soit.

Un autre industriel, l'américain Johnson & Johnson, annonçait à la mi-décembre[199] l'arrivée prochaine d'un vaccin anti-COVID basé sur le même principe que celui d'Oxford/AstraZeneca : injection de la protéine Spike *via* un vecteur viral.

C'est aussi un adénovirus (le numéro 26) qui, selon les investigateurs, aurait été *désactivé* pour ne pas provoquer le rhume qu'il provoque habituellement chez les humains. C'est donc un OGM lui aussi, et sa commercialisation ne semble poser aucun problème aux autorités sanitaires. Ce n'est pas un virus de singe (il infecte les humains), mais rien ne dit, puisqu'il est vivant et contient de l'ADN, qu'il ne donne pas naissance à de nouveaux virus ou à de nouvelles cellules *transformées* chez les vaccinés.

À ce jour (mars 2021), nous n'avons aucune donnée sérieuse concernant ce vaccin, sinon un article rapportant les résultats d'une étude de phase 1-2 publiée en janvier 2021 dans le *New England Journal of Medicine*[200] désormais célèbre pour

199. Voir : https://www.jnj.com/our-company/johnson-johnson-announces-its-first-phase-3-covid-19-vaccine-trial-ensemble-is-fully-enrolled

200. SADOFF Jerald *et al.*, « Interim Results of a Phase 1-2a Trial of Ad26.COV2.S Covid-19 Vaccine », DOI: 10.1056/NEJMoa2034201.

ses publications/rétractions à propos des médicaments anti-COVID.

La majorité des investigateurs sont des employés de l'industriel Janssen (qui est une sous-marque de Johnson & Johnson). Ils ont un intérêt personnel à ce que l'étude soit positive. Ce sont des conflits d'intérêts majeurs.

Author Affiliations

From Janssen Vaccines and Prevention, Leiden, the Netherlands (J. Sadoff, M.L.G., G. Shukarev, A.M.G., J. Stoop, S.T., E.C., G. Scheper, J. Hendriks, M.D., J.V.H., H.S.); Janssen Research and Development, Beerse (D.H., C.T., F.S.), Janssen Clinical Pharmacology Unit, Merksem (W.V.D.), the Center for Vaccinology, Ghent University, Gent (I.L.-R.), SGS Life Sciences (P.-J.B.) and the Center for the Evaluation of Vaccination, University of Antwerp (P.V.D.), Antwerp, and the Center for Clinical Pharmacology, University Hospitals Leuven, Leuven (J. de Hoon) — all in Belgium; Optimal Research, Melbourne, FL (M.K.); the Alliance for Multispecialty Research, Knoxville, TN (W.S.); the Center for Virology and Vaccine Research, Beth Israel Deaconess Medical Center, Boston (K.E.S., D.H.B.); and the Vaccine and Infectious Disease Division, Fred Hutchinson Cancer Research Center, Seattle (S.C.D.R., K.W.C., M.J.M.).

Ce vaccin a pour avantage (comme celui d'AstraZeneca) de se conserver dans un simple frigidaire et ne requiert qu'une seule injection pour l'obtention d'une protection significative. L'étude clinique de phase 3 porte l'acronyme **ENSEMBLE**, mais nous avons peu de données sinon qu'elle a été initiée en septembre 2020 et que l'analyse intermédiaire sera publiée en janvier 2021 (voir plus bas).

Ce n'est pas un essai clinique conventionnel en *double aveugle* avec une hypothèse primaire clairement formulée. Nous sommes, comme pour les trois études commerciales vues précédemment (et testant les vaccins BioNTech-Pfizer, Moderna et AstraZeneca), dans la précipitation, avec le plus grand mépris pour les méthodologies conventionnelles.

Pour recruter rapidement les volontaires dans différents continents, l'industriel propose des compensations financières[201] que je résume :

> « *Volunteers who take part in one of these studies will receive reimbursement for reasonable travel-related expenses to and from study visits. Please discuss this with the study team when they contact you. Qualified participants will receive study-related medical care and either the investigational vaccine or placebo at no cost. The studies will not pay for other medical care or current medication(s) needed to support your daily healthcare routine. During the study, you will be closely monitored by the study team*[202]. »

Je n'ai rien contre ces compensations et, dans certains pays et pour certaines populations, ce n'est pas négligeable. Non seulement on rembourse les frais mais, en plus, on bénéficie d'un suivi médical. Cela dit, il n'est pas précisé pendant combien de temps on bénéficiera de ces largesses.

---

201. Voir : https://www.ensemblestudy.com/#!/

202. Traduire par : « Les volontaires qui participent à l'une de ces études recevront un remboursement des frais de voyage (selon les limites du raisonnable) à destination et en provenance des cliniques où est conduite l'étude. Nous vous invitons à en discuter avec l'équipe lorsqu'elle vous contactera. Les participants qualifiés recevront gratuitement les soins médicaux liés à l'étude ainsi que le vaccin expérimental ou un placebo. Les investigateurs ne rembourseront pas les éventuels soins médicaux indépendants de l'étude. Pendant l'étude, vous serez étroitement surveillé par notre équipe. »

Je note que dans la brève présentation de l'étude, la maison mère de Janssen, Johnson & Johnson, fait la promotion de la plateforme technologique (*the Company's AdVac technology platform*) qui lui a permis de construire et de faire approuver par l'Agence européenne des médicaments des vaccins contre Ebola, Zika et autre HIV-sida[203].

On comprend que le vaccin anti-COVID s'inscrit dans un long effort industriel visant à commercialiser de nombreux vaccins différents à partir d'un modèle unique.

Comme promis et dans une atmosphère de panique des autorités, notamment aux États-Unis en raison de la pénurie de vaccins anti-COVID, Johnson & Johnson annonce une analyse intermédiaire de l'essai ***ENSEMBLE*** en janvier 2021.

Ce que nous savons de cette analyse intermédiaire vient d'un communiqué[204] de l'industriel aux médias le 16 février 2021 et d'un rapport[205] d'une autorité sanitaire américaine, le National Institute of Health (NIH) le 29 janvier 2021 dont je reproduis un extrait ci-dessous :

> *« An investigational COVID-19 vaccine developed by Janssen Pharmaceuticals appears to be safe and effective at preventing moderate and severe*

203. Voir : https://www.jnj.com/johnson-johnson-initiates-pivotal-global-phase-3-clinical-trial-of-janssens-covid-19-vaccine-candidate
204. Voir : https://www.jnj.com/johnson-johnson-covid-19-vaccine-authorized-by-u-s-fda-for-emergency-usefirst-single-shot-vaccine-in-fight-against-global-pandemic
205. Voir : https://www.nih.gov/news-events/news-releases/janssen-investigational-covid-19-vaccine-interim-analysis-phase-3-clinical-data-released

COVID-19 in adults, according to an interim analysis of Phase 3 clinical data conducted Jan. 21. The vaccine, called Ad.26.COV2.S or JNJ-78436725, requires only a single injection and can be stored in a refrigerator for months.

The interim analysis assessed 468 cases of symptomatic COVID-19 among 44,325 adult volunteers in Argentina, Brazil, Chile, Colombia, Mexico, Peru, South Africa, and the United States. The investigational vaccine was reportedly 66% effective at preventing the study's combined endpoints of moderate and severe COVID-19 at 28 days post-vaccination among all volunteers, including those infected with an emerging viral variant. Moderate COVID-19 was defined as laboratory-confirmed SARS-CoV-2 plus either one of the following: evidence of pneumonia; deep vein thrombosis; difficulty breathing; abnormal oxygen saturation or a respiratory rate equal to or greater than 20; or two or more signs or symptoms suggestive of COVID-19, such as cough, sore throat, fever or chills. Severe COVID-19 was defined as laboratory-confirmed SARS-CoV-2 plus evidence of clinical signs at rest indicative of severe systemic illness, respiratory failure, shock, significant organ dysfunction, hospital intensive care unit admission or death[206]. »

L'ensemble de la procédure est curieux. À ce jour (mars 2021), les scientifiques et les médecins ne disposent pas de données sérieuses concernant cet essai, par exemple sous forme d'une publication revue par des pairs dans un journal médical.

L'ensemble laisse dubitatif. Qui a vérifié si l'essai et les analyses des données ont été conduits selon des règles conventionnelles ? Les experts de l'industriel ? Les fonctionnaires du NIH ? C'est bien sûr très insuffisant pour un scientifique sérieux.

---

206. Traduire par : « Un vaccin COVID-19 expérimental développé par Janssen Pharmaceuticals semble être sûr et efficace pour prévenir les cas de COVID-19 modérés et sévères chez les adultes, selon une analyse intermédiaire des données cliniques rassemblées lors de la phase 3, publiée le 21 janvier. Le vaccin, appelé Ad.26.COV2.S ou JNJ-78436725, ne nécessite qu'une seule injection et peut être conservé au réfrigérateur pendant des mois. L'analyse intermédiaire a évalué 468 cas de COVID-19 symptomatiques parmi 44 325 adultes volontaires en Argentine, au Brésil, au Chili, en Colombie, au Mexique, au Pérou, en Afrique du Sud et aux États-Unis. Le vaccin expérimental aurait été efficace à 66 % pour prévenir les COVID-19 modérés et sévères à partir de 28 jours après la vaccination et parmi tous les volontaires, y compris ceux infectés par un variant viral émergent. Un cas de COVID-19 modérée se définit comme un cas SRAS-CoV-2 confirmé en laboratoire accompagné de l'un des éléments suivants : signes manifestes de pneumonie, thrombose veineuse profonde, difficulté à respirer, saturation anormale en oxygène ou fréquence respiratoire égale ou supérieure à 20, ou d'au moins deux signes ou symptômes évocateurs de la COVID-19, tels que la toux, le mal de gorge, la fièvre ou les frissons. Un cas de COVID-19 sévère se définit comme un cas SRAS-CoV-2 confirmé en laboratoire accompagné de signes clinique au repos indiquant une maladie systémique grave, une insuffisance respiratoire, un choc, un dysfonctionnement important des organes, une hospitalisation en unité de soins intensifs ou un décès. »

Cette façon de s'octroyer toute liberté vis-à-vis des règles habituelles de la recherche médicale n'est pas nouvelle dans la médecine des vaccins, comme je le décris dans les 8 livres de la collection « Vaccins & Société ». Mais c'est la première fois, sous prétexte de l'urgence, que nous assistons à de telles indisciplines sans réserve ni remord.

On peut espérer que d'autres documents nous seront accessibles avant que ce vaccin ne commence à être injecté à nos innocents citoyens. La première impression, dans le silence assourdissant des experts qui ne servent apparemment à rien, est que les autorités sanitaires internationales et nationales vont autoriser l'administration massive de ce vaccin.

D'autres équipes travaillent sur des modèles comparables avec un vecteur viral vivant apportant la protéine Spike. C'est le cas du vaccin russe avec un président russe qui en fait lui-même la promotion dans les médias. C'est assez drôle.

Le principal sponsor est apparemment le ministère de la Santé russe et le vaccin porte le nom très patriotique de **Sputnik-V**.

Une analyse intermédiaire[207] d'un essai randomisé en double aveugle a été publiée en février 2021.

C'est la démonstration (indirecte) qu'il n'y a aucun obstacle à conduire un essai testant un vaccin anti-COVID en respectant le double aveugle. Allons plus loin dans l'analyse de ce chef-d'œuvre. Pour plus d'efficacité, on utilise deux

207. Logunov D. Y. *et al.* « Safety and efficacy of an rAd26 and rAd5 vector-based heterologous prime-boost COVID-19 vaccine: an interim analysis of a randomised controlled phase 3 trial in Russia », *The Lancet*, 2021 ; 397:671-81.

adénovirus humains vivants, mais modifiés (désactivés) pour ne pas se répliquer.

Je ne vais pas rediscuter l'utilisation de virus-vecteurs *bricolés* - ce sont des OGM - en médecine humaine, mais je note que les investigateurs utilisent deux virus-vecteurs humains différents pour se prémunir contre une destruction de ces virus par le système immunitaire des vaccinés.

Je note dans le paragraphe « *Randomisation and masking* » : « *The drug and placebo were outwardly indistinguishable (packaging, label, and content). Investigators, participants, and all study staff were masked to group assignment*[208]. »

On lit plus loin: « *The vaccine and placebo were used in liquid form (frozen)*[209]. »

Bravo ! Voilà des gens qui, contrairement aux équipes citées précédemment, travaillent très bien, au moins en apparence. Comme quoi, ce n'est pas impossible et aurait dû être exigé pour tous les vaccins testés.

Dans cette étude, le placebo n'en est pas vraiment un, puisqu'il contient au moins une substance toxique, le **polysorbate 80** (voir le **livre 2** de la collection « Vaccins & Société »), et l'analyse intermédiaire, non motivée scientifiquement, nécessite de désaveugler, ce qui est bien dommage et gâche cet idyllique tableau.

---

208. Traduire par : « Le médicament et le placebo étaient rigoureusement indiscernables (emballage, étiquette et contenu). Les investigateurs, les participants et tout le personnel de l'étude ont été aveuglés pour l'affectation de groupe. »
209. Traduire par : « Le vaccin et le placebo ont été utilisés sous leur forme liquide (congelée). »

L'étude est organisée, conduite et analysée par une société privée néerlandaise spécialisée en essais cliniques et autres expertises médicales et scientifiques, **Crocus Medical**[210].

Cela explique les apparences presque parfaites du rapport publié dans *The Lancet* (on a affaire, enfin, à de vrais professionnels !) et justifie sans doute des honoraires conséquents. C'est une forme de conflit d'intérêts majeur, car cette société doit plaire à son client - le gouvernement russe - si elle espère un prolongement ou une reconduction de contrats.

Je ne vais pas détailler le protocole avec un tirage au sort répartissant les participants dans trois groupes, le groupe placebo (n = 5 476) étant trois fois moins important que le groupe vacciné (n = 16 521).

Un ersatz **d'hypothèse primaire** nous est proposé, stipulant qu'une analyse intermédiaire serait conduite une fois que 78 cas de COVID-19 biologiquement confirmés seraient enregistrés. Dit autrement, on recrute et tire au sort des milliers de patients et on arrête (désaveugle) l'essai après que 78 cas de COVID-19 sont observés avec un suivi moyen de 21 jours après la première injection. C'est ridicule, et je doute que les experts de **Crocus Medical** soient à l'origine de tels procédés. Je doute également qu'ils viennent témoigner des réels termes du contrat qui les lient au gouvernement russe.

Faute d'une **hypothèse primaire** sérieuse, nous pouvons analyser les chiffres bruts et calculer une réduction du

---

210. Voir : www.crocusmedical.com

risque absolu, plutôt que de répéter l'argumentaire commercial en termes d'efficacité vaccinale. Les chiffres réels montrent à nouveau l'importance de formuler une **hypothèse primaire** claire.

On a compté 16 cas de COVID-19 sur 14 964 vaccinés (une fréquence de 0,001) et 62 cas sur 4 902 témoins (une fréquence de 0,013). La diminution du risque absolu d'avoir un COVID-19 est de 0,01, soit une diminution de risque absolu de 1 %, que les auteurs du rapport traduisent en une diminution du risque relatif (ou encore une efficacité du vaccin) de 91,6 %. Ces discordances dans les chiffres et les façons d'analyser illustrent l'extrême faiblesse de ce type d'essai clinique arrêté prématurément pour des motifs non scientifiques. Les impératifs politiques justifiant ces rapports sortent du cadre de mes analyses.

Selon des informations plus ou moins officielles, il semblerait que le groupe Oxford/AstraZeneca et le ministère de la Santé russe travaillent à une combinaison de leurs deux vaccins respectifs[211], ce qui laisse à penser que ni l'un ni l'autre ne sont réellement satisfaisants.

Comme pour le vaccin AstraZeneca, et pour les mêmes raisons, je déconseille de se faire injecter ce type de produit.

D'autres investigateurs, notamment en Chine, travaillent avec la technologie des **vaccins pDNA** dont j'ai déjà parlé dans la deuxième partie. Ils se rapprochent des vaccins à ARN messager, sauf que c'est un plasmide (un ADN circulaire)

211. Voir l'article de l'AFP : « Vaccin : pourquoi AstraZeneca va combiner son AZD1222 avec le Spoutnik V russe », publié le 11 décembre 2020 sur le site de *La Tribune*.

qui est utilisé pour induire la production de la protéine/antigène par les cellules du receveur.

L'Institut Pasteur en France travaille aussi sur ce type de vaccins[212].

Pour rester neutre, je recopie la présentation qui en est faite (mars 2021) sur le site de l'Institut Pasteur :

> *« Le principe est d'injecter un fragment d'ADN dans des cellules humaines. Ces cellules reconnaissent ce fragment d'ADN, et le transcrivent en un fragment d'ARN capable d'induire la fabrication de la protéine Spike du virus SARS-CoV-2. Cette protéine de surface du virus, qui forme des spicules tout autour de son enveloppe, est la clé d'entrée du virus dans la cellule. Avec ce vaccin à ADN, nos cellules deviennent transitoirement des usines qui produisent la protéine Spike. Cette protéine sera ensuite reconnue par le système immunitaire, qui fabriquera par exemple des anticorps pour la neutraliser et ainsi empêcher l'infection quand elle se présentera. »*

En injectant un fragment d'ADN modifié, on se rapproche des organismes génétiquement modifiés (OGM), et il serait urgent qu'en ces temps de COVID, on réfléchisse aux

212. Voir : https://www.pasteur.fr/fr/sars-cov-2-covid-19-institut-pasteur/projets-recherche/covid-19-vaccin-adn

possibles effets à long terme de ce type de manipulations génétiques chez les humains.

Sur le plan industriel, c'est un laboratoire chinois qui semble le plus avancé : Inovio Pharmaceuticals-International Vaccine Institute. Son vaccin est appelé **Inovio-DNA-Covid**, et il est déjà annoncé sur le site plus ou moins officiel de l'industrie des vaccins *MesVaccins.net*, où il est question (sans autre précision) d'un essai clinique en cours[213] (mars 2021).

Ce sont toutefois des investigateurs américains[214] qui sont à l'origine du produit et des études expérimentales. Je ne recommande pas ce type de vaccins expérimentaux.

Un autre laboratoire américain (Novavax) propose une autre technologie vaccinale innovante avec son **NVX-CoV2373** en cours d'expérimentation humaine.

Pour rester neutre, je copie la présentation qui en est faite sur le site *MesVaccins.net* : « C'est un vaccin sous-unitaire recombinant nanoparticulaire composé de la protéine Spike avec son domaine transmembranaire du virus SARS-CoV-2 et avec adjuvant à base de saponine (Matrix-M1). »

Je traduis : on injecte la protéine virale Spike elle-même (fabriquée en laboratoire) à laquelle on ajoute une protéine virale qui permet au virus COVI-19 de s'attacher à la cellule qu'il veut infecter. On ajoute un adjuvant (une saponine) pour stimuler le système immunitaire, un peu comme avec de l'aluminium. Le tout est emballé dans des nanoparticules.

213. Voir : https://www.mesvaccins.net/web/vaccines/661-inovio-dna-covid

214. SMITH T. R. F. *et al.*, « Immunogenicity of a DNA vaccine candidate for COVID-19 », *Nat Commun*, 2020 ; 11:2601.

Secret industriel oblige, on trouve peu de détails techniques concernant les procédés de fabrication. Cela dit, des expérimentations humaines sont bien avancées, comme l'indique une publication du 10 décembre 2020 dans le *New England Journal of Medicine*[215].

La notion de « recombinant » vient du fait que les antigènes/protéines injectés ne sont pas *naturels*, c'est-à-dire extraits d'agents pathogènes sauvages comme au temps des vaccins archaïques, discutés dans la deuxième partie. Ils sont désormais produits en laboratoire.

L'originalité du procédé tient au fait que l'on injecte un ensemble antigénique, en principe plus stimulant que la protéine Spike isolée.

Conformément aux nouveaux procédés inaugurés avec la COVID-19, les résultats préliminaires d'un essai clinique testant ce nouveau vaccin ne sont pas publiés dans un journal médical ou scientifique, mais annoncés sous forme de communiqué dans des médias non professionnels.

Cela peut être un magazine britannique[216] ou un média économique[217] faisant appel à des investisseurs.

Ces informations – que les scientifiques sérieux ne peuvent pas vérifier, faute d'article rapportant les protocoles et les

---

215. KEECH Cheryl *et al.*, « Phase 1-2 Trial of a SARS-CoV-2 Recombinant Spike Protein Nanoparticle Vaccine », *N Engl J Med*, 2020 ; 383:2320-2332.
216. BOSELEY Sarah, DAVIS Nicola et BLAND Archie, « Novavax Covid vaccine shows nearly 90 % efficacy in UK trial », *The Guardian*, article du 29 janvier 2021.
217. Voir le site de Novavax : https://ir.novavax.com/news-releases/news-release-details/novavax-covid-19-vaccine-demonstrates-893-efficacy-uk-phase-3

analyses – n'ont rien à voir avec la réalité, mais sont tout de même rapportées dans les journaux médicaux supposés sérieux comme le *British Medical Journal*[218].

C'est le monde à l'envers.

À l'heure de la COVID-19, ce sont les médias médicaux spécialisés qui commentent, sans (pouvoir) les vérifier, des informations scientifiques hautement spécialisées divulguées par des médias économiques. Difficile de trouver plus belle illustration du fait qu'en temps de COVID, tous les pouvoirs sont entre les mains des industriels et des politiciens connivents.

La parole scientifique est discréditée et presque inutile. Elle ne sert qu'à valoriser l'économie et de nombreux (supposés) scientifiques se prêtent volontiers – mais certainement pas gratuitement – à ce jeu dangereux qui pourtant les dévalorise eux-mêmes.

Finalement, dans la course pour obtenir une part de marché (version commerciale du problème soulevé par la COVID-19) ou pour proposer une solution à la crise sanitaire (version politique et humanitaire), certains industriels proposent des vaccins très conventionnels, pour ne pas dire archaïques.

Par exemple, l'entreprise chinoise Sinovac Life Sciences propose le **CoronaVac**, un vaccin que l'on peut définir comme entier, *inactivé* et doté d'un adjuvant. Retour au bon vieux temps où l'on injectait des cadavres de virus – c'est la

---

218. MAHASE Elisabeth, « Covid-19: Novavax vaccine efficacy is 86% against UK variant and 60% against South African variant », *BMJ*, 2021 ; 372:n296.

notion d'*inactivation* de l'antigène - associés à de l'aluminium pour augmenter la réponse au vaccin sans susciter la maladie que l'on voulait empêcher.

Une étude préliminaire[219] a été publiée en novembre 2020 dans *The Lancet*, visant à tester la tolérance, l'innocuité et l'immunogénicité (capacité à produire des anticorps spécifiques) de ce vaccin chez les 18-59 ans.

Une deuxième étude préliminaire[220] a testé les mêmes paramètres chez les plus de 60 ans.

Une étude de phase 3 est en cours, l'étude PROFISCOV, conduite essentiellement au Brésil[221]. À ce jour (mars 2021), nous n'avons aucune donnée clinique permettant d'aller plus loin dans l'analyse de l'efficacité de ce vaccin. Pourtant, on peut trouver sur le site *MesVaccins.net* des informations parcellaires probablement fournies par l'industriel et captées le 6 mars 2021.

219. ZHANG Y. *et al.*, « Safety, tolerability, and immunogenicity of an inactivated SARS-CoV-2 vaccine in healthy adults aged 18–59 years: a randomised, double-blind, placebo-controlled, phase 1/2 clinical trial », *The Lancet Infect Dis*, 17 novembre 2020.

220. WU Z. *et al.*, « Safety, tolerability, and immunogenicity of an inactivated SARS-CoV-2 vaccine (CoronaVac) in healthy adults aged 60 years and older: a randomised, double-blind, placebo-controlled, phase 1/2 clinical trial », *The Lancet Infect Dis*, 3 février 2021.

221. PALACIOS R. *et al.*, « Double-Blind, Randomized, Placebo-Controlled Phase III Clinical Trial to Evaluate the Efficacy and Safety of treating Healthcare Professionals with the Adsorbed COVID-19 (Inactivated) Vaccine Manufactured by Sinovac - PROFISCOV: A structured summary of a study protocol for a randomised controlled trial », *BMC*, 2020 ; 21:853.

Dans la section « **Effet indésirables** », on peut lire :

> « Essai de phase 3 au Brésil. Des chercheurs brésiliens ont rapporté que ce vaccin était efficace à 50,4 % pour prévenir les formes graves et modérées de COVID-19, lors d'essais en phase avancée. C'est nettement inférieur aux 95 % d'efficacité des vaccins à ARN Comirnaty et COVID-19 Vaccine Moderna. Cette efficacité est bien inférieure à celle des premiers essais du même vaccin en Turquie et en Indonésie. Si ces derniers résultats sont confirmés (ils n'ont pas encore été examinés par des pairs), ce vaccin à deux doses pourrait néanmoins être bénéfique dans les pays où les épidémies font rage, comme au Brésil. Plus précisément, ce sont 252 cas de COVID-19 qui ont été identifiés chez les participants (9 200 professionnels de santé) à cet essai clinique brésilien : 167 chez les personnes ayant reçu le placebo et 85 chez celles qui ont été vaccinées. Aucun des participants ayant reçu le vaccin n'a dû être hospitalisé pour une COVID-19 grave. »

Nous sommes aux antipodes de la recherche médicale sérieuse ; je ne vais pas commenter ces données commerciales sans intérêt.

Nous attendrons des articles plus documentés, sans beaucoup d'espoir que, dans ce milieu étrange où désormais tout est permis, l'affabulation et le mensonge ne soient pas prépondérants. **Comment faire confiance quand plus aucune des précautions ordinaires en recherche médicale n'est respectée ?**

Conclusions provisoires sur les vaccins anti-COVID

Ce sont des conclusions que je qualifie de provisoires (mars 2021), car les choses évoluant de semaine en semaine, nul ne peut prédire ce que réserve le proche avenir.

On peut toutefois dès maintenant tirer quelques leçons de ce que nous avons appris sur les vaccins anti-COVID au cours des 14 derniers mois. Cela nous permettra peut-être d'anticiper l'avenir. Mais je vais être prudent.

Tout d'abord, nous observons que jamais dans l'histoire de la médecine – et probablement dans l'histoire de l'humanité – un si formidable effort technologique n'a été fait pour trouver une solution à une crise sanitaire. Même quand le HIV-sida (d'une brutalité bien pire que la COVID-19) était apparu au début des années 1980, le monde médical ne s'était pas mobilisé avec autant d'énergie. Certes, les perspectives commerciales sont enthousiasmantes, et c'est probablement le principal moteur de cet engouement. Dans ce contexte, on ne doit pas négliger l'apparition soudaine des nouvelles technologies vaccinales. Les progrès les plus récents de la génétique et de la virologie sont mis au service de la médecine des vaccins. Ces technologies vaccinales modernes n'étaient pas dormantes, mais elles étaient discrètes, probablement en raison des questions éthiques et écologiques (manipulation du vivant) qu'elles suscitent. En un clin d'œil, toutes les barrières de prudence (principe de précaution) ont explosé, et nous voici face à des produits de santé totalement nouveaux dont les effets réels sur la santé des individus et l'écologie nous sont inconnus.

Nous pouvons comprendre que l'urgence de la situation sanitaire – surtout l'implosion des systèmes de soin dans les pays développés – puisse justifier ce saut qualitatif majeur des technologies vaccinales.

On aurait pu croire que les universitaires, les académies, les autorités sanitaires et surtout les gouvernants (après avoir admis leur responsabilité dans la crise des systèmes de soin) feraient preuve de prudence avec ces nouvelles technologies. C'est l'exact contraire que nous observons. Pas un politicien, pas un académicien pour appeler à la prudence ; et surtout un silence accablant du monde scientifique face à cette exaltation *vaccinaliste*, comme si, face à la COVID-19, tout devait être fait sans retenue : « Jetons-nous dans le vide, et nous verrons bien si nous sommes capables de voler ! »

Suis-je pessimiste ?

L'examen attentif des données scientifiques publiées est en effet d'une grande faiblesse. Ce qu'il y a de plus tangible à ce jour (mars 2021) concerne les deux vaccins à ARN messager, et force est de constater que nous n'avons pas la certitude que ces nouveaux vaccins sont efficaces. Peut-être le sont-ils, mais nous ne le savons pas. On aurait pu le savoir, mais les études publiées ne permettent pas de savoir !

Les essais cliniques publiés sont trop mal conduits pour que nous puissions en tirer des conclusions solides. C'est très ennuyeux, car ces vaccins sont massivement injectés à des populations âgées et fragiles.

Les autres vaccins anti-COVID, notamment ceux utilisant des adénovirus bricolés (ce sont des OGM), n'ont pas été mieux testés. Il y a peut-être une exception, l'essai conduit en Afrique du Sud pour tester le **ChAdOx1 nCoV-19** d'Oxford/AstraZeneca. Il s'avère que ce vaccin n'est pas protecteur, au moins dans cette population, mais comme il s'agit du meilleur essai publié à ce jour (apparemment), ces résultats jettent le doute sur l'efficacité de ce vaccin en général, c'est-à-dire quelle que soit la population vaccinée.

La vue d'ensemble des études testant les vaccins anti-COVID laisse donc penser que les investigateurs (et leurs sponsors) auraient intentionnellement brouillé les cartes, espérant que dans la confusion générale – associée à la panique des gouvernants et la complicité de la majorité des experts et académiciens – leurs médiocres études puissent faire illusion.

Pour le moment, c'est indéniablement le cas et la principale préoccupation pour les gouvernants et dans les médias, ce n'est pas de savoir avec certitude si ces vaccins sont utiles (efficaces), mais comment vacciner le plus vite possible le plus de monde possible. Oubliées, les précautions minimales, l'éthique et la rigueur scientifique : ce que l'on veut, c'est vacciner ! Vacciner avec n'importe quoi, du moment que l'on vaccine...

En même temps, on salue la publication d'études épidémiologiques conduites en Écosse ou en Israël qui attestent supposément de l'efficacité de certains de ces vaccins, notamment le BioNTech-Pfizer en Israël. Malheureusement, ces études sont d'une grande faiblesse et aucun scientifique sérieux ne peut confirmer les conclusions des auteurs travaillant en étroite collaboration avec l'industriel, les autorités sanitaires et (en Israël) des gouvernants s'exposant à des verdicts electoraux.

Ces procédés douteux ne sont pas nouveaux. En explorant les archives de la médecine des vaccins, j'ai constaté que, contre toute évidence scientifique, la médecine des vaccins s'affranchissait presque systématiquement, et depuis longtemps, des règles basiques de la recherche médicale.

Tout au long des quatre dernières décennies, nous avons collectivement mis au point les façons dont nous devions évaluer l'efficacité et l'innocuité des produits de santé. Pas une AMM qui ne soit aujourd'hui accordée à un produit de santé sans que l'on ait respecté, au moins dans les apparences, ces méthodologies. Pourquoi la recherche sur les vaccins ne respecte-t-elle pas ces principes ? Jusqu'à la COVID-19, nous pouvions trouver des sortes d'excuses aux industriels et aux investigateurs, notamment la simple constatation que les maladies visées par ces vaccins conventionnels étaient rares ou devenues inexistantes. Il y a certes des exceptions lamentables, notamment les vaccins contre la grippe, mais cela pouvait être considéré comme une exception.

Avec les vaccins contre la COVID-19, une maladie nouvelle et fréquente, rien ne justifiait que les règles basiques de la recherche médicale ne soient pas respectées.

Ce qui conduit inéluctablement à la conclusion qu'à ce jour (mars 2021), je suis incapable de dire ce que valent vraiment les vaccins contre la COVID-19, en matière d'efficacité comme de toxicité. Malgré la profusion de nouvelles technologies et la non moins délirante profusion de publications sur ces nouveaux vaccins, leur réelle utilité clinique reste douteuse.

Je l'ai expliqué dans les sections précédentes à propos des **vaccins à ARN messager**, l'absence de *double aveugle* et la possibilité d'un effet placebo manifeste chez les vaccinés par rapport aux témoins ruinent la crédibilité des études publiées dont une des principales caractéristiques est d'être typiquement **commerciales** et **sous le total contrôle des sponsors**.

Mais la réalité des faits va inéluctablement nous rattraper et clarifier beaucoup des questions encore en suspens en mars 2021, notamment à propos de l'efficacité réelle de ces nouveaux vaccins. Il faudra faire appel à de vrais experts, véritablement indépendants des industriels et des gouvernants, dont la réputation et l'avenir électoral dépendent de la façon dont la crise sanitaire va se terminer.

Des campagnes de vaccination massive sont menées dans certains pays, notamment en Israël et, dans une moindre mesure, au Royaume-Uni. L'observation d'une épidémie ne peut se substituer aux essais cliniques bien conduits pour certifier l'efficacité d'un vaccin.

De nombreux facteurs de confusion peuvent en effet venir compliquer le tableau. Par exemple, au moment où le gouvernement israélien lance sa campagne de vaccination avec le **vaccin à ARN messager** de Pfizer, il impose un confinement strict et massif à sa population, et nous savons que cette stratégie est efficace pour stopper une flambée épidémique.

Lors d'une flambée épidémique, l'évolution *naturelle*, après un pic épidémique, tend vers un fléchissement de l'épidémie. C'est la règle. Cela ne veut pas dire qu'il n'y aura pas une nouvelle flambée, possiblement due à un nouveau mutant.

Mais pour un scientifique sans préjugé ni idéologie, sans obligation politique (rassurer les populations) et sans aspiration commerciale, comment faire la différence entre le fléchissement *naturel* de l'épidémie, l'effet du confinement et l'effet de la campagne de vaccination ?

On peut s'attendre à ce que chacune des forces en présence (politiques ou commerciales) s'attribue le maximum de mérite, notamment les industriels et leurs complices académiques pour vanter les mérites de leurs vaccins, et les gouvernants pour se féliciter de leurs judicieuses décisions aux moments opportuns de l'épidémie.

En cette troisième semaine du mois de mars toutefois, l'observation attentive des chiffres et faits dans divers pays commence à livrer quelques informations objectives. Au-delà du doute, par exemple, dans la majorité des pays qui ont confiné de façon plus ou moins brutale, on observe un fléchissement des courbes. La deuxième flambée épidémique, commencée à l'automne 2020, s'est essoufflée presque partout dans la deuxième quinzaine de janvier, aussi bien dans les pays qui ont appliqué (ou non) un confinement strict que dans les pays qui ont lancé (ou non) des programmes de vaccination massifs. Un pays (Israël) est particulièrement en observation, car il a réussi en même temps un confinement strict de la population et un programme de vaccination qui ne peut être comparé à aucun autre pays, sauf peut-être les Émirats arabes unis. Pour le moment, il est impossible de faire la différence entre les effets de l'essoufflement *naturel* de la flambée, du confinement strict et de la campagne de vaccination.

Deux règles absolues en médecine restent que « d'abord, le médecin ne doit pas nuire à son patient », et que, « dans le doute, on s'abstient » !

Mais pour les gouvernants et les autorités sanitaires qui travaillent pour les gouvernants, la question est ailleurs, certes ! Comment rassurer la population et gérer la situation économique et sociale ? C'est légitime, chacun son travail et ses responsabilités : une crise économique et sociale majeure se superposant à la crise sanitaire serait catastrophique.

Il est dramatiquement clamé par les gouvernements que, faute d'alternative, **le vaccin est notre seul espoir de sortie de crise.** Cela justifie-t-il de s'affranchir de la rigueur et de l'éthique scientifique ? Les politiciens et les académiciens semblent le penser, quoique l'on puisse se demander s'ils ont été capables d'y penser.

Je pense le contraire : c'est dans cette circonstance qu'il faudrait être absolument rigoureux, afin de ne pas ajouter de la confusion et de faux espoirs au pessimisme. Malgré les efforts attendus pour faire croire que vacciner à tout va est de bonne politique, les déceptions (et le désenchantement) de populations de plus en plus éduquées et conscientisées pourraient elles-mêmes donner lieu à des troubles sociaux.

En effet, si le virus COVI-19 et ses mutants successifs ne nous font pas de cadeaux – ne décident pas de *s'effacer* de notre environnement, au moins transitoirement –, la probabilité que les vaccins permettent par eux-mêmes de sortir de la crise reste faible. Je ne suis pas prophète et pas non plus un admirateur inconditionnel des modélisations mathématiques, mais des statisticiens britanniques viennent de publier plusieurs scénarios[222] en fonction de l'efficacité supposée des vaccins proposés, du plus optimiste (85 % de prévention des infections) au moins optimiste (60 %). Je ne rentre pas dans les détails, mais je constate que ces sympathiques adeptes d'une vaccination forcenée concluent qu'elle ne peut pas, par elle-même, stopper une flambée épidémique en l'absence de mesures barrières strictes et de confinements (plus ou moins rudes) répétés. Je ne veux pas ajouter à leur pessimisme, mais je constate que leurs scénarios négligent des facteurs très importants, comme

222. MOORE S. *et al.*, « Vaccination and non-pharmaceutical interventions for COVID-19: a mathematical modelling study », *The Lancet Infect Dis*, mis en ligne le 18 mars 2021.

le scepticisme (aussi appelé *hésitation vaccinale*) de franges importantes de la population qui refuseront les vaccins et aussi le fait que certaines franges non négligeables de la population pourraient être résistantes (biologiquement) aux vaccins.

Une récente étude italienne[223] montre, par exemple, que l'obésité diminue de façon importante la réponse immunitaire à la vaccination. Dit autrement, si des phases de relative tranquillité peuvent être espérées – à condition que les virus, surtout les nouveaux variants, soient de bonne composition –, il faut s'habituer à l'idée que les vaccins anti-COVID, quelle que soit leur efficacité présumée, n'auront pas un effet important sur la pandémie.

De leur côté, les médecins – c'est leur éthique qui l'exige – ont une obligation de soin envers les individus qui leur confient leur santé à titre individuel, indépendamment de toute considération religieuse, philosophique, sociale, économique ou politique. Ici peut jaillir un conflit entre l'éthique médicale et les obligations de santé publique que les gouvernants doivent assumer.

Soyons clairs, les gouvernants peuvent-ils exiger des médecins qu'ils vaccinent leurs patients sous prétexte de générer une immunité collective selon le principe : « Vaccinons Paul pour protéger Pierre ? »

L'état des connaissances, à la fois sur le concept d'immunité collective souvent discuté dans ce livre et sur les propriétés

223. PELLINI R. *et al.*, « Obesity May Hamper SARS-CoV-2 Vaccine Immunogenicity, MedRxiv, 2021 : https://www.medrxiv.org/content/10.1101/2021.02.24.21251664v1

des vaccins anti-COVID, interdit d'obliger un médecin à déroger à son éthique.

Autrement dit, chaque individu étant un cas particulier avec une demande particulière et un état de santé particulier, le médecin doit juger au cas par cas et en son âme et conscience de la meilleure solution pour cet individu particulier.

Encore faut-il que ce médecin soit lui-même correctement informé. Ici jaillit une évidence : de façon générale, y compris au niveau des hôpitaux universitaires, les médecins sont mal informés. N'ayant pas de formation à la médecine scientifique, ils sont le jouet d'une désinformation orchestrée par des industriels et des politiciens eux-mêmes prisonniers de conflits d'intérêts insurmontables.

En fait, le médecin ne devrait céder à aucune injonction des gouvernants, quelle que soit leur appartenance politique. C'est le beau métier qui l'exige ! Mais est-il possible de résister ?

CONCLUSION GÉNÉRALE

L'objectif de ce livre est d'actualiser nos connaissances sur les vaccins au moment où surgit la crise de la COVID-19.

C'est ma façon d'observer et d'analyser les faits et événements. Il y a donc quelque chose de personnel, en relation avec mes quarante années de pratique clinique et de recherche médicale dans plusieurs pays, notamment au CNRS, en France. Comme dit le poète latin « *De te fabula narratur* » (« C'est de toi qu'il est question dans le récit »). Il y a une part de subjectivité dans ce livre, mais j'ai essayé de la minimiser en donnant systématiquement mes sources, par exemple.

J'ai revu (rapidement) dans la première partie l'historique de la vaccination, des vaccins les plus anciens (voire archaïques) aux plus modernes (voire postmodernes). Dans la deuxième partie, j'ai décrit les nouvelles technologies vaccinales, certaines très innovantes. Dans la troisième partie, j'ai fait l'état des lieux en mars 2021 de la crise sanitaire planétaire (pandémique) commencée en décembre 2019 en Chine et de la réponse vaccinaliste qui lui est apportée.

J'ai essayé de rassembler, synthétiser et simplifier nos **connaissances scientifiques**. J'ai voulu m'extraire des préjugés et désinformations qui contaminent la médecine des vaccins du fait des enjeux industriels, commerciaux et politiques. J'ai fait attention à toutes les connexions visibles (ou non avouées) qui lient les experts, les universitaires et les autorités sanitaires aux mondes politiques et industriels.

En effet, la crise de la COVID-19 a révélé de façon étonnante (pour beaucoup) que derrière la question des vaccins, il y avait des défis autres que la santé publique ou la santé individuelle des citoyens. Des politiciens dans divers pays ont joué leur réputation, leur élection ou réélection en misant sur des programmes de vaccination supposés salvateurs.

Pour l'industrie des produits de santé, sur tous les continents, ce sont d'autres défis qu'il faut relever. D'abord, faire face aux concurrents ; ensuite, convaincre les actionnaires (ou les gouvernants, dans les économies supervisées par des gouvernants peu libéraux) que les stratégies technico-commerciales mises en place sont les bonnes.

Ces aspects ne sont qu'effleurés dans le livre, c'est la question médicale et scientifique qui m'intéresse. Elle s'avère déjà très compliquée, car les pratiques habituelles dans le domaine scientifique (théories, oppositions courtoises, discussions et compromis) sont curieusement *oubliées* pendant cette crise de la COVID-19, alors que nous devrions les respecter scrupuleusement pour garder quelque crédibilité. Dit en une phrase, et contrairement aux apparences, la science est la grande absente de la crise actuelle. Mais elle est absente depuis longtemps de la médecine des vaccins, comme je le montre dans les **8 livres** de la collection « Vaccins & Société ».

En conséquence, la question des vaccins – c'était déjà le cas avant la COVID-19 – est plus qu'une controverse dans nos pays développés, c'est une **guerre de religion** où des adversaires impitoyables s'affrontent sans s'écouter. Elle pourrait être à l'origine de troubles sociaux, si l'on s'avisait de légiférer sur de nouvelles obligations vaccinales à la suite de celles concernant les nourrissons nés après le 1er janvier 2018. Il est urgent que des gouvernements démocratiquement élus se saisissent de ces problèmes de façon totalement différente de ce qui a été fait jusqu'à présent. À entendre les politiciens de tous bords qui s'expriment sur les vaccins ces jours-ci (mars 2021), je suis pessimiste.

Au-delà des visions extrêmes et caricaturales, les *provax* d'un côté et les *antivax* de l'autre, il est sans doute possible de faire émerger des compromis, à condition que des discussions ouvertes entre des interlocuteurs expérimentés et courtois soient arbitrées par des vrais experts, réellement indépendants. Les gouvernants, actuels et passés, et la majorité des politiciens en exercice en sont incapables, embrouillés dans des idéologies et préjugés d'un autre âge.

En apportant une information objective et vérifiable, ce livre veut contribuer à l'émergence de **compromis**, sans concession pour un camp ou pour l'autre et sans essayer d'obtenir la victoire d'un camp sur l'autre.

En effet, la question (essentiellement technico-commerciale) des vaccins anti-COVID apparaît secondaire pour qui veut essayer de comprendre les événements des années 2020-2021, avec en premier lieu **l'irruption soudaine de ces étranges nouveaux virus** qui parviennent à impacter l'ensemble de la planète. Je ne parle pas de la **faillite des systèmes de soin** dans de nombreux pays.

Quand les historiens du futur décriront et essaieront d'expliquer les événements autour de la COVID-19, c'est *autre chose* qu'ils retiendront d'abord. C'est cette *autre chose* que nous devons essayer de comprendre dès maintenant pour essayer de sortir de cette crise et peut-être se préparer à la suivante. Pour atteindre cet objectif, il est urgent de mobiliser les scientifiques de plusieurs disciplines.

Il faut déjà comprendre que la COVID-19 est un événement parmi d'autres événements environnementaux qui, de façon presque coordonnée, contribuent à mettre en cause nos modes de vie et conditions d'existence sur la planète Terre.

Par exemple, le changement climatique – que nul ne saurait plus contester – et la chute dramatique de la biodiversité – que certains qualifient de 6ᵉ extinction – sont d'autres événements planétaires immédiatement visibles et en progression constante. Ils sont probablement liés, c'est-à-dire en cause de façon directe dans la survenue de la COVID-19. Les modes de production des aliments – semences et pesticides, glyphosate et Monsanto, pour faire court – et la façon dont beaucoup d'entre nous les consomment ont aussi des impacts sur notre santé (notre système immunitaire) et, ainsi, sur la sévérité de la COVID-19.

Il faut aussi comprendre les aspects historiques. L'irruption de la COVID-19 n'est qu'un épisode dans un continuum sanitaire commencé par l'arrivée impromptue du HIV-sida, probablement dans les années 1970 en Afrique et probablement en relation avec la déforestation, l'intrusion d'animaux autrefois sauvages dans la vie des humains ainsi que les migrations climatiques et économiques. Au cours des cinquante dernières années, de nouveaux pathogènes sont apparus et d'autres, *via* la propagation d'insectes vecteurs, par exemple, ont étendu leurs zones de diffusion. Des phénomènes comparables sont intervenus dans l'histoire de l'humanité, mais à une échelle moindre, car les sociétés humaines n'avaient pas tant de connexions planétaires : peste, choléra et syphilis, par exemple, sont également des phénomènes sociétaux, migratoires et géographiques autant que microbiologiques ou sanitaires.

Un des paradoxes de l'époque - qui n'en est probablement pas un pour les savants dans ces domaines spécifiques - est que l'irruption de la COVID-19 survienne au moment d'une chute vertigineuse et planétaire de la biodiversité. En effet, ce que traduit la COVID-19, plus qu'une infection/contagion provoquée par un virus Alien dont on pourrait se débarrasser avec un vaccin, c'est une dérégulation des microbiotes de nos environnements. Or, ces microbiotes - ceux de chacun d'entre nous, ceux de nos communautés et ceux de nos zones géographiques - dépendent étroitement des changements climatiques et des niveaux de biodiversité.

Certains voient dans la chute de la biodiversité la simple disparition de certaines variétés de mollusques ou d'insectes. Ce n'est pas faux, mais que se passe-t-il au niveau de ces autres mondes que sont les microbiotes : virus, bactéries, parasites et autres ?

En fait, tout est lié, car une perte de la diversité des insectes est aussi une perte de diversité des microbiotes en général (chaque insecte entretenant son propre microbiote), tous résultant d'équilibres naturels ancestraux. Les naturalistes, amateurs ou professionnels, le savent : la Nature est notre maison, respecter la Nature, c'est respecter tous les êtres vivants, les visibles comme les invisibles.

Pour certains scientifiques travaillant sur les *évolutions microbiologiques*[224], les variants du COVI-19 qui font si peur en mars 2021 auraient en fait une évolution convergente et prévisible. Pour eux, des vaccins adaptés à ces variants homogènes (ou semblables) seraient une solution évidente aux crises sanitaires. Ainsi, une approche technico-commerciale (vaccinale) serait à portée de main. Malheureusement, ces évolutions virales qu'ils estiment prévisibles (les mutants ou les variants) seraient des réponses similaires à des environnements semblables. Or, nos environnements microbiologiques, y compris ceux des virus, ne vont pas cesser de se modifier dans les années et décennies à venir. Contrairement au raisonnement de ces évolutionnistes (de la microbiologie), les variants/mutants ne vont pas cesser de changer, car nos environnements microbiologiques ne vont pas cesser de changer. La solution technico-commerciale de type vaccinal n'est donc pas appropriée ; sauf pour les fabricants de vaccins. Les intervalles entre les crises sanitaires (1 an, 2 ans, 10 ans) seront appréciés de façon variable mais, à l'échelle d'une vie humaine, les crises sanitaires se répéteront, auront des impacts sur les conditions de vie et provoqueront des crises

224. COOPER V., « The coronavirus variants don't seem to be highly variable so far », *Scientific American*, publié le 24 mars 2021.

sociales. Nous connaissons déjà les prémisses de ce type nouveau de crise sociale en France (avec les gilets jaunes, par exemple) et surtout aux États-Unis. Pour l'économiste américain et prix Nobel de 2015, Angus Deaton[225], la crise de la COVID-19 va accentuer la surmortalité observée dans la classe ouvrière blanche américaine, victime, après la classe ouvrière noire, d'un capitalisme prédateur et de lobbys industriels, notamment ceux du secteur de la santé. Ce secteur économique inclut les industries des produits de santé, et notamment de vaccins. L'exaltation vaccinaliste décrite dans la troisième partie du livre en est l'illustration paradigmatique : extrême faiblesse scientifique et explosion du business vaccinal !

Depuis plusieurs années, les pays les plus développés voient la progression de l'espérance de vie de leurs populations stagner ou s'inverser. Aux États-Unis et au Royaume-Uni, par exemple, deux des pays où le capitalisme prédateur ne connaît aucun frein, l'espérance de vie diminue depuis plusieurs années. C'est un phénomène épidémiologique d'une importance considérable pour le futur de ces sociétés – bien pire que la crise sanitaire liée à la COVID-19 – et il reste négligé des gouvernants comme des gouvernés, qui ne sont pas alertés par des médias eux-mêmes soumis aux lois du marché. Le marché médiatique, pour être florissant, doit être rassurant. C'est aux États-Unis que le phénomène est le plus percutant, pays où la part du PIB (produit intérieur brut) consacrée à l'économie de la santé est pourtant la plus

---

225. Auteur, notamment, de *Death of despair and the future of capitalism* [Mort de désespoir et le futur du capitalisme], PUF, 2021.

importante de tous les pays modernes : un dollar dépensé sur cinq est capté par l'économie de la santé.

Pourtant, le service sanitaire rendu aux populations est définitivement médiocre, comme vient de le démontrer la crise de la COVID-19 : les taux de mortalité due à la COVID-19 aux États-Unis et au Royaume-Uni sont parmi les plus élevés au monde, notamment et paradoxalement par comparaison avec de nombreux pays en développement. Les observateurs objectifs constatent, ébahis, que l'état de santé moyen de ces populations est mauvais et associé à des conditions d'existence et des modes de vie plus que médiocres. Parmi les facteurs qui impactent l'état de santé des citoyens américains et britanniques, des habitudes alimentaires malsaines sont au premier plan. Elles dépendent directement des modes de production des aliments, donc de l'industrie agroalimentaire, c'est-à-dire une combinaison de malfaçons dans l'agriculture, l'élevage et la fabrication de produits raffinés. Encore, comme nocive illustration, le glyphosate et Monsanto. Tous ces facteurs impactent non seulement les environnements, donc les microbiotes – ce qui augmente le risque de maladies infectieuses émergentes –, mais aussi le système immunitaire de chacun d'entre nous, qui se trouvera démuni face à de nouveaux pathogènes. La crise de la COVID-19 l'a clairement montré, nous ne sommes pas égaux face à de nouveaux pathogènes. Les plus fragiles sont ceux qui, de façon plus ou moins évidente, souffrent de troubles métaboliques liés à des conditions d'existence difficiles : manque d'exercice physique et habitudes alimentaires toxiques. Le surpoids, la tendance au diabète et la dysrégulation du système nerveux autonome - avec tendance à l'hypertension artérielle, incapacité à supporter le stress de la vie économique et intoxication par divers médicaments psychotropes, notamment les équivalents de l'héroïne - sont des facteurs favorisant les COVID sévères. Ces facteurs sont ainsi impliqués dans la dégradation de la santé de pans entiers des populations à faibles revenus et faibles niveaux d'éducation.

La majorité des citoyens du monde n'ont aucune influence sur leurs environnements et à ces environnements changeants correspondront des évolutions virales nouvelles et imprévisibles. Vont apparaître de nouveaux mutants (de COVI-19 ou d'autres virus) dont les plus modestes (économiquement) et les plus fragiles d'entre nous seront les premières victimes. Dit autrement, la crise sanitaire liée à la COVID-19 est une conséquence des crises environnementales, et la sévérité des crises sanitaires et environnementales dépend directement des systèmes économiques dans lesquels nous baignons. Que la principale réponse à la crise sanitaire - notre *seul espoir de sortie de crise* selon les académiciens et les médias - soit le développement de nouvelles technologies et industries vaccinales dont les conséquences sur nos environnements microbiologiques sont inconnues en dit beaucoup sur nos sociétés et leurs gouvernants.

Le même phénomène environnemental se produit, et se reproduira, avec les animaux vecteurs : notamment, mais pas seulement, les moustiques. Un bon exemple est celui de la *grippe tropicale* ou **dengue** (et de ses quatre virus), transportée par des moustiques dont le champ d'action ne cesse de s'étendre à partir des zones tropicales. L'épidémiologie de la dengue (et des moustiques vecteurs) évolue de façon inquiétante.

La **dengue** sera bientôt en Europe, selon l'Institut Pasteur[226], et nous n'aurions ni traitement ni vaccin. C'est oublier le cauchemar vécu par l'industriel Sanofi avec son **Dengvaxia** – vaccin vivant atténué, *chimérique recombinant* basé sur le vaccin contre la fièvre jaune 17D (discuté dans la deuxième partie) –, accusé d'avoir provoqué des centaines de décès d'enfants aux Philippines. Il est difficile d'obtenir des informations réalistes et crédibles sur l'affaire du Dengvaxia. Les médias sont taiseux et la science est absente.

On peut toutefois noter qu'à la suite de cette affaire, l'industriel Sanofi, relayé par la Haute autorité de santé en France[227] recommande de ne vacciner que les enfants qui ont déjà eu un épisode de **dengue**.

C'est curieux : il faut déjà avoir été malade pour profiter de la prévention par le vaccin. Je n'entre pas dans les détails, j'ai décrit cette problématique dans le **livre 2** de la collection « Vaccins & Société ». Elle met en exergue le concept d'**anticorps facilitateurs**, c'est-à-dire la possibilité que, face à certains virus, le système immunitaire aggrave la pathologie au lieu de protéger les victimes. Il est probable que le Dengvaxia, administré à certains enfants déjà immunisés

---

226. Voir : https://www.pasteur.fr/fr/centre-medical/fiches-maladies/dengue
227. Voir : https://www.has-sante.fr/upload/docs/application/pdf/2019-02/vaccin_dengvaxia_dans_la_strategie_de_lutte_contre_la_dengue_dans_les_departements_francais_doutre-mer_lile_de_la_reunion.pdf

naturellement contre un des quatre virus, provoque une réaction fulminante si le même enfant est victime d'un autre virus de la dengue. Cette problématique vaccinale est connue de longue date mais, dans l'effervescence commerciale, a été négligée par l'industriel et les autorités sanitaires, soupçonnées en outre d'avoir été corrompues par les responsables locaux de l'industriel. Je n'ai pas d'éléments factuels et cela reste secondaire dans le raisonnement que je développe ici, mais en observant l'actualité (mars 2021) autour des vaccins anti-COVID, je crains que la leçon du Dengvaxia n'ait pas été retenue.

Cette réaction délétère et paradoxale du système immunitaire peut prendre d'autres formes que celle des anticorps facilitateurs. Par exemple, on a décrit un **orage cytokinique** dans les formes sévères de COVID (décrit dans la troisième partie) et les **complications thromboemboliques** secondaires à l'injection du vaccin AstraZeneca sont probablement une réaction immunitaire excessive en réponse à un pathogène viral (adénovirus vaccinal) inattendu.

Quoiqu'en disent l'industriel et les autorités sanitaires conniventes, le Dengvaxia va rejoindre la liste des échecs de la vaccination. Pour des raisons commerciales et comme avec les vaccins contre le paludisme, par exemple, on va essayer d'entretenir les illusions au prix de malfaçons et de malfaisance que je décris dans la deuxième première partie du livre, à propos des vaccins contre le paludisme.

D'autres agents pathogènes et leurs vecteurs semblent se développer de façon accélérée. Je vais me limiter à un seul exemple, emblématique à mon avis car il concerne autant les zones tropicales que les zones tempérées. Depuis au moins deux décennies, les médecins européens et américains voient de plus en plus de cas de **borrélioses**. Ce sont des maladies infectieuses causées par des bactéries – dites « **Borrelia** » – véhiculées et transmises à l'homme par les tiques ou les poux. Elles tirent leur nom du biologiste français Amédée Borrel qui les décrivit.

Schématiquement, il y a deux formes principales de borrélioses : les borrélioses tropicales (connues depuis plus longtemps sous le nom de *fièvres récurrentes* et longtemps confondues avec le paludisme) et la **maladie de Lyme**. Cette dernière – son nom est celui d'une ville américaine – est la plus fréquente des maladies transmises par des tiques dans l'hémisphère nord et elle est en plein développement en Europe comme aux États-Unis.

Les nombres de tiques et de cas de borréliose ne cessent d'augmenter et c'est apparemment lié aux changements environnementaux, de biodiversité et de climat. Les données solides manquent encore malgré des programmes de recherche pour comprendre ces phénomènes multifactoriels[228].

Comme randonneur sur les pentes alpines depuis des décennies, je peux témoigner de deux phénomènes vérifiables : les glaciers disparaissent inéluctablement (régression visible à l'œil nu ou sur photo chaque été qui passe) et

---

228. Voir : https://www.inrae.fr/sites/default/files/pdf/science-et-elus-no4-tiques-sante-agriculture-et-environnement.pdf.

les tiques à borrélioses prolifèrent comme jamais, et de plus en plus en haut, sur nos alpages favoris.

Dans ce contexte de crises environnementales multiples, anciennes et destinées à durer, la crise sanitaire liée à la COVID-19 pourrait apparaître comme un événement mineur, mais, de façon inattendue, elle provoque un choc sociétal, illustré par la faillite imprévue (mais prévisible) des systèmes de soins, notamment hospitaliers.

Oserais-je dire que la solution vaccinale présentée comme miraculeuse n'est probablement qu'un **remède technico-commercial** dont les effets seront, au mieux, éphémères ? En cette année 2021, chaque semaine apporte son lot de surprises. Les succès d'hier se transforment rapidement en échec. Des politiques restrictives très dures - avec des longues périodes de confinement strict - associées à des campagnes de vaccination massive peuvent donner transitoirement l'espoir que l'on sort gagnant de la crise. Mais les variations saisonnières (l'arrivée de l'automne dans l'hémisphère sud), les déconfinements prématurés et, peut-être, l'irruption de nouveaux variants obligent les gouvernants (comme au Chili en mars 2021) à abréger la période d'euphorique *retour à la normale*, à initier de nouveau les politiques restrictives dures et à espérer qu'une couverture vaccinale toujours plus étendue conduira au succès.

D'autres pathogènes, virus ou autres, vont naître des crises environnementales et la crise de la COVID-19 ne pourrait être qu'un premier épisode d'une nouvelle histoire de l'humanité. Je ne suis pas prophète de malheur, je ne donnerai pas d'agenda, mais pour un scientifique expérimenté, la réalité laisse peu de doutes. La trajectoire se dessine sous nos yeux depuis plusieurs années (bien avant la crise de la COVID-19) et nous tardons à réagir.

Ce sont les scientifiques, indépendants de tout business, de toute force politique et administrative qui apporteront des solutions.

Mais les scientifiques procèdent par étapes : collecte des données solides, analyses et interprétations, nouvelles hypothèses et expériences visant à les vérifier et, enfin, propositions. Ces étapes successives prennent du temps et nécessitent des moyens matériels et humains. Il n'est pas exagéré de dire que, face à l'exaltation technico-commerciale qui entoure les vaccins, les vrais scientifiques sont aujourd'hui très démunis et inaudibles. On peut même se demander si chez les gouvernants et décideurs du futur existe l'idée qu'il y a encore des vrais scientifiques, vraiment indépendants dans nos sociétés, tant ces derniers ont disparu des tréteaux où s'ébattent les académiciens médiatiques...

Certes, il faut essayer de rassurer, montrer qu'on a les choses en main et que des solutions existent pour... continuer comme avant ?

INDEX

A

B

C

D

N

O

P

R

S

T

U

V

Dépôt légal : avril 2021.
Achevé d'imprimer en France par la Nouvelle Imprimerie Laballery en juin 2021.
N° d'impression : 106259
La Nouvelle Imprimerie Laballery est titulaire du label Imprim'Vert.